社会工作学术文库

本书得到教育部人文社会科学研究项目"本土社会工作研究—北京协和医院医疗社会工作实践经验及其推广"（编号：10YJA840057）资助

中国社会工作教育协会规划整理

北平协和医院**社会工作档案选编**
（1921~1950）

上

主　编　张岭泉

副主编　陈俊彦　林顺利

U0276391

河北出版传媒集团

河北教育出版社

图书在版编目（CIP）数据

北平协和医院社会工作档案选编（1921～1950） ／ 张岭泉主编． -- 石家庄 ：河北教育出版社，2014.3
（社会工作学术文库）
ISBN 978-7-5434-9843-3

Ⅰ．①北… Ⅱ．①张… Ⅲ．①医院－社会工作－档案资料－北京市－1921～1950 Ⅳ．①R199.2

中国版本图书馆CIP数据核字(2014)第011208号

书　　名	北平协和医院社会工作档案选编（1921～1950）	
主　　编	张岭泉	
责任编辑	何春雅　崔　丽	
出　　版	河北出版传媒集团	
	河北教育出版社　http://www.hbep.com	
	（石家庄市联盟路705号，050062）	
排　　版	保定市万方数据处理有限公司	
印　　刷	赵县文教彩印厂	
开　　本	880毫米×1230毫米　　1/32	
印　　张	19.375	
字　　数	465千字	
版　　次	2014年4月第1版	
印　　次	2014年4月第1次印刷	
书　　号	ISBN 978-7-5434-9843-3	
定　　价	68.00元（上、下册）	

从历史走向现实

——《社会工作学术文库》第二辑出版序言

去年，在中国社会工作教育协会的支持下，河北教育出版社出版了《社会工作学术文库》第一辑，对民国时期高水平的社会工作著作校订重印，效果很好。好戏还要唱下去。第一辑出版后，出版社又策划第二辑的选书、编辑、出版，第二辑向读者献上四本书——宋思明、邹玉阶的《医院社会工作》，关瑞梧、李槐春的《区位儿童福利个案工作》，张岭泉主编的《北平协和医院社会工作档案选编（1921～1950）》和彭秀良、郝文忠主编的《民国时期社会法规汇编》。面对这四本书，我觉得有几句话要说。

一、了解历史，吸收营养

这里的前三本都是与医务（医院）社会工作和儿童社会工作相关的。正如大家都清楚的，20世纪社会工作进入我国的两个重要标志，在教育上是燕京大学开办社会学与社会服务学系，在实务上则是北平协和医院的社会工作实践。实际上，燕京大学的社会工作教育与北平协和医院的社会服务直接相关。协和医院是燕京大学社会工作的重要实习基地，燕京大学教授雷洁琼、关瑞梧都曾带学生到协和医院实习，而协和医院的社会服务专家有时也会到燕京大学给学生讲课。

宋思明是协和医院精神病社会工作的专家，有丰富的医疗服务和管理经验。他把自己和同事的服务经验记录下来并将其条理化、概念化，形成医院社会工作的参考书，其实用性自不必言，对于我们今天的医务（医院）社会工作教学也是宝贵的参考资料。关瑞梧是我国第一代社会工作教育者。20世纪80年代，我在我的导师雷洁琼教授那里不时听到关瑞梧的名字，知道她们都是燕京大学社会学与社会服务学系的教师，都是儿童社会工作学者与专家。关先生的《区位儿童福利个案工作》是那个时代儿童社会工作中的佼佼者，今天读来仍倍感振奋——我们的前辈对社会工作有如此大的贡献。

后两本书是年轻学者对以往社会工作资料的翻译整理和编辑。在这之前，我看过影印的原协和医院的社会工作档案（英文），其内容全面、记录规范、信息完整程度至今也令人称道。我知道，为了翻译这些资料，以张岭泉教授为首的课题组做了许多工作。现在出版了，使更多人能看得到，从中学习，是令人高兴的。说到《民国时期社会法规汇编》之类，出现在我脑海中的第一个画面是北京大学社会学系创系系主任袁方教授。袁先生为北京大学社会学系的建设耗费了全部心力，在他和雷先生等专家的共同努力下，我国的社会工作学科得以重建。袁先生是中国社会工作教育协会第一任会长，对于社会工作学科的建设十分关心。我在系里接受部分教学行政工作和在协会协助他工作后，他不止一次跟我提到要开设"社会立法"这门课。按照他的说法，社会立法就是关于社会困难群体的立法，有了立法他们的基本权益才能得到制度化的保障，所以社会立法十分重要。尽管如此，由于当时社会工作专业尚处于恢复重建初期，所以无暇也没有能力开设这门重要课程。今天，彭秀良等对民国时期的社会法规进行摘编，其现实意义也是明显的。

回望历史，我们发现的是什么？我觉得是前人的艰苦探索和孜孜以求的专业精神。在今天社会工作"创业"的过程中，看看前人的工作，我们除了感慨之外，一定觉得不再孤单。

二、以历史回望现实

让我们从厚重的历史走向复杂的现实。中共十八大以来，一个十分激励人心的愿景就是到2020年全面建成小康社会。全面小康自然是全体人民的小康。尽管我们不能期望人人均等的福利，但是十七大提出的"学有所教、劳有所得、病有所医、老有所养、住有所居"的民生目标是应该逐步实现的。但遗憾的是，我国的公共服务均等化还有很多问题，比如看病贵、看病难、医疗纠纷、医患关系方面的问题还相当程度地存在着。许多困难人士、脆弱人群的医护服务和社会服务还相当薄弱。在这种情况下，国家卫生部门对在医疗卫生系统开展社会工作也有了兴趣。虽然我国有些医院已经开展了社会工作服务，但是在医院、医疗卫生系统如何开展较高质量的社会服务，还缺乏科学有效的范例可供参考。本次出版的有关医院（医务）社会工作的著述在一定程度上弥补了这方面的不足，它将有助于以专科为主的医生了解何谓医务（医院）社会工作，它在何种角度和程度上会有助于医疗效果的提高。它也会给医务社会工作的从业者以蓝本，以此规范地开展社会工作，服务于患者和整个医院的工作。为患者服务、促进医院工作、和谐医患关系、促进社会和谐，我们会从医务（医院）社会工作那里看到其不可替代的作用。

作为学术产品，医院（医务）社会工作、儿童福利个案工作方面经典著述的出版对于当下的社会工作教育具有直接的意义。毋庸讳言，虽然我国的社会工作教育者做出了很大努力，但是社会工作教育群体的实践经验还是相对缺乏的，这不利于我国社会工作事业的发展。毫无疑问，社会工作教育者应该补充自己的实务经验，以免"以其昏昏，使人昭昭"。同时，参考他人的社会工作实践经验也是一种自我提高、促进社会工作教学和指导学生实习的途径。这次出版的医院社会工作、儿童福利个案工作著作带有很强的实务性，完全可供社会工作教师参考。这也是出版这一辑图书的重要目标和愿望。

再回到社会立法的话题。市场经济的过度蔓延对社会公正的侵蚀造成社会福利内卷化的后果，造成对困难群体、弱势群体的严重伤害。正是基于对这一现象的反思，2003 年后，我国的社会政策得到了补偿性的发展。对于社会立法，学者们有不同的理解，有的把它理解为社会法，有的认为它是有显著社会意义的，有关就业、教育、卫生医疗、住房、社会福利和社会服务方面的立法。它既是立法过程，也是立法内容，是保护广大民众基本权利的法律。近几年来，全国人大加强了社会法的立法进程，这对于保障人民权益，特别是弱者的权益具有十分重要的意义。虽然我国今天的情况与民国时期不可同日而语，但是，那个时代的社会法对当今中国还是有参考价值的。

三、面对现实，脚踏实地

面对这一辑出版的著作文本，我们能感受到什么？我觉得是社会工作者的脚踏实地、认真负责、一丝不苟的专业精神。前三本基本上是社会工作实务的经验总结，它真实地反映了当时专家们的细心实践和专业精神。那里是他们的实践套路、是具体的操作程序和工作方法，当然也折射出他们的社会工作专业精神。面对这些以文字表达的精细实践，今天的社会工作教育者和实务工作者应该从内心生成一种敬意，进而变为一种效仿和实践的动力。我们的社会工作实践需要积累，需要系统的积累；我们的实践经验需要筛选，需要沉淀。这些都需要一丝不苟的努力和科学精神。社会工作是一种科学实践，我们把它记录下来；社会工作是一种道德实践，我们把它展示出来；社会工作是一种艺术，我们把它刻画出来。这或许是我们阅读了《社会工作学术文库》第二辑之后的感觉。

要像社会工作前辈们那样做到这一点，就一定要脚踏实地。留心我们的社会工作实践，做好社会工作的每一个细节，从复杂的社会工作实务中发现其规律、阐发其意义，这就是向前辈学习，也是积极地面对现实。

王思斌

2013 年 6 月 1 日

（作者系北京大学社会学系教授、中国社会工作教育协会会长）

荣耀、蜕变与成长：
从北京协和到台湾医务社会工作发展

在两岸的医务社工发展历史上，北京协和医院有着举足轻重的历史定位。1921 年浦爱德（Ida Pruitt）女士在协和医院创立社会服务部，引领当时各医院前仆后继成立社会服务部；在台湾，1949 年10 月台湾省立台北医院（现台北市立联合医院中兴院区）成立社会服务部，由曾服务于协和医院的刘良沼女士担任首任主任，导入协和医院运作的模式与经验，推动医院社会工作，开创台湾医院社会工作发展的先河。

当时的台湾为照顾贫民医疗需求，推动贫病医疗费用补助政策，社会工作在医院的角色除了对因贫困无法缴纳医疗费用者给予经济、医疗费用和营养品的补助外，也了解病人生病的社会原因及心理因素，以提供医师诊断时的参考。这角色若追本溯源，可从本书所收录的协和医院个案记录中看出端倪。

个案记录是呈现社会工作专业服务过程与成效的证据，本书所收录的个案记录离我们已逾 80 年，除一窥当年的社会、经济与人文脉络之外，也从记录中体察到医务社会工作者对个案进行评估、诊断与处遇的理路，从中了解当时社会工作的知识、价值与技术已臻成熟，剖析其社会工作专业思维，具备完整而清晰的社会心理诊断与评估的工作模式，或许可以推论，协和医院的社会工作专业发展应可能受到里士满（Mary Ellen Richmond）《社会诊断》一书的影响；也或许，协和医院的社会工作社会诊断在华人社会实践的基础。而本书的出版，更可谓社会诊断的实务案例汇编，透过案例的导引，延伸我们对于社会诊断的理解，相信这也是本书出版的重要性。

美国社会工作者协会（NASW）在 2005 年所发行的对医疗机构社会工作者的临床实务准则指出，医务社会工作者在临床工作中，可采取生理、心理、社会暨灵性观点，即在健康照护服务中必须就服务对象采取生理或医疗面向（bio）、情绪或心理面向（psycho）、社会文化、社会政治与社会经济议题（social），以及如何协助人们在生活中寻找出生命意义（spiritual）等面向的评估与服务。本书提供一个多面向评估的框架，引导医务社工后学能按图索骥，逐步从多元的角度思维人与环境以及疾病对人及其环境的影响。

医务社会工作主要针对病人、家属或团队成员提供直接服务，透过以文字记载的方式记录服务过程，并将与个案有关之相关资料保存在个案资料档案中。个案记录可以提供诊断与服务介入参考，在个案服务过程中占有重要部分。从本书中可窥见一份完整的个案记录应该记载以下三项内容资讯：

一是医疗讯息：社工人员的个案记录，应该记载个案的疾病诊断、就医历程、治疗方式、治疗现况与未来的治疗计划等。医疗讯息的写法不需像医师一定的格式或写法，但医疗资讯可以周延我们对于个案生理及整体医疗历程资料的掌握，以做出合宜的评估或处遇计划，尤其个案如果需要接受特殊治疗或使用特定药物，衍生的需求可能成为社工介入的参照依据。易言之，医务社工个案记录有关病人医疗资讯之记录，至少需记载病史、病况、治疗方式及痊后发展。

二是个案生活史与家庭概况：在以案主为中心的服务原则下，社工人员需将个案个人的生命史、家庭情况有详细记载。生命史即将个案过去与目前的个人生活经验、生活困境、经济条件、居住环境、家庭成员结构与关系，尽可能完整记录。这些资讯将作为社工人员在进行个案需求评估时的背景参考资料。临床上，有些案主在与社工人员接触初期，不会将完整资讯告知，甚至会有隐瞒或选择性现象。但随着专业信任关系增强，或社工人员接触时间累积，对于个案生活史及家庭史的内容记录会更为详尽与准确。

三是个案需求、问题与处置计划：社工人员应将需求评估的看法、个案主要问题，及预计采行的处遇方式与目标，记载于个案记录中。

忝为医务社会工作协会秘书长，我一直对于台湾医务社会工作为何能历经六十余年后能有此发展规模感到浓烈兴趣与好奇，随着两岸四地的交流日益频繁，也常被询问有关台湾医务社会工作发展的脉络与轨迹。近年，我在工作中积极推动台湾的医务社会工作纳入医事人员的立法倡议工作，而在游说立法过程中，需提出足够的证据证明医务社工是可以担任"医疗辅助人员"的。正当苦思不得其解时，循着本书借由临床案例记录梳理的专业架构，刹那间，我豁然开朗，从文件中理解了社会工作在医院中的工作意涵、和医疗团队的关系，与在医院中社会心理层面诊断、处遇之不可替代性，更让我对推动修法过程深具信心。

今年适逢本会创会卅周年庆，也将举办第一届华人地区医务社会工作研讨会，在此时刻，我有幸为本书撰序，除见证协和当年的发展根基外，更感念当年来自于协和的灌溉与滋养，让台湾的医务社会工作能有引领华人地区医务社会工作发展的基础；也衷心希望，两岸四地的医务社会工作同道能借此书的出版，有更密切的交流与合作，重返协和荣耀。

施睿谊

2013 年 5 月 31 日

（作者系台湾医务社会工作协会秘书长）

1921~1952 年的
北平协和医院社会服务部

　　北平协和医院是北平协和医学院直属的临床教学基地，从 1921 年开始收治病人。1917 年 9 月，北平协和医学院开始招收预科生，这就是人们常说的"老协和"的历史起点。"老协和"是指 1917~1951 年的北平协和医学院（Peking Union Medical College，简称 PUMC）。它是一间由美国洛克菲勒基金会出资，按照美国模式、由美国人主办的医学院和高级护士学校。1951 年由中华人民共和国中央人民政府接收，更名为中国协和医学院，即"新协和"。

　　北平协和医院是临床各科齐全的综合性医院，设有内科、外科、儿科、神经精神科、皮肤科、骨科、泌尿科、耳鼻喉科、口腔科、眼科、妇产科和放射科等，设计床位总数为 250 张，足供每班学生不超过 30 人的教学和实习之用。北平协和医院的最大特色是设有一个专门为困难患者（不只是经济上的）提供医疗救助服务的部门——社会服务部，是在建院之初与临床各科同时成立的。但是，时至今日，学术界对北平协和医院社会服务部的历史基本没有给予应有的关注，更不用说进行细致的研究了。前些年出版的《老协和》一书，也只是对社会服务部做了最简化的说明："医院设社会服务部，专为病人服务。如，为不识字的病人写家信，汇报病情。病人出院后，社会服务部都要了解其康复情况或约其来院复诊，必要时

进行家访，征求病人意见，沟通医院和病人的关系等。"① 这种状况
在专业社会工作恢复二十多年以后的今天看来是不够公平的，而且
与社会工作的发展需求极不相称，因为我们特别需要本土化的社会
工作案例资源，对于以前较为成熟的社会工作个案案例亟须整理和
总结。

一、北平协和医院社会服务部的创立宗旨和工作范围

北平协和医院为什么要建立社会服务部，社会服务部的工作理
念是什么，它又能起到哪些作用，这是今天我们研究北平协和医院
社会服务部的历史首先需要回答的问题。

（一）北平协和医院社会服务部的创立宗旨

从协和医院社会服务部成长起来的社会学家吴桢，在回忆文章
《我在协和医院社会服务部》里写道："任何一个医院如果只是设备
精良、管理先进、医疗水平高，而没有社会服务部的设置，就不能
称为第一流医院。协和医院社会服务部是 1921 年建立的，有了它，
协和医院的组织结构算是完备了。这是因为现代医学认为任何一种
疾病，特别是慢性病，如心脏病、肺病、胃病、精神病等的发生，
显而易见地受心理的、情感的和社会因素的影响，就是皮肤病也与
心理状态、社会环境有着密切的关系。所以对于疾病的治疗不能
'头痛医头、脚痛治脚'，也不能'见病不见人'，而要对疾病进行
综合治理。社会治疗是综合治理的一个重要方面。"② 从吴桢的描述
中可以看出，注重医疗的社会因素是北平协和医院社会服务部创立

---

① 董炳琨、杜慧群、张新庆：《老协和》，河北大学出版社 2004 年版，第 139 页。
② 吴桢：《我在协和医院社会服务部》，北京市政协文史资料研究委员会编《话说老
协和》，中国文史出版社 1987 年版，第 375 页。

的初衷。

著名社会学家雷洁琼也是从这个思路出发来肯定北平协和医院社会服务部的工作的："病人到医院来看病后不是简单地看完病就走了，医院应该了解病人家庭经济状况有没有困难、能不能交费，病人能不能和医生配合好、他相信不相信医生、吃不吃药。只有了解了这些情况，医院才能取得比较理想的治疗效果。不然有些病人由于不信任医生，给他药，也许扔掉不吃，也就治不好病。医院了解病人的家庭情况后，对一些经济上有困难的病人，可以根据实际情况减免一些费用。对有疑虑的病人做好思想工作，使他们接受医生的治疗方案。这种沟通医院和病人家庭关系的做法是当时协和医学院的一大特点，进行这项工作的就是社会服务部。"①

北平协和医院社会服务部的首位主任浦爱德（Ida Pruitt）从1921年起就在此工作，直到1939年聘约期满才离开。她于1935年发表在《中华医学杂志》上的一篇总结文章中对医务社会工作的功能和作用做了简洁的阐述："医务社会工作不仅仅是医院医疗服务的需求和需要，而且也是医院医疗实践中不可缺少的重要辅助性功能。"②浦爱德的这段话不只是在概括医务社会工作的一般功能，更是对北平协和医院社会服务部功能的概括，这或许就是她到协和医院创立社会服务部的最初设想。

（二）北平协和医院社会服务部的工作范围

社会服务部的主要职责是沟通医生和病人的关系，并且把沟通

---

① 民进中央宣传部编：《雷洁琼文集（下）》，开明出版社1994年版，第632～633页。

② 【美】浦爱德著、唐佳其译：《医务社会工作者工作与专业训练》，《医药世界》2007年第7期。

的范围追踪延伸至病人生活相关的社区之中。浦爱德给医务社会工作者设定的工作对象包括两类：一是个体，即对服务对象及其家庭成员、朋友、雇主等的个人访问以及对来自专家的报告的评估（如医生对他的身体或精神健康状况的诊断报告，心理学家对他智力的测试报告等）；二是家庭和社区，因为服务对象可能没有资源可以利用，或者是他和他的家庭不知道有什么可以利用的资源，或者是他处于一种他自己无法利用这些资源的状态之中，就需要社会工作者提供专业服务。①

吴桢的概括更为详细和具体："社会部的任务首先是帮助病人与医生合作，接受医生的医嘱和治疗方案。如病人经济困难，没有能力偿付检查、治疗、买药、住院等费用；病人住院医疗结束，出院后需要长期休养，或需要经常去门诊部换药而又不具备这些条件；病人家属不耐心、不合作、不肯服侍病人等问题，这些都不是医生能解决的。在这种情况下，医生可找社会部或负责该科或该病房的社工人员。社工人员对病人进行个案调查，经过调查研究，根据实际情况，或者为病人向医院申请减免费用，或者为病人挖掘一切可以挖掘到的社会资源，如病人亲友、家属、工作单位等帮助病人克服困难，完成治疗计划，使病人早日恢复健康。有不少病人对社工人员的工作感激不尽，甚至把社工人员比作他们的'再生父母'。"②

北平协和医院 1930 年 7 月 1 日发布的年度报告书中对社会服务部的工作也进行了简略说明："凡门诊处之各科如外科、小儿科、痨

---

① 【美】浦爱德著、唐佳其译：《医务社会工作者工作与专业训练》，《医药世界》2007 年第 7 期。

② 吴桢：《我在协和医院社会服务部》，北京市政协文史资料研究委员会编《话说老协和》，中国文史出版社 1987 年版，第 375～376 页。

病科、花柳科、心脏科、正骨等科，皆有本部职员常川招待。此外，在各该科之病室供职者并兼任门诊处各科招待事宜。民国十八年年终内科门诊处有本部特派专员襄理一切，至晚近本部事务趋重门诊，将来并拟多注精神于该处工作。盖病人在门诊处了解种种问题，嗣后可来复诊。如本部职员能在该处辅助病者解决种种问题，即可免除以后一切之劳矣。本院各科病人出院之后接洽复诊手续亦由本部担任。外科病人来院复诊及函告病状者成绩颇佳，即本院医师亦时常委托本部函招旧病人来院复诊，内科及心脏科复诊者较少，但成绩亦佳。除辅助病者解决个人问题外，本部兼任数种特别工作，如男女调养院由本部选举委员会经理其事，本院工人抚恤金亦由本部兼管。此外，留养之婴儿及未嫁女子之为母者，本部亦有特别之研究。以上各职皆由本部职员事务较简者分任之。"① 这段话表达出两个信息，一是社会服务部的工作趋重门诊，直接和病人及其家属接触，目的是为了方便病人了解情况，以利于复诊；二是复诊手续也多由社工经手，说明患者对社工的工作比较满意，这样社会服务部的工作就满足了浦爱德对工作范围的设定。

综上所述，北平协和医院社会服务部自创立之初就设定了非常明确的工作方向，不但把协调病人和医生的关系作为工作重点来对待，而且将工作范围延伸到家庭和社区，以图有效地增强病人的康复能力和重返社会的能力。

二、北平协和医院社会服务部的发展历程

通过梳理能够找到的各种资料，我们把北平协和医院社会服务

① 《北平协和医院报告书》，1930 年印行，国家图书馆藏，第 59~60 页。

部的发展历程划分为三个阶段：成立到组织就绪阶段、组织就绪到鼎盛阶段、战后恢复到彻底取消阶段。

（一）成立到组织就绪阶段（1921～1930 年）

北平协和医院社会服务部是在 1921 年随医院一同建立起来的，当时只有两名工作人员，由燕京大学社会学系兼职教授、美国人浦爱德任主任，于汝麒任副主任。浦爱德的父母曾在山东黄县（今山东省龙口市）开办过学校，她出生在中国，长大后去美国学习，在哥伦比亚大学毕业，又在麻省医学院的附属医院社会服务部学习，成绩优异，尤其是个案工作特别出色。她对医院社会服务工作有丰富的经验，工作认真，对贫苦病人很同情，以关心病人的疾苦为己任。在她的带领下，北平协和医院社会服务部办得有声有色。

北平协和医院社会服务部组织就绪是在 1929～1930 年度，这是因为"自本部成立以来，本年始有多数职员分往各病室招待三等病人及门诊处病人"。① 用了 8 年的时间，社会服务部才招收到足够的人员分配到各科门诊和病房，可见工作开展之困难。1929～1930 年度社会服务部的工作人员及其分工见表一。②

在表内列出的这些职员中，朱曦及钱长本由美国纽约社会服务专门学校研究回国，林淑云及陶玲亦曾留学美国，周励秋新得燕京大学社会服务系硕士。副主任于汝麒没有出现在名单中，是因为她已于该年放洋，在纽约社会服务专门学校肄业。另外，从表格中还能够看出每位工作人员的接案数量以及解决专案的数量，这个数字甚至高于今天深圳、上海社工机构的规定量值。

---

① 《北平协和医院报告书》，1930 年印行，国家图书馆藏，第 59 页。
② 《北平协和医院报告书》，1930 年印行，国家图书馆藏，第 58 页。

表一　社会部工作一览表

1929 年 7 月 1 日至 1930 年 6 月 30 日

病室及门诊		人　名	职　务	专案数目		办理数目
				无问题	有问题	
内科（病室、门诊处）	脑系科及疯人院	周励秋女士	助理及指导	4	124	221
	小儿科（病室、门诊）	钱长本女士	助理	71	267	385
	普通内科及心脏科Ⅰ－H	白端先生	专案员	104	167	232
	普通内科及复诊处Ⅱ－H	李恩芙女士	专案员	93	308	417
	花柳科门诊处	邹玉阶先生	专案员		671	1896
	痨病科门诊处	高秀梅女士	专案员		732	1688
	普通内科病室Ⅲ－G	林淑云女士	助理	66	146	244
外科（病室、门诊处）	普通外科（病室、门诊）	陶玲女士	助理	108	222	407
	普通外科（病室、门诊）Ⅱ－GⅢ－H	宋思明先生	专案员	75	341	687
	骨科及泌尿科	王子明先生	专案员	124	172	444
妇科及产科	妇科病室Ⅲ－G 产科病室Ⅲ－K 及两科门诊处	朱曦女士	助理	259	368	934
耳鼻喉科及眼科	耳鼻喉科 眼科 {病室 {门诊	凌廉贞女士	专案员	62 {39 {23	426 {66 {360	891 {152 {739

（二）组织就绪到鼎盛阶段（1931～1941 年）

北平协和医院社会服务部的鼎盛时期是在 20 世纪 30 年代，到 1939 年达到顶峰，这年浦爱德离开了协和医院。1941 年因太平洋战争爆发，协和医院于 12 月 8 日停业。1942 年 1 月 19 日，日军接管协和医院，社会服务部的工作完全停止。社会服务部的一部分工作人员留在沦陷区，坚持医院社会工作；一部分工作人员改行从事其他工作，如教学、做秘书等；也有一些工作人员去了大后方，盛极一时的社会服务部烟消云散。北平协和医院社会服务部发展到鼎盛时期的主要标志是：

1. 社工人员数量增多。

1939 年，社会服务部总共有三十多名社工，每个医疗科室都有一两名社工人员。根据张中堂（他 1932 年由燕京大学社会学系毕业后进入协和医院社会服务部工作）的回忆，这些社工人员的姓名和分工大致是这样的：关罗文英、陈伟昆、康淑敏、萧淑庄、蒋哲存（妇产科），田贵銮（职工社会部），佘慧珍（门诊分科处），刘子仪、浦贵静、赵锡藩、曹庆五（内科），丁聪（女内科），王文江、许玉珍、赵盛铎（外科），刘久业（女外科），饶毓霭（怀幼会、心脏病科），张南滨（眼科、耳鼻喉科），戴婷婷（小儿科），卢懿庄、杜荣三、白端（脑系科），李雪夏（黑热病研究），吴桢（瘤子科），郭鸿文（肺痨科），徐文涛（传染病科），徐浪光（协助主任办理行政事务），邵幼章（救济部、门诊服务台）。① 1930 年，李福曼从燕京大学毕业，到协和医院社会服务部工作。② 李福曼是梁思永（梁启

---

① 张中堂：《社会服务部二十年》，北京市政协文史资料研究委员会编《话说老协和》，中国文史出版社 1987 年版，第 365 页。

② 吴荔明：《梁启超和他的儿女们》，上海人民出版社 1999 年版，第 186 页。

超的第二个儿子）的夫人，但是我们没有找到有关的回忆文章，盼
有识者发掘一下。

2. 办案数量增多，办案质量稳步提高。

由于资料的限制，我们只能以 1932～1933 年度的接案数量和分
类完成情况进行佐证性的说明。具体数据见表二。①

该年度共计办理 4901 案，内有 3941 案业已结束，尚有 960 案转
入下年度办理。这张表格划分的项目极其详细，涉及的问题基本上
覆盖了当时医院社会工作的所有领域，反映出北平协和医院社会服
务部的整体实力和个案工作水平之高。

1929～1930 年度中华教育文化基金董事会社会调查所曾派职员
到北平协和医院社会服务部研究前五年内个案的记录，总共有 3000
多份。中华教育文化基金董事会 1924 年在北京成立，负责保管、分
配和监督使用美国退还的庚子赔款，以补助中国的文化教育事业。
该组织于 1926 年 2 月接受美国纽约的社会宗教研究院的捐款，专做
调查研究费用，以三年为期，乃于 1926 年 7 月成立社会调查部，由
陶孟和、李景汉主持。我们找到了北平协和医院小儿科的一张报告
表（表三），② 记录的是 1930 年阴历正月至六月的社工服务数据。
半年来，服务于小儿科的社工人员共接案 232 起，基本上全部圆满
结案，我们也把它拿来做个辅助性的说明。

从这张表格中，我们还可以看出当时的社工把儿童社会问题分
解为四项，并且针对每项中的不同问题给出相应的解决办法。这四
项问题中，"关于儿童者"是指儿童自身无法解决的问题，如孤儿、
被遗弃等等；"关于经济者"是指儿童的父母缺乏维持生存的基本能

---

① 《北平协和医院第二十五次报告书》，1933 年印行，国家图书馆藏，第 46 页。
② 《北平协和医院报告书》，1930 年印行，国家图书馆藏，第 61 页。

力，而导致儿童的身心健康出现了问题；"关于身体者"似乎仍然在说家长的问题，是家长的身体有问题而无力养护自己的孩子；"杂项"的内容就不大好区分了。从上面两个表格反映的情况来看，北平协和医院的社会服务工作达到了一个相当精细化的水平，对案主社会资源的开发可谓全面、完整。

3. 社工人员的待遇很高。

社工人员可以享受穿白大褂、在医生食堂用饭、用午茶、有病可住头等病房等等跟医生一样优厚的待遇；社工人员每月的工资为 75 元，如工作有成绩每年可增加 5 元；社工人员每年还可享受四个星期的带薪休假。妇产科、脑系科、瘤子科的社工人员都有单独的办公室。以今天的眼光来看，社工人员的待遇也是相当高的。

4. 衍生出的部门得到发展。

北平协和医院社会服务部还有许多衍生部门，包括职工社会服务部（成立于 1925 年），大致相当于我们现在的工会；怀幼会（成立于 1923 年），医生的夫人们出资，组织照看病人的孩子或者被遗弃的孩子；调养院，病人出院后如果应该休养一段时间，但家里条件不允许，就在调养院休养，只收很低的费用甚至免费，分为男调养院和女调养院两处；救济部（成立于 1937 年），是为了收养七七事变时受伤的第二十九军官兵的。这些部门在 20 世纪 30 年代都获得了显著发展，并且又从中分化出了更加详细的部门，比如 1933 年成立的职业治疗部就是社会服务部和物理治疗部共同办理的。

（三）战后恢复到彻底取消阶段（1948~1952 年）

1948 年，经过了战火考验的协和医院恢复开院。4 月，社会服务部恢复成立，由张中堂任主任，只有 3 名工作人员。但是，当时的北平已经处于风雨飘摇之中，国共两党的争夺日形激烈，社会服务部的工作也受到了很大影响。

北平政权易手以后，社会服务部开办了进修班，招收各大学社会学系的毕业生来学习，为期一年，共办了两期。毕业学员除留在社会服务部工作的以外，其他人都到社会福利机关工作。抗美援朝战争爆发后，许多志愿军伤员到协和医院住院治疗，社会服务部组织学员成立了一个委员会来专门负责他们的照顾工作，如发放各地捐送来的慰问品，读报纸，组织看电影、听京剧等等。

1952年，北平协和医院社会服务部被撤销。这一年，所有大学的社会学专业被取消，原因很简单，就是当时有人认为共产党领导下的社会主义中国不存在社会问题。

三、北平协和医院社会服务部的历史地位

北平协和医院社会服务部尽管只有30年的历史，期间还受抗日战争的影响而中断了将近10年的时间，但是它在中国社会工作发展史上有着特别重要的地位。我们把这种历史地位归结为以下几个方面：

第一，北平协和医院社会服务部是近代中国大陆地区乃至东亚地区第一个建制化的社会服务机构，具有无可比拟的历史地位。尽管1913年就有美国人休姆在长沙大耶鲁医院从事社会服务工作，1917年葛学溥在上海创立"沪东公社"，但都够不上专业化、建制化，只有协和医院社会服务部才第一个成立了完备的组织机构和工作制度。

根据张中堂的回忆，社会服务部的人事编制相当完备，管理层次比较清晰，分工比较明确，运行效率较高，主要包括以下几个层次：

主任：管理全部的工作及编制任务。

副主任：协助主任办理行政事务，并帮助解决处理病人的问题。

监督员：辅导初级社工人员的工作。

高级社工人员：可以在一科及病房独立工作。

初级社工人员：在工作有问题时请示监督员。

学员：在监督员指导下学习。

另外，还有英文秘书 1 人，打字员 2 人，中文书写员 1 人，办事员 2 人，工友 1 人，洋车夫 2 人，俄语翻译 1 人（俄国人）。[1]

著名社会学家言心哲也对北平协和医院社会服务部的地位做过较高评价："现在国内各大医院中有社会服务一部者颇多，例如前上海之中山医院、上海之中国红十字会第一医院、南京之鼓楼医院、重庆之宽仁医院及北平之协和医院等，其中以北平之协和医院办理较有成绩。"[2] 言心哲虽然说的是医务社会工作的内容，但协和医院社会服务部成立时，国内确实还没有可与之匹敌的专业社会服务机构。

北平协和医院社会服务部还将组织形式和医务社会工作模式推广到南京、济南、上海等地多家医院，成为 1950 年代以前中国和亚太地区医务社会工作的开拓者。比如，曾派最好的社工人员朱宣慈去南京鼓楼医院辅导医院社会服务工作，派钱且华去山东齐鲁医学院医院建立社会服务部，上海中山医院的社会服务部也是浦爱德派人帮助建立的等等。华西医学院社会服务部、南京鼓楼医院都派社工人员来协和医院社会服务部学习过，燕京大学、辅仁大学等大学

① 张中堂：《社会服务部二十年》，北京市政协文史资料研究委员会编《话说老协和》，中国文史出版社 1987 年版，第 364 页。

② 言心哲：《现代社会事业》，河北教育出版社 2012 年版，第 292 页。

的社会学系学生也曾来协和医院社会服务部实习过。

第二，北平协和医院社会服务部为我们留下了大量的个案工作资料，成为我们今天探索社会工作本土化道路的有益指南。北平协和医院社会服务部工作人员开展的工作主要采用个案服务方法，这不仅是由于医疗社会工作的性质决定的，也与社工部负责人的专业特长有着紧密的关系。浦爱德女士最擅长的就是个案工作，她还在燕京大学社会学系和协和医院高级护士学校教个案工作课，所以北平协和医院的社会服务工作偏重于个案工作。

北平协和医院社会服务部社工人员使用个案工作方法对病人的社会历史进行调查和跟踪，填写"病人社会历史记录表"，对医生诊断病情大有帮助。"病人社会历史记录表"包括如下项目：门诊号、住院号、姓名、婚否（单身或已婚）、原籍（省）、日期、北京住址、老家（县、村镇）、职业、家庭成员（姓名、年龄、职业、住址）、亲戚（姓名、年龄、职业、住址）、朋友（姓名、年龄、职业、住址）、住房、经济状况、履历、现在情况、问题、社工人员处理意见、采取行动（措施）等等。这个表格全部用英文填写，写完后交病案室装订在患者的病案后面。现在我们终于能够见到协和医院社会工作档案的真面目了，应该感谢张岭泉教授和他领导的团队。

社工人员所做的个案调查、写的个案史装订在病历里，对医生搞医学科研有极重要的参考价值，可以帮助医生做出准确诊断，帮助医生实现他的医疗方案。最使医生感到有帮助的，是社工人员对诊治后的病人按期做随访。随访就是根据医生的指定，对治愈出院后的病人定期信访或家访，或邀请病人来院复查。这种随访制度既能防止病人病情复发，对病人健康负责，又为医生的科研工作提供需要的资料。而今天我们最缺乏的就是对病人离院后的跟踪调查，对病人的后期康复绝少关心，以至于影响到了患者的治疗效果。所以，个案工作方法是医务社会工作的基本方法，必须加以重视。

第三，北平协和医院社会服务部在探索自己的工作模式时，甚至注意到了从中国的文化传统中寻找发展社会工作的可凭借资源。大家知道，社会工作是从基督教的文化传统中发展起来的，浦爱德的父母就是在中国传教的牧师，浦爱德是在浓郁的宗教氛围中长大的。而更为重要的，是她在长期的社会工作实践中逐渐认识到了中国文化传统的整合力，而这正是社会工作得以生长的文化背景。她回忆说，刚开始工作的时候，"人们的头脑中还存有一些疑问，这些疑问包括：一方面中国的家庭是否欢迎家访，另一方面是否有足够的社会福利机构以便可能对病人进行社会治疗。"随着工作的深入，她发现，"尽管中国正式的福利机构比西方国家社区少得多，但也有一定的数量可以利用，而且非正式的或者说自发组织起来的福利机构比较多。从家庭到远方的亲戚都在分担着大大小小的责任。家庭朋友，中年男子，村子或街道中年龄较大的人，雇主，每个人都有他们所意识到的责任，只是有的大一些，有的小一些。"最后她宣称，"中国社会本身就发展了能够成功解决大多数主要生活问题的办法。"①

对比一下今天我们在推进社会工作中遇到的实际困难，比如社工入户访问不被接纳、与案主的沟通存在障碍等等，浦爱德们初期遇到的麻烦不会比现在的我们小。我们不能够埋怨社会的不理解、不支持，而应该更多地从自身的努力找原因，应该注意服从我们民族的固有传统，是发掘和利用传统，而不是抛弃和指责传统。社会

---

① 【美】浦爱德著、唐佳其译：《医务社会工作者工作与专业训练》，《医药世界》2007 年第 7 期。

工作的本土化命题不是什么新鲜事物，浦爱德们在70年前就已经用实践做出了回答。

第四，北平协和医院社会服务部的工作不仅在当时提高了医院的声誉，还对我们今天建设和谐社会提供了有益的启示。正是由于有了社会服务部，"老协和"才成为两类人最多的医院——一类是达官贵人，一类是走投无路的穷人。社会服务部因此被称为"救命部"、"帮穷部"，北平协和医院也因此获得了良好的社会声誉。著名社会学家雷洁琼在1987年回顾北平协和医院的历史时精辟地指出："由于社会服务部发挥了作用，病人一般的都和医院建立了良好的关系。"①

今天，看病难、看病贵的现实正在激化着社会矛盾，医患关系紧张的局面有增无减。为了彻底改变这种状况，促进社会和谐与稳定，除了要在制度设计上开动脑筋外，就是从个案工作入手，有针对性地解除患者的后顾之忧，把患者的利益放在突出的位置，消除医患关系紧张的根源。北平协和医院社会服务部的成功尝试，为我们今天重新开展医务社会工作指示了方向。

彭秀良

2013年6月5日

---

① 民进中央宣传部编：《雷洁琼文集（下）》，开明出版社1994年版，第632页。

表二　社会部服务报告表　　1929年7月1日至1930年6月30日

问题或诊断 ＼ 治疗或服务数目	指导	解释病症指导疗养	接洽住院	接洽出院	接洽免费住院	免费住院	免费治疗	解释医院手续	以衣服或钱财救济	接洽住疗养院或寄宿舍	或设法住天然疗养院	转送他院或机关	接洽复诊	送他处疗养	接洽减少医药费	不合作	领养	经济缺乏	特别指导	代谋位置	接洽职业治疗	其他	总计
无社会问题者																							896
慢性病		909	850	173					65		175	60	236	13		3		21	248		15		2768
急性病		6	66	39					7	1		2							3				124
孤儿				5			6		14	12				9			1	12	3				62
私生婴儿			18	13					5	11						1	15						65
无人管理之儿童										1									1				2
被弃儿童									4					1			1	10					16
缺乏医院知识								250															250
人地生疏	64			96					69	125	1	9				1		14	18				397
无知识	260	601							14	11	1		10			61		25	389	1			1373
求援				3	9	6			11	1				1	2			15	1	1			50
年老																		6					6
病床缺乏			243						10	41		52	5			30		31	41				453
家务纠纷									117	9								41	32				199
神经紊乱																		7	11	1			19
暂时残废				8					12	1									17		2		40
永久残废				6				3	5			1		2		1		3	3	1			25

治疗或服务数目

问题或诊断	指导	解释病症指导疗养	接治住院	接治出院	接治免费住院	免费住院	免费治疗	解释医院手续	以衣服或钱财救济	接治住宿或寄宿疗养院或寄	接治住天然疗养院或设法疗养院	转送他院或机关	接治复诊	送他处疗养	接治减少医药费	不合作	领养	经济缺乏	特别指导	代谋位置	接治职业治疗	其他	总计
营养不良									21	2				1					13				37
赋闲				4	6	9	44		36			1		9	30			30		95	4		268
收入不足				1	237	72	923		556	91				11	797		6	49	9				2752
赤贫					183	29	356		146	10				23				16	1				764
可备教材													102										102
其他																						85	85
总计	324	1516	1177	359	435	110	1329	253	1078	320	177	134	353	70	829	97	23	280	789	98	21	85	10689

表三　小儿科服务报告表

民国十九年（1930）正月至六月

治疗或服务＼问题或诊断	关于儿童者								关于经济者				关于身体者				杂项				总数
	被弃儿童	孤儿（无父或无母）	私生儿童	缺少家庭扶养力	儿童无人管理	缺少滋养食品	孤儿	父母不愿有之儿	最穷苦者	经济压迫	经济缺乏	闲居者	人病	不治病	家属有病	奴婢	缺乏补救之源	无智识（中医）	无智识性情固执	无问题	
施济医药等										3	6								1		10
住院安排事		1		2		1				5	5		2								16
送病人住他医院											2										2
复诊		1	2					3	2		5		2							3	18
安排住调养院	1					1			2		1		2		2	1	2				12
安排出院事		1		1						1									1	1	5
介绍职业												2									2
助济病人家属																					
解说病情										1	1		4					1	1		8
指导卫生事										1	1		2					1	1		6
特别指导													1								1
施济金钱				1							1										2
施济物品	1	1	5	1		1		6		7	6		2		1	1			1	1	34

问题或诊断 ＼ 治疗或服务	关于儿童者								关于经济者				关于身体者				杂项				总数
	被弃儿童	私生儿童	孤儿（无父或无母）	缺少家庭扶养力	儿童无人管理	缺少滋养食品	孤儿	父母不愿有之儿	最穷苦者	经济压迫	经济缺乏	闲居者	久病	不治病	家属有病	奴婢	缺乏补救之源	无智识（中医）	无智识性情固执	无问题	
出嗣	1	3						6		1											11
寄养	1	6	1	1				8		1	1		1								20
送入别处慈善院		1	1			1										1					4
代购奶粉						1															1
无问题																				27	27
暂定				1									1						1		3
其他慈养机关用							13					2									15
本院自行免费	3	8	6	10		3	10	9	2	23	32	2	17	1	5	4	2	1	7	6	151
总数	5	18	8	12		5	23	23	2	25	33	4	19	1	5	5	2	1	8	33	232

目　录

上　卷

内　科

下　卷

上　卷

内　科

案例 1

首　页①

病案号：30××

病房：K—O　　**科室：**内科　　　　　**婚姻状况：**单身

姓名：李（Lee）某某　　　　　　　　　**年龄：**19 岁　　　　**性别：**男

地址：北京②协和医学院裹伤员　　　　　**人种：**黄种人

职业：裹伤员　　　　　　　　　　　　　**原籍：**北京

亲属：李某某

入院时间：1922 年 8 月 30 日　　　　　**出院时间：**1922 年 9 月 1 日

诊断结果：慢性扁桃体炎

---

① "首页"是记录案主基本信息用的，其原始格式见"附录一"。

② 1928 年 6 月 28 日，国民政府改北京为北平特别市，因而本书中"北京"与"北平"是交替使用的。

社会服务记录

病案号：30××

姓名：李某某

年龄：27 岁　性别：男　婚姻状况：已婚　原籍：河北

接案记录：1930 年 2 月 15 日

目前北平地址：大牌坊胡同××号

老家住址：北平南口

职业：信息办事处职员

收入：每月 30 元

住房状况：两间，租金每月 2 元

家庭成员：

母亲：58 岁，住址：大牌坊胡同。妹妹：18 岁，在家制作刷子，一天可收入 0.08~0.1 元。妻子（病案号 119××）：23 岁，偶尔在卢米堂（Lu Mi Tsang）做缝纫，一天可收入 0.08~0.1 元。女儿（病案号 311××）：5 岁。女儿（病案号 227××）：1 岁半。

亲属：

哥哥：李某某，37 岁，曾是专职汽车司机，现在没有正式的工作，晚上去拉黄包车，一晚上可收入 0.25~0.3 元。嫂子：在北平交易所做缝纫，一个月约收入 2 元。侄子：李某某，15 岁，上了两年学，但是由于经济困难辍学了。侄女：5 岁。地址：东城东总布胡同××号。

哥哥：李某某，32 岁，奉天部队汽车司机，月收入 80 元。嫂子：26 岁，做家务。两个侄子：分别为 6 岁，2 岁。地址：奉天西关褚建路胡同××号。

叔叔：李某某，56 岁，做烧饼的，自己有一个烧饼摊位。地址：东城新开路内大土地庙（Tung Cheng Hsin Kai Lu Ta Tu Di Miao）×号。婶子：不详。叔叔的四个儿子：一个卖烧饼，一个是盲人（残疾），两个在学校。叔叔的两个儿媳：不详。叔叔的女儿：不详。

妹夫：徐（Hsu）某某，24 岁，在一个日本军官渡边的家中做勤杂工。渡边住在西东铺胡同（忘记门牌号了）。收入：每月 20 元。妹妹：徐太太，24 岁，齐外神路街××号。

岳父：谆（Chun）某，45 岁，拉黄包车的，没有固定的收入。岳母：43 岁，在家做缝纫加工，但是这个工作并不稳定。小舅子：15 岁，在东安市场为警察局做接线员，每月可收入 3.84 元，不含食宿。地址：广渠门内南水关（忘记门牌号了）。

父亲的履历：

清朝时期，父亲是皇家侍卫。但是随着清朝的灭亡，父亲也失去了工作。从那之后，他再也没有工作过。父亲拥有一套房子，但是后来把这套房子卖掉了。他们一家人靠卖房子的收益生活了很多年。父亲在两个月前去世了。

案主的工作经历：

年龄	职　位	雇　主	酬　劳	工作时间
14 岁	学徒	图书大厦	1 元包食宿	一年半
16 岁	砖瓦匠的助手	北平协和医学院建筑工地	6 元	六个月
16 岁	实验室勤杂工	北平协和医学院护理部	10 元	四个月
17 岁	整洁员	北平协和医学院护理部	11 元	一年三个月
19 岁	裹伤员	北平协和医学院护理部	10 元	一年
			12 元	一年

年龄	职 位	雇 主	酬 劳	工作时间
			14 元	一年
			16 元	一年
			18 元	三年半
27 岁	职员	信息办事处 & 住院部	30 元	一年
			35 元	半年

案主的教育经历：

8~16 岁：在有中国传统的私塾学校学习。

7~24 岁：自己主动去北平协和医学院夜校学习英语。

24~27 岁：在罗伯逊（Robinson）女士的资助下，去基督教青年会夜校学习了英语和打字。案主从罗伯逊女士那一共借了 100 元，除了 88 元，其余的全部还了，汤姆（Tom）女士的是否还清了？（社工无法确定）

亲属的经济状况：

案主的大哥做了很多年的汽车司机，每个月收入大约 40 元。但是，有钱的时候，案主的大哥和他的家人不太知道节省。最近两年，当案主的大哥找不到汽车司机的工作之后，他家的经济状况就越来越差。直到最近，他开始晚上去拉黄包车，才有了一个晚上 0.25~0.3 元的收入。但是，他白天不去拉黄包车，因为他怕别人嘲笑他。案主的大嫂从去年春天开始去北平交易所工作，每个月收入 2 元多一点。去年，案主大哥一家经常去案主家寻求帮助。

案主另外一个哥哥一直都在奉天做汽车司机，每个月收入 80 元。他有自己的家庭，家人和他在一起。根据他给案主所述，他的收入在奉天也仅仅能够养活他自己一家人。

妹夫的家里很有钱，妹夫个人每个月收入 20 元，并且妹夫的兄弟们也都有很好的工作。但是案主认为不能从他那得到实质性的帮助。

婚姻经历：

案主在1923年秋天结婚。他和妻子大部分时间都相处得很好，但是她现在经常东奔西跑浪费时间，案主怀疑他的妻子爱上了其他男人。因为妻子现在喜欢涂脂抹粉、穿衣打扮，还经常抱怨自己没有衣服穿。

目前的经济状况：

除了案主30元的工资之外，家中没有其他收入。但这30元还要用来偿还家中300元的债务。这些债务主要是在父亲去世和妹妹结婚的时候欠下的。妹妹大概是三个月前结的婚，父亲是在两个月前去世的。

债务详单及债主：

汤姆女士40元；罗伯逊女士8元；王（Wang）先生20元，利息0.6元；司（Ssu）先生（放债人）40元，利息3元；马先生（医院的裹伤员）65元，利息1.95元；单（Shan）先生（邻居）12元，利息1元；会费（每月3元，8个月或更长时间）24元；棺材店35元；服装店（后来发现就是一个裁缝店）20元。总计270.55元，其中利息6.55元。

备注：这个会费大约需要30元，案主需要每月付3元。案主每个月还罗伯逊女士2元，这个钱借来是为了偿付案主在基督教青年会的学费。为妹妹结婚总共借的钱数是120元。为父亲办葬礼借的钱数是112元。司先生是个职业放债人，他借给案主40元本金，要求每月付给他3元的利息。

初步计划：

1. 增加家庭收入。社会工作者建议案主的妻子去北平交易所工作，并且让案主的妹妹也去。案主说，他的妻子和妹妹现在都在鲁棉堂（Lu Mie Tsang）政府缝纫作坊里工作，一天大概收入20～30个铜板。

2. 为此家庭做经济预算。社会工作者为案主家庭做了如下的一个经济预算：房租2元，粮食12元，蔬菜、油、盐5元，煤和水费3元，付会费3元，还罗伯逊女士2元，月总支出27元。

1930年2月17日

案主带妻子一起来社会服务部见社会工作者邹（Tsou）。社会工作者给案主的妻子开了介绍她去北平交易所工作的信件。

1930年2月18日

案主说妻子已经在北平交易所开始工作了。但是，接下来熟悉工作需要两到三周时间，其间她可能挣不到任何钱。

社会工作者拜访了汤姆女士。汤姆女士说案主欠她的钱可以等到案主还清欠款负担的利息之后再还。

1930年2月21日

拜访了门诊部的护士长孙（Sun）先生：社会工作者去门诊部见孙先生。孙先生说他已经去案主家很多次了，他对案主的情况相当了解。他说在案主和他的哥哥们经济状况好的时候，案主的父母和妹妹们都和他二哥住在一起，案主偶尔会赌钱，但不是很经常。然而，奉系在北平影响的衰落使案主的大哥失去了工作，二哥也跟随部队去了奉天，剩下二嫂和孩子们住在岳父家。因为二嫂吸鸦片上瘾，无法再赡养公公婆婆，所以案主的父母就被送回到了案主的家里赡养。因为供养父母的负担很重，所以案主就停止了赌博，他再也没有乱花钱。孙先生继续说，这个负担对于案主来说真的很沉重，所以案主欠了债。孙先生认为案主是一个好人，在工作中案主相当诚实可靠。

拜访了赵（Chao）先生：赵先生说，他对于案主的个人情况并不是很了解，但是就案主作为一个裹伤员的工作表现来说，他是诚实可靠的。赵先生还说，案主的家庭负担确实很重。

拜访了在门诊部卖苦力的杨（Yang）先生：社会工作者在门诊部见到了杨先生。杨先生说案主是一个好人。工作中，他友好、诚实且可靠。但是案主的哥哥不太好，尤其是案主的大哥，他从来不分担照顾父母的责任。杨先生也说案主身上的家庭负担太重了。

社会服务计划：

1. 借给案主52元，让他去还掉那些高利息的债务。这些钱以每年7%的利率贷给案主。

2. 请求其他的债主再等等，让案主逐渐把钱还清。

3. 请求债主放弃当月的利息。

4. 安排案主把每月的收入带到社会服务部，仔细核对账户，从而最大限度地还给债主。

1930 年 2 月 24 日

社会工作者见到了王先生（债主之一）。首先请求他让案主稍晚几个月还给他本金，另外还请求他放弃从现在起之后的利息。王先生说这些钱并不属于他，似乎是不太愿意放弃利息。最终他答应社会工作者，如果4月底之前案主还钱，他就放弃此后的利息。

下午5点，社会工作者和案主一起去见了放债人徐先生。徐先生和徐太太都在家，他们住在一间北屋里，房间里堆满了东西。社会工作者跟徐先生和徐太太说，他作为案主的一个朋友，想尽量帮案主还清所欠债务的本金。他希望从徐先生和徐太太这里得到的不仅仅是同情，还希望能和他们合作。他们的计划是希望每个债主能放弃从现在起之后的利息。如果徐先生愿意这样做，社会工作者将首先把钱还给他（社会工作者说的仅仅是本金）。尽管徐太太不太乐意，但是徐先生说他愿意放弃利息。

备注：这个案例在 1930 年 2 月 25 日的部门会议中做了汇报。

1930 年 2 月 25 日

社会工作者和案主一起去见了徐先生。在社会工作者和徐太太面前，案主将 40 元还给了徐先生。这些钱是从社会服务部借来的。

社会工作者要求案主写一份契约书，说明这 52 元钱是他从社会服务部借来的，年利率 7%，并且把这个契约书交给社会服务部。这些钱由社会工作者掌管。社会工作者与案主达成共识，从现在开始还这些钱，一年内还清。

1930 年 2 月 26 日

熊（Hsiung）女士，学院保健护士，在社会服务部工作。她说她做了一个惯例的家访。在这次家访中，她发现了如下情况：

1. 孩子得了麻疹，基本上已经好了。

2. 案主的妻子已经在北平交易所上班了，但是最近几天因为孩子生病没有去工作。

3. 案主的妹妹去了一两天，但是再也没有去，因为她说那里的人对她不好。

4. 案主全家已经两天没有吃的了，因为商店不再赊给他们了。

5. 母亲非但没有称赞儿子孝顺，反而责骂他没有给她买酒喝。

6. 案主的母亲不相信案主每个月只收入 30 元，也不相信社会服务部仅仅借给他 52 元钱。

7. 全家人没有额外的衣服穿。

8. 两个哥哥都离开家去了哈尔滨。

9. 案主的母亲对于债务的态度：案主的母亲说，在婚礼和葬礼上大家都花费那么多，他们也不得不花，这是北平的习俗。

发现更多的债务：案主带着他的工资（30元）来到办公室，结果发现案主除了跟浦爱德（Pruitt）女士在那天访谈时提到的债务之外，另外还有如下债务：米店13元，煤店8元，油盐店5元，房租6元，水管道0.45元。总计32.45元。

关于衣物：熊女士发现，案主没有任何内衣，也没有春天和夏天穿的衣服。他没有袜子穿，除了脚上穿的那双又旧又破的鞋之外，再没有其他鞋子。这些仅仅过冬还没什么问题，案主担心的是春夏的衣物，因为天气越来越暖和了。

和浦爱德女士的会面：为这些急需制订的计划，与浦爱德女士商量关于案主在各个商店的欠款问题。浦爱德女士认为，最好现在再借给案主一些钱来还债，并且社会工作者可以确保案主立即把欠各商店的钱还上。

至于衣物，浦爱德女士说，她将试着从外国妇女救助会得到一些。社会工作者将通过其他渠道要来一些鞋袜。

本月花费以及还债总数：米面12元，煤和水3元，蔬菜和油盐5元，房屋租金2元，还罗伯逊小姐2元，还利息1.95元，会费3元。总计28.95元。

社会工作者和案主一起去见了单先生，把案主借他的12元还给了他，没有利息。

社会工作者还和案主一起去还了欠各个商店的钱，包括后来发现的那些债务。

社会工作者还陪着案主一起去米店为即将到来的 3 月买了米。

1930 年 2 月 27 日

案主在办公室提交了关于他从社会服务部借的 85 元钱的契约书。（这个契约书包括社会服务部两次借给案主款项的内容）

上述提及的契约书放在信封里，保存在社会服务部的保险箱里。在契约书中提到案主从今天起将在一年内把这些钱还给社会服务部。

本月总结：案主用从社会服务部借来的 85 元还清了高利息的欠款。案主可用自己的收入买一些日常必需品，以维持生计。另外，他还可以安排着定期去付会费，还罗伯逊女士和马（Ma）先生的利息。

目前债务情况：社会服务部 85 元，马先生（裹伤员）65 元，汤姆女士 40 元，罗伯逊女士 6 元，王先生 20 元，会费 21 元，棺材店 35 元，衣服店或裁缝店 20 元。总计 292 元。

备注：总计中包括社会服务部给案主的第二次借款，让他还来发现的债务。

1930 年 3 月 1 日

在办公室见到了案主。案主将他还各个商店的欠款收据交给了社会服务部。

1930 年 3 月 3 日

见到了案主，给了案主一双过时样式的鞋。

1930 年 3 月 4 日

给案主两双袜子，是从社会服务部的朋友那里得来的。

1930 年 3 月 7 日

去案主北平的住址进行了家访，见到了案主的妹妹。她说案主的妻子和母亲出去了。案主的母亲去西城见案主的二嫂了，而案主的妻子则是回娘家短住了。社会工作者告诉她，她和她嫂子，也就是案主的妻子，应该去北平交易所学着工作，这样能够挣钱来帮助家里。案主的妹妹说，在工厂的那些女性都穿着漂亮，对她们一点也不友好，所以她们不想再去那里了。妹妹还说案主已经告诉她们，让她们去交易所工作了。案主的妹妹答应，等案主的妻子回来，她去见案主的妻子，商量此事。

　　这次家访的主要目的是要见案主的母亲和妻子，并且告诉案主的母亲，让她说服案主的妹妹和妻子去北平交易所工作，从而她们能够挣钱来帮持家里。但是案主的母亲去了西城。社会工作者待了一会儿就离开了。

1930 年 3 月 8 日

　　社会工作者见到了学院保健护士熊女士，问她是否了解什么地方可以为案主的妹妹找到一些衣服。熊女士说她不知道。社会工作者要求，当她再次去拜访案主的时候，要建议案主的妹妹和妻子去工作。熊女士答应这样去做。

1930 年 3 月 26 日

　　社会工作者见到了案主，并且给他看了一份初步预算，问案主是否在这个月可以再拿出 5 元来偿还债务。案主说他本是愿意拿出 5 元来偿还债务的，但是他恐怕没办法那样做，因为他的妻子和妹妹还是没有收入。案主还说 2 月买的粮食已经不够了，他们不得不在这个月再买一些米。

1930 年 3 月 27 日

　　社会工作者向浦爱德女士寻求建议。浦爱德女士建议说，案主对于每个月的所有花费应有一个详尽的账本，然后社会工作者在每个月底进行检查。

1930 年 3 月 28 日

社会工作者见到案主，给了他一个笔记本，告诉他要把支出记在这个本子上，以便对他这一个月的花费有个清楚的了解。

本月总结：

试图说服案主的妹妹去北平交易所工作，同时让案主也催他妻子去相同的地方工作。但是这两个人都没有接受我们的建议。

案主能够维持家庭的生计。同时，付了会费，还了罗伯逊女士的部分欠款以及部分利息。

目前的债务状况：社会服务部 85 元；马先生（裹伤员）65 元，利息 1.95 元；汤姆女士 40 元；罗伯逊女士 4 元；王先生 20 元；会费 18 元；棺材店 35 元；衣服店或裁缝店 20 元。总计 287 元，另加利息 1.95 元。

1930 年 4 月 11 日

案主来到办公室见到了社会工作者。案主仍然穿着棉衣，他说他没有钱来买春天和夏天的衣服。社会工作者答应他尽快为他找一些衣服来。

社会工作者见了浦爱德女士。浦爱德女士答应，如果储存室有任何能让案主用的东西，社会工作者都可以拿给案主用。

1930 年 4 月 14 日

社会工作者得到一件旧衬衣，把它给了案主。案主的妻子准备用它给案主做一条裤子。

社会工作者见到了案主，得知案主的妻子已经去北平交易所工作了。但是几天之后，由于她的乳房不适，她不能再去工作。案主说，只要她的病好了，还愿意去那工作。

社会工作者跟浦爱德女士商量有关案主夏天衣服的问题。浦爱德女士说，我们可以为他买一些衣服，从而让案主挣来的每一分钱都可以用来还债。

1930 年 4 月 26 日

王先生（债主之一）请求社会工作者让案主还欠他的钱。他说他现在急需用钱。社会工作者允诺尽最大的能力去帮他想办法。

1930 年 4 月 28 日

案主带着他的 30 元工资来见社会工作者，他想知道为什么还是 30 元。社会工作者去见了汤姆女士，并且就这个问题询问了她。接着，汤姆女士去了主管的办公室，发现案主的报酬将从 1930 年 5 月 1 日开始增加。

和浦爱德女士会谈：为了偿还王先生钱的问题，社会工作者见到了浦爱德女士。案主能够额外拿出 5 元来偿还债务，社会工作者建议将 15 元的差额借给案主，以便案主还清欠王先生的债务，但条件是案主要在接下来的几个月将钱还回来。浦爱德女士同意了这个计划，并且将钱借给了案主。

1930 年 4 月 29 日

案主带着他的账本来了。社会工作者拿给浦爱德女士看，发现案主这个月花了 2.4 元买礼物。社会工作者要求案主从今之后再也不要买这些东西了。

案主也见到了浦爱德女士，他陈述了当前家庭面临的困难。他说他的妻子对他越来越冷漠无情，而且最近很不听话。他的妻子不愿意去工厂工作。浦爱德女士建议做家访，跟案主的妻子谈一谈，告诉她应该去工作来帮助案主。

1930 年 4 月 30 日

在 1930 年 4 月 28 日提到的 15 元借款已经拿出来，这笔钱用来帮助案主还清他借王先生的债。这笔钱是通过社会工作者还的。

本月总结：

案主的妻子在北平交易所工作了几天，但是当她乳房不适之后，她就拒绝了再去那里工作。案主的妹妹已经去工作了，这个月她收入了1.7元。

案主付了会费，除此之外，他还还清了欠王先生的20元。

经常帮助案主的罗伯逊女士考虑到案主目前的状况，慷慨提出不让案主偿还欠她的剩下的钱了。

目前的债务状况：社会服务部100元；汤姆女士40元；马先生（裹伤员）65元，利息1.95元；会费15元；棺材店35元；衣服店或裁缝店20元。总计276.95元，其中利息1.95元。

案主提交的账簿：收入包括案主的工资30元、妹妹的收入1.7元，共31.7元。花费包括白面4.05元、黍面4.9元、大米4.4元、房租2元、煤2元、水2元、礼物2.4元、蔬菜等6元、午餐（东来顺）0.8元、为妻子买衣服1.2元，共29.75元。

备注：本月案主提交的账本没有按我们的要求记录。花费大多是以整数表示的，其中大部分都与预算中一样。家庭的精确花费很明显与上面所给的花费不符。案主在维持家庭生计的同时，还拿出了5元来还王先生的债。

1930年5月7日

社会工作者去见了案主的妻子，想催她回北平交易所工作。进到房间里，社会工作者发现里面有六位女士，对此感到很困惑。几分钟之后，社会工作者找到了案主的妻子，并且跟她谈了谈。

社会工作者问案主的妻子什么时候回北平交易所上班。她说她不想回去了，因为这个工作对她来说太难了，她学不会。她试了三天，但是失败了。社会工作者详细地给她解释，如果她去工作的话很快就能掌握技术。并且社会工作者还试着给她解释，如果她去工作挣一点钱，能够帮这个家很大的忙。

案主妻子提出的第二个问题是她的小女儿。当她工作的时候，看见她的女儿在工厂育婴院哭。她没有办法承受这些，而且她也不想把她留在家里。对此，社会工作者跟案主的妻子谈了谈如何照顾孩子，并且试着给她和当时在场的那些人展示，以此说明那些她们通晓的养孩子的老方法是错误的，现在她们必须改变。

社会工作者试图跟案主妻子说的第三件事是出去工作并不丢人，而且她还应该为自己出去工作感到骄傲。这样，她还能学一些东西，将来会成为一个更出色的家庭主妇，并能够分担家庭责任。

在社会工作者离开案主家之前，案主妻子答应在1930年5月12日去交易所工作。社会工作者也答应她去拜访北平交易所的李（Lee）太太，并且告诉李太太案主的妻子将要在那天去工作。

与北平交易所的李太太会面：社会工作者去了北平交易所，见到了李太太。社会工作者告诉李太太，案主的妻子将在1930年5月12日回来工作，请求李太太再给她一次机会试试。李太太答应让案主的妻子回来再试试，她希望案主的妻子能够待得长一些。

与案主会面：当天下午，社会工作者见到了案主，告诉案主社会工作者已经去过他家和北平交易所，建议案主回去再劝劝妻子，让她这个月12日回去工作。

社会工作者给了案主一些旧的布料，让他拿回去做条裤子。案主请求社会工作者为他的孩子们找一些衣服。

1930年5月8日

社会工作者得到4件孩子的衣服，并拿给案主。

社会工作者建议案主家中的床位安排做出一些改变。现在，他们家所有的人都睡在一张大床上。这对于家里人都很不方便，也许除了孩子例外。社会工作者问案主能否把床分成两个，这样案主和他妻子以及其中一个孩子睡一张床，案主的母亲、妹妹和他们的另一个孩子睡另一张床，其间隔一个布帘。然而受多年习俗的影响，案主并不同意这种改变。案主说将来他可能会为母亲和妹妹再租一个房间。

社会工作者建议案主带着妻子去见产科的杨医生，了解一些控制生育的方法。案主同意了这个建议。

1930 年 5 月 10 日

社会工作者在门诊部见到了案主，询问他的妻子是否已经准备去工作了。案主说，她又改变主意不想去了。而且他妻子已经把困难都跟学院护士熊女士说了，熊女士劝她改变思想。

1930 年 5 月 12 日

早晨，社会工作者去案主家做家访，见到了家里所有的人。社会工作者问案主的妻子为什么不想去工作，她说她的女儿病了，晚上发高烧，等女儿病好了她就回去工作。社会工作者建议她带女儿去诊所治疗。案主的妻子又说她没有漂亮的衣服穿，所以她不想来诊所。

1930 年 5 月 13 日

社会工作者去见浦爱德女士，跟浦爱德女士说案主确实需要一件长衫。浦爱德女士给了社会工作者 2.5 元，让去买布给案主做衣服。

下午 5 点，社会工作者带案主去市场买了一块布，花了 2.38 元，剩下的钱计划在第二天还给浦爱德女士。

1930 年 5 月 14 日

社会工作者在 F 楼见了熊女士。熊女士说几天前见了案主的妻子。她说不能去北平交易所学着工作，因为自己太笨了。

浦爱德女士感觉案主的妻子在缝纫方面确实很糟糕，而且迫使她去工作也没什么作用。所以，浦爱德女士建议社会工作者去地下室，看看黄太太是否有什么机会可以给案主妻子。

与黄太太会面：社会工作者在地下室见到了黄太太，问她是否需要新的员工。黄太太说目前暂时不需要，并且说不管什么时候都想要缝纫技术很好且受过训练的女工，以便应付各种工作。

与罗伯逊女士会面：社会工作者去了罗伯逊女士办公室，问她外科供应室是否需要保姆。罗伯逊女士说不需要。

案主的妻子去见浦爱德女士：下午，案主的妻子带着她的大女儿来见浦爱德女士，社会工作者也邀请熊女士过来见了面。所有人都劝案主的妻子去工作，但这次主要是浦爱德女士劝说。起初，案主的妻子拒绝去那里工作，她一边哭一边说自己太笨了学不会。但是，在听完众人的解释之后，案主的妻子最终答应去试试。

案主的妻子离开办公室后不久，案主进来了。社会工作者让他鼓励妻子在接下来的几天去北平交易所工作，又给了他很多旧衣服，告诉他回去可以重新改一下，自己穿。

1930 年 5 月 15 日

社会工作者见到了案主。案主说妻子上次一回家就改变了主意，她不想去北平交易所工作。案主还说，妻子拜访浦爱德女士那天，他岳母在他们家。但是案主的岳母没有起到任何作用，因为妻子根本不听她母亲的。

案主说正计划让妻子回娘家跟自己的母亲一起生活，他将会每月给妻子 10 元，条件是妻子必须带着孩子们一起去。与此同时，案主也将让自己的母亲和妹妹独自生活，他将会每月给她们 8 元。案主将独自生活，不想再自己养活整个家了。

显然，案主厌倦了他们。案主就此询问我们的意见。

与浦爱德女士会谈：关于案主提出的计划，社会工作者咨询了浦爱德女士。浦爱德女士的建议：第一，案主对他的妻子要有耐心，并且友好一点；鼓励案主和妻子有性生活。第二，当案主妻子非常不讲道理的时候，不要强迫她去工作。第三，浦爱德女士强调，只要可能，这个家庭应该住在一起。

与案主会面：社会工作者见到了案主，并将浦爱德女士的建议告诉了他。案主答应将尽最大的努力赢得妻子的支持。

1930 年 5 月 18 日

案主带着他的 35 元薪水来到办公室。他说棺材店和裁缝店在要他还钱，问是否可以用他本来准备还社会服务部的 10 元钱还给他们。

与浦爱德女士会谈：社会工作者就这件事向浦爱德女士咨询。她同意案主的计划，并让案主在下一月当中尽力去偿还社会服务部的债务。

案主妻子的新态度：案主说，现在他妻子的表现好多了，并且答应在中秋节①之后的第五天去交易所工作。案主说他大嫂已经去北平交易所工作一周多了，而且也挣了一些钱，这对妻子很有影响。

案主的计划：案主说，他已经缩减了家里的支出，希望能拿出更多的钱来偿还债务。案主看起来高兴了很多。

---

① 原文为 "moon Festival"，应为 "端午节"。

总结：

1. 在社会服务部的帮助下，案主和妻子相处得越来越好，生活变得更幸福了。案主的妻子已经同意接受社会工作者的建议去工作了。案主除了正常付会费外，还能够还棺材店和裁缝店各 5 元。这个家庭的生活维持得很好。

2. 案主目前的债务状况：社会服务部 100 元；汤姆女士 40 元；马先生（裹伤员）65 元，利息 1.95 元；会费 12 元；棺材店 30 元；裁缝店 15 元。总计 263.95 元，其中利息 1.95 元。

1930 年 6 月 9 日

社会工作者从案主那里得知，案主的妻子已经去北平交易所工作了。

1930 年 6 月 27 日

社会工作者在诊所见到了案主，问他妻子的情况如何。案主说妻子现在挺好的，她回到交易所工作了。虽然妻子这个月工作的收入很少，但是案主认为随着妻子工作越来越熟练，将来工作收入会越来越多的。

对于这个月的收入，案主说他计划偿还裁缝店和棺材店一些钱，所以他还不能还从社会服务部借来的钱。

社会工作者咨询了浦爱德女士，结果是案主的要求得到支持和保证。社会工作者通知了案主，案主偿还了一些债务。

总结：

1. 案主的妻子已经去工作了，整个家庭更幸福了。案主还了裁缝店和棺材店总共 10 元债务。

2. 案主目前的债务状况：社会服务部 100 元；汤姆女士 40 元；马先生（裹伤员）65 元，利息 1.95 元；会费 9 元；棺材店 25 元；

裁缝店 10 元。总计 250.95 元，其中利息 1.95 元。

1930 年 7 月 8 日

案主雨天走路把鞋弄破了，鞋里灌进了水。如果不修补，案主就不能再穿这双鞋了。社会工作者咨询浦爱德女士，她说为案主买一双新鞋。

社会工作者去给案主买了一双新鞋和一双袜子，总共花了 1.4 元。建议案主不要再在雨天出行，别再毁了鞋。雨天非出去不可时最好花一点钱雇个黄包车。

1930 年 7 月 28 日

案主来办公室提交账单：100 斤中国面粉 9.4 元，30 斤大米 2.6 元，房租（3 间）3 元，煤 2 元，蔬菜、油盐等 6 元，水 0.75 元，修鞋 0.3 元。总计 24.05 元。

根据案主所说，还债的情况：马先生（裹伤员）5 元，棺材店 5 元，会费 2 元，门诊部的白先生 2.5 元。总共 14.5 元。

这个月案主的收入是 35 元，根据他所说的，他共支出了 38.55 元。所以亏空了 3.55 元。后来发现这个亏空是用他哥哥寄给他母亲的钱补上的。

案主的妻子和妹妹的收入这里没有提及，因为案主的报告中没有提到。

案主还门诊部白先生的 2.5 元是笔新账，这笔账在他原来的账单中没有。

案主目前的债务状况：社会服务部 100 元；汤姆女士 40 元；马先生（裹伤员）60 元，利息 1.8 元；会费 7 元；棺材店 20 元；裁缝店 10 元。总计 238.8 元，其中利息 1.8 元。

1930 年 8 月 28 日

案主带着他这个月的账单来到了办公室。社会工作者和案主一起仔细看了这个账单。案主说，他的哥哥给母亲寄了15元，但是母亲从上述数目中只留下了几元钱。所以案主能将本月和上个月的亏空补上。

天气很快就冷了，案主非常担心全家人过冬的衣服。案主说这个月他有很多客人，所以为此很担心。

案主说，最近这几周他妻子已经不去交易所上班了，因为工作的收入实在是太少了，而且孩子也病了。不过，案主说他的妹妹要去。社会工作者仍然建议案主劝他的妻子回交易所工作，再试试看。案主答应回去跟妻子说。

案主提交的账单：100斤面粉9.4元，40斤大米3.6元，房租（3间）3元，水2.75元，煤2元，蔬菜、油、盐等6元，总计24.75元①。

偿还债务：马先生（裹伤员）10元，棺材店5元，会费2元，总计17元。

根据案主的报告，支出了41.75元，亏空了6.75元。亏空是由上文中已经提到的哥哥寄给母亲的钱来补充的。

案主目前的债务状况：社会服务部100元；汤姆女士40元；马先生（裹伤员）50元，利息1.5元；会费5元；棺材店15元；裁缝店10元。总计220元，利息1.5元。

1930年9月30日

社会工作者在办公室见到了案主，并且为他做了冬天的预算：水0.5元，房租2.8元（包括税），煤3元，米面13元，油盐蔬菜6元，会费2元，偶然事件1元。总计28.3元。

---

① 原文计算有误，应为26.75元。

目前的经济状况：案主说，他妻子和妹妹现在都在北平交易所工作。然而，妻子不太配合，不过妹妹工作比较正常。她们的收入仍然很少。案主说，她们两个都趋向于用自己挣的钱来满足自己花销，比如为自己买一些衣服和其他必需品。案主这个月也还了10元的债务，所以他不得不用妻子的收入来补充亏空。他要同妻子说说此事。

过冬需要：随着冬天的来临，案主一家面临着衣物的问题。社会工作者让案主回去看一下具体缺多少，然后列一个清单，说明尺寸、式样等。

案主二哥的当前状况及其对案主的态度：案主说，他二哥现在在奉天，一个月收入80元，但是他不想帮案主。案主说已经给二哥写过好几次信了，但是很少收到回信。案主决定再写信试试。案主的二嫂也已经去奉天了，现在二哥一家人都住在奉天。

亲戚拜访案主的家：案主说，他的亲戚们都不太同情他。他们中很多人来他家，这只会增加他的负担。他很烦他们，但是也没法拒绝。他们都是很亲近的亲戚，比如说岳父岳母、舅舅和姨等。

1930 年 10 月 24 日

社会工作者见了浦爱德女士。从她那得知，G 楼地下室的黄（Huang）太太有很多要给案主的旧东西。案主去办公室找黄太太，并在那里见到了黄太太。她给了案主 5 床旧毯子、3 件浴衣、3 条裤子、3 件外套、2 条毛巾和一些孩子的衣服。

1930 年 10 月 25 日

社会工作者买了三斤棉花（每斤 0.58 元）送到案主家。社会工作者告诉案主用这些棉花做一些棉服，还告诉案主去找一些稻草秸秆铺到床垫子下面，这样床就会很软、很暖和。案主也同意这样做。

（注：南方人经常使用稻草秸秆来铺床，这样床既软和又暖和，因此提了这个建议）

社会工作者给了案主的妻子一件旧夹袍（长衫、带衬、厚面料）。有了这件衣服，她可以穿着它在北平交易所工作了。

1930 年 10 月 27 日

周女士从朋友那里又为案主的妻子找了两件过冬的衣服，并把它们交给了社会工作者。社会工作者下班之后做了一次家访，将衣服交给案主的妻子。到目前为止，案主的妻子已经有了足够外出工作穿的衣服。案主的妻子说等做完全家人的针线活之后，马上去工作。

案主拿到了工资，并且在 F—1 楼见到了社会工作者。案主说，裹伤员马先生想让他还 10 元而不是 5 元。除此之外，马先生仍然坚持要求案主归还利息。社会工作者告诉案主，让马先生在周二上午（1930 年 10 月 28 日）就这件事来见社会工作者。

1930 年 10 月 28 日

社会工作者见了案主和裹伤员马先生。社会工作者和马先生在办公室谈了谈。社会工作者请求马先生取消利息，因为案主过得确实很艰难。马先生说这钱不属于他，所以他不能那么做。他只是个中间人，这些钱的拥有者想要利息。然后，社会工作者告诉马先生，案主这个月不能还他 10 元，因为案主这个月还有其他紧迫的债务要还。案主仍只能还 5 元和本月以及上个月的利息。马先生表示同意。案主当场一共付给了马先生 7.7 元。

社会工作者发现案主穿得很单薄，但是他说他已经足够暖和了。案主一直咳嗽，且声音沙哑。社会工作者告诉他去看医生，案主答应在第二天去看医生。

行动介入：社会工作者为案主预付了 2 元钱，让他去立刻赎回他的长棉袍以保暖。案主答应完成了工作之后立马就去。

1930 年 10 月 29 日

社会工作者早晨见到了案主，发现他已经把长棉袍穿上了。案主说自己感觉很好，第二天就会痊愈了。他不想去看医生，因为他有很多病假，怕医生建议他住院。他怕再请病假。社会工作者说，如果健康状况需要，他不论如何都应该去看医生。案主答应周四之后去看医生，因为住院部的杨医生那天不上班，案主得替他上班。

1930 年 10 月 31 日

汤姆女士来到办公室，告诉社会工作者案主的长袍太脏了，而且应该立刻为他处理。汤姆女士说，如果案主要在信息处当职员的话，就必须穿得整齐些。因此她问我们是否能为案主再找一件长袍，这样案主就能把那个旧的洗一洗。她还说案主越来越瘦，他必须去看医生。

和浦爱德女士会谈：社会工作者就这个问题见了浦爱德女士。浦爱德女士说如果是特别急需的话，就为他买一件。

与案主会面：社会工作者去住院处见了案主。社会工作者问他，是不是可以在下周一值班之前把他的长袍洗了。社会工作者还告诉案主应该尽快去看医生，否则他会得更严重的病。案主答应周一去学院保健处。

1930 年 11 月 3 日

案主再次住进 H—2 病房：案主来到学院保健处，在临床检查之后，他住进了 H—2 病房进行住院治疗。社会工作者告诉浦爱德女士，案主再次住进了 H—2 病房进行住院治疗。社会工作者从自己准备买衣服的钱里取了 10 元，赎回案主和他妻子的旧衣服。

1930 年 11 月 4 日

社会工作者去了案主的家，见到了案主的母亲、妻子和妹妹。社会工作者告诉她们，社会服务部已经拿出了 10 元为他们准备过冬的衣服。社会工作者交给案主的妻子 3 元，告诉她这些钱将足够去赎回母亲和自己的长袍，并让她立刻去取回来。

案主还了社会工作者在 1930 年 10 月 28 日预付给他去赎回长袍的 2 元钱。

1930 年 11 月 8 日

社会工作者去杂货店买了 13 英尺布料想为案主做一身棉衣。这些布料花了 2.16 元。

社会工作者将布料转交给案主的妻子，告诉她在周六、日的时候做棉衣，用上 1930 年 10 月 25 日为他们买的那些棉花。

社会工作者劝案主的妻子回北平交易所工作。她说她一做完家里的针线活就去。当时，她正在给案主做棉长袍，棉长袍刚刚拆洗过。

1930 年 11 月 12 日

社会工作者到案主家里去看他妻子是否做完了针线活，以确定她什么时候准备去工作。他妻子说她去过那里一次，但是让她回来了，因为北平交易所说他们不能给她提供足够的工作。因此，她不会再去那里了。除了北平交易所的工作，她愿意做任何工作。

社会工作者告诉案主的妻子，案主病得很严重，他在出院后可能需要一些疗养护理，而且他们的家庭开支可能会因此增加。因此，他们家所有人都必须努力工作，帮助分担责任。因为目前找不到其他适合案主妻子做的工作，所以鼓励她目前还是回到北平交易所工作。案主的妻子答应重新考虑这个问题。

1930 年 11 月 15 日

社会工作者去 H—2 病房看望案主。社会工作者再次要求案主劝妻子到北平交易所工作。案主说，他已经就这个问题和妻子谈过了，但是妻子不愿意去那儿工作，因为他们给的工资太少，而且早上很早到那，晚上很晚才回来，她一天只能挣到 10 分。妻子在他面前哭泣。她说，除了北平交易所的这份工作，她可以做任何工作。案主总是赞同我们的计划，但是他不能说服妻子去工作。案主说他可以再尝试一遍。同时他也询问社会工作者，是否有其他适合他妻子的工作。

社会工作者通知案主，让他告诉妻子去门诊部做血液检查，因为他的有关华瑟曼化验报告显示弱阳性，怀疑患梅毒。她最好看一下妇科医生。而且，她有孕在身，应该找医生做孕期护理。案主说，当妻子来看他的时候他会告诉妻子。

1930 年 11 月 27 日

妻子来门诊做孕期护理。社会工作者在门诊见到她，询问她最近是否去工作了，回答是"没有"。

1930 年 11 月 28 日

社会工作者到案主家做家访，见到了案主的母亲、妹妹和妻子。社会工作者给了案主的妻子 11 元，让她去还棺材铺的欠款，交房租和会费，又给了她 19 元作为家庭生活开支。

1930 年 11 月 29 日

社会工作者打电话给在 P 楼里的马姓裹伤员，让他过来拿钱。几分钟之后他就来了，拿走了 6.05 元。其中，1.05 元是利息。

1930 年 12 月 13 日

社会工作者去 H—2 病房看望案主。案主请求社会工作者替他领津贴，说他应该把所有津贴还给汤姆女士。案主担心汤姆女士很快会休假。

社会工作者到了会计室，拿走了案主的津贴，共13.13元。

与浦爱德女士会面：社会工作者咨询浦爱德女士，现在是否应该用案主的津贴偿还汤姆女士的钱，是否应该先偿还马姓裹伤员？浦爱德女士认为，最好先偿还马姓裹伤员，因为他坚持要收取利息。因此，她建议社会工作者去看望汤姆女士，并告诉她案主的打算。如果汤姆女士同意，便先偿还马姓裹伤员。

与汤姆女士会面：社会工作者看望汤姆女士。社会工作者告诉汤姆女士，案主打算用他的津贴还她的钱，至少10元。但是，他仍然还有35元的欠款，而且是有利息的。社会工作者的建议是先还那35元的借款比较好。汤姆女士说，她同意案主先还清其他欠款，她愿意等到案主的境遇好转。

与马姓裹伤员会面：社会工作者打电话给马姓裹伤员，叫他来办公室，并告诉他：现在要还给他10元，这个月月底再还他15元，请他不要索取这些钱的利息。马姓裹伤员同意并拿走了还他的10元钱。

家访：几天前社会工作者在医院门诊处碰见案主的妹妹。她免费拿了药。因为怀疑她患上了中度肺结核，社会工作者建议她送痰去做化验从而排除肺结核的可能性。但是她没有听从建议。因此，为了找到案主的妹妹，社会工作者进行了一次家访。案主的母亲和妹妹都在，妻子带着孩子回了娘家。母亲说，案主的妻子最近不愿意待在家里，她喜欢去邻居家四处溜达。案主的母亲似乎很怀疑案主的妻子。母亲和妹妹都很担心案主知道这件事情。妹妹说不管什么时候去病房看望哥哥，他都会问起嫂子，而且每次她都告诉哥哥嫂子总是在家里。妹妹希望哥哥感觉好些。因此，他们请求社会工作者在案主住院期间不要把这件事告诉案主。

印象：案主回家后可能会有麻烦。

与学院保健护士郭女士会面：社会工作者在门诊部见到了郭女士。社会工作者告诉郭女士已经去案主家里拜访过了，并建议案主的妹妹做痰化验。他妹妹表示同意，但是没能信守承诺。社会工作者请求郭女士，无论什么时候案主的妹妹再过来，都要说服她做痰化验，并给她一些医疗护理建议，劝她在家里不要随地吐痰，以免感染侄女们。

1930 年 12 月 26 日

浦爱德女士认为，案主先偿还带利息的借款是很明智的。她建议社会服务部可以再借给案主一些钱，这样他就能把所有需付利息的借款都还清。而且她决定再借 10 元给案主，这样他就能把马姓裹伤员的钱还清了。

社会工作者在病房见到案主，将准备在这个月还清马姓裹伤员钱的计划告诉他，争取说服他（马）不要索取任何利息。案主把他的工资交到社会工作者手里，拿出 15 元来还马姓裹伤员。家庭成员可以靠剩下的钱维持生计。他的津贴一发下来，就可以还欠棺材铺的钱。社会工作者为这事也主动去拜访棺材铺老板。

社会工作者再次去见浦爱德女士，并从她那儿拿到了 10 元，准备借给案主来还清欠马姓裹伤员的债务。

因为马姓裹伤员当天值班，社会工作者邹某某把所有的钱（25元）交给了社会工作者李某某，叫他第二天把钱转交给马姓裹伤员（原因是负责这个案例的社会工作者邹某某第二天不上班），告诉马姓裹伤员归还为案主立的借款字据，再次请求马姓裹伤员放弃利息。

1930 年 12 月 28 日

社会工作者做了一次家访，案主的母亲、妹妹和妻子都在。社会工作者给了她们 19.37 元作为生活费用。案主的妻子保管这些钱，准备买一些这个月的生活必需品。

社会工作者告诉她，无论什么时候棺材铺过来收借款，告诉他们再等一等，津贴可能会在一两周之后发下来。

社会工作者向案主的家人保证，津贴一发下来，他们就会得到通知。那时如果现实需要，她们可以有更多的钱生活。

1930 年 12 月 29 日

社会工作者邹某某与李某某在办公室碰面，李某某说 1930 年 12 月 26 日提及的那些钱已经给了马姓裹伤员，而且字据已经归还了案主。

总结：

1. 为了让案主的妻子到北平交易所工作，社会工作者已经做了很多的努力，但是她拒绝和社会服务部合作。最近她的行为相当不可理喻。

2. 案主的妹妹这个月的大部分时间都有病。社会工作者向她提出免费医疗，但是她无知地拒绝了。她很可能比较信任中医。当社会工作者最后一次家访时，她准备去工作。

3. 案主仍在医院住院。他现在看起来好多了。但是医生仍然在努力排除他患有肺结核的可能。案主从医院出院之后是否需要照顾还不确定，要等医生的诊断结果。

4. 案主每月都在用他的津贴和社会服务部的借款偿还债务，他实际上已经还清了所有需付利息的借款。除了食品外，生活开支大抵相同。食品的开销比以前少了一些。

5. 案主目前的债务状况：社会服务部110元，汤姆小姐40元，棺材铺8元，总计158元。

6. 浦爱德女士拿来做冬天衣服的账目：2元用于赎回案主的棉袍，3元用于赎回母亲和妻子的棉衣，2.16元用来买布料为案主做了一身棉衣，2.84元计划用来买布料为案主做一件在医院时穿的夹长衫，总计10元。这2.84元现仍在社会工作者手中，因为要等案主出院之后才能够和社会工作者一起去买适合他的布料。

1931 年 1 月 14 日

案主出院回家。计划在下个周一再找学院保健部的医生复查。

1931 年 1 月 15 日

这个案例在小组会议中提起讨论。浦爱德女士说，迈克托尼医生认为尽管案主没有感染肺结核，但是他有肺炎，并怀疑有梅毒。医生已经建议案主采取后续护理，而且他很可能下个月回去上班。如果他没有痊愈或者感染了其他疾病，那么他可能会丢了他的工作。浦爱德女士建议社会工作者进行家访并与案主讨论以下这些问题。

赌博：两个同事说，一些员工经常赌博。案主以前有时也赌博，但是不知道他现在是否还赌。

社会服务部的建议：在技术人员中有一个篮球队，篮球队员工中有个唱中国老歌曲的演唱团体。建议案主加入其中一个团体。

家访：案主的家已经搬到大牌坊胡同×号。

住房：这儿有一间小北屋，每月租金1.5元。只有一个小炕，案主和母亲、妹妹、妻子以及两个孩子都睡在上面。在炕旁边只有一个土灶用来做饭。案主说，他已经向邻居借了一块板子，每天晚上用来扩大炕的面积。

案主目前状况：案主每天晚上八点睡觉，早上七点起床。案主挨着门睡。为了保持空气新鲜，在糊窗纸上开着一个洞。

案主利用晚上空闲时间的计划：他会用晚上的时间读些英语。案主强烈否认他有赌博的恶习。

案主的问题：案主没有保暖的鞋袜；案主还需要一件长外套，穿在棉衣的外面。

行动介入：为案主购买的物品包括一双棉鞋1.6元、一双棉袜（棉毛）0.4元、做外套的蓝布料2.05元，总计4.05元。

社会服务部支付了给案主买鞋和袜子的钱。布料是案主拿出自己的钱买的，他总共拿出了2.84元。这钱邹先生给了社会工作者。

1931年1月22日

这个案例在小组会议中提起讨论。社会工作者决定暂时将案主安置到招待所，因为案主在家吃不好，休息不好。案主必须有健康的身体才能工作，否则，如果再次生病，他会丢了工作。这则信息来自迈克托尼医生，并通过浦爱德女士转达。

案主来到社会服务部，社会工作者告诉他去招待所，在那儿他可以得到充足的食物和休息。案主请求从他自己的钱里拿出0.7元给社会工作者，再给他买两双袜子。2.84元的账单如下：布料2.05元，2双袜子0.7元，总计2.75元。

社会工作者手里剩了0.09元。案主从今天起去招待所。

1931年1月29日

案主在社会服务部做的这个月的预算：房租1.6元，煤和燃料2元，蔬菜、油、盐等4元，水0.5元，面粉12元，会费2元，杂项1元，案主的零用钱1元，棺材铺8元，总计32.1元。

剩下的2.9元在社会工作者的手里。

目前的债务：社会服务部110元，汤姆女士40元，布料店10

元，总计 160 元。

1931 年 2 月 3 日

案主来见贾（Chia）医生，贾医生要案主在 2 月 5 日再来见她。

1931 年 2 月 5 日

案主来见贾医生。贾医生要求案主明天回来上班。

社会工作者去饮食部面见李安娜女士，看能不能安排案主在值班期间和医院里的这些技术人员一起吃饭。李小姐说，一日三餐需要花费 10 元，而且她必须和王医生商量一下这件事。

1931 年 2 月 6 日

从今天起案主开始上班。

在社会服务部，王医生和浦爱德女士以及社会工作者讨论这个案子。最后决定准许案主在医院里吃饭，每月付 5 元，王医生用医院的特殊资金帮助案主支付剩下的 5 元。案主从今天起开始在医院里吃饭，社会服务部也替案主支付每天一瓶牛奶的费用。

1931 年 2 月 9 日

在社会服务部，案主说他已经拿到了去年 10 月、11 月和 12 月的津贴，总共 13. 13 元。案主和社会工作者都同意用这些钱偿还布料店的 10 元。案主要求 0.1 元作为自己的零用钱。剩下的 3.03 元存放在社会工作者手里。

1931 年 2 月 10 日

社会服务部的邹先生提供了案主的哥哥李某某的地址。

哥哥的工作地址：奉天大十字街天德店胡同×××号陈所长公馆转交。

哥哥的家庭住址：奉天小西关西下洼子神村胡同东口路西××号。

在社会服务部，案主请求社会工作者给他 1 元，因为他最好的朋友韩（Han）先生明天要结婚，案主希望送上 1 元作为贺礼。因此，社会工作者把 1 元给了案主。

社会工作者手中结余：上个月剩了 2.9 元，津贴余下了 2.03 元。社会工作者为案主保管着 4.93 元。

牛奶：从今天开始，J 楼厨房给案主提供牛奶。

1931 年 2 月 11 日

案主拿着哥哥的信（奉天的那个）来到社会服务部。哥哥在信里说，他失业 5 个月了，打算明年（阴历年）攒够了路费返回北平。哥哥家过去经常接受嫂子的娘家接济。

嫂子娘家的经济状况：嫂子的娘家在北平城西有一家小饭馆（案主不知道详细地址）。

嫂子的兄弟们：一个兄弟在哈尔滨当翻译，另一个在北平的邮局里工作。嫂子的娘家经常帮助哥哥家，但是和案主家没有联系。

1931 年 2 月 16 日

案主在社会服务部要一些钱准备用作阴历年的花销：肉和蔬菜等 2 元，零用钱和孩子们的压岁钱 1 元，给信息科苦力的消费 1 元，总计 4 元。

剩余：社会工作者从剩余的 4.93 元里拿出 4 元给案主。现在还剩 0.93 元。

目前的债务：社会服务部 110 元，汤姆小姐 40 元，总计 150 元。

1931 年 3 月 7 日

社会工作者在门诊部见到案主，让他报上个月的账单。案主说她女儿病了（病案号 311××），他会在下周交来账单。

1931 年 3 月 9 日

案主来了，告知他女儿因患脑膜炎死亡（病案号 311××）。案主打算为女儿买一口棺材并安排葬礼。

1931 年 3 月 18 日

案主拿着上个月（2 月份）的账单来社会服务部：面粉 11.5 元，煤 2 元，房租 1.6 元，水 0.5 元，蔬菜、油等 6 元，堂兄弟的婚礼 0.5 元，妻子、妹妹、女儿一人一件外套 3.5 元。另外，棺材、挖坑等 4 元，墓地 1 元，女儿葬礼的黄包车费 0.5 元，中医 2 元，中药 1.2 元。总计 34.3 元。

案主的家庭计划：因为迷信案主和家人打算搬家。案主的母亲和妻子都不愿在这继续居住下去，因为这是案主女儿在世时住的地方。而且案主想要搬回家住，因为妻子告诉他在女儿死后她经常感到害怕。

1931 年 3 月 19 日

案例被交到浦爱德女士手里，她要求下周二开会讨论。

1931 年 3 月 23 日

社会工作者为案主的餐费找到王医生。上个月（2 月）的伙食一共是 8.21 元，牛奶费 1.14 元（2 月）。王医生为案主出了 4.11 元的饭费。

1931 年 3 月 24 日

社会工作者报告浦爱德女士，案主没有剩下钱来支付饭费。最后，浦爱德女士从社会服务部的特殊资金里预支了 4.1 元的饭费，并支付 1.14 元的牛奶费。

1931 年 3 月 24 日

案主上个月的伙食费 9.35 元交到了财务室。

1931 年 3 月 30 日

案主在社会服务部上报这个月的预算：租金 3 元，修理房屋 2 元，面粉 9 元，蔬菜 6 元，煤 2 元，会费（下个月结束）2 元，水 0.5 元，葬礼礼金 1 元，总计 25.5 元。

案主说他还剩 9 元。但是信息办和案主办公室的所有的员工们在汤姆女士去美国之前请她吃饭饯行，每个人出 2.5 元，但是案主还没交。除此之外，案主需要一双新鞋。

住址：案主的家搬到了新开路大土地庙✕号。共三间房。案主、孩子和妻子住两间屋子，每月房租 3 元。母亲和妹妹住了一间，妹妹每月自己掏房租。

1931 年 3 月 31 日

社会工作者咨询浦爱德女士，为汤姆女士饯行的 2.5 元和案主想要买双新鞋的钱如何解决。浦爱德女士想要先见见案主，再给他钱。

见了案主之后，浦爱德女士从案主的 9 元中拿出 4 元给了案主。现在剩下 5 元，这些钱将用来支付案主这个月的伙食费。

记录：学院护士赵玛丽女士告知社会工作者，那儿没有衣物和床位给将要出生的婴儿。因此，社会工作者咨询了产科社会工作者高女士，并决定找些旧衣服和旧床单，让案主的妻子给婴儿做东西用。一条大白床单、一条小白床单，一件黑色外国女式外套，可以用来做包裹婴儿的被子；一件绿色的外国女式上衣用来做婴儿服。把这些全部交给了案主，让他妻子改了给婴儿用。

1931 年 4 月 4 日

赵女士在妇科门诊看到社会工作者，说她上周去过案主家。社会工作者问她是否看到了他们给即将出生的婴儿准备的衣物。赵女士说她没看到他们为即将出生的婴儿准备的任何东西，但是他们用那些白床单做了桌布。

家访：社会工作者立即去了案主家里。案主的妈妈、妻子和女儿都在。社会工作者问案主的妻子婴儿衣服的事。妻子说她不知道那些材料都去了哪里，也许妹妹知道。妹妹一开始不愿意见社会工作者，但当社会工作者说想见妹妹的时候，妹妹还是出来了。

妹妹的态度：妹妹穿着一件蓝色短外套，她的裤子是用那件黑色外国女式外套做的。社会工作者问到她为什么没去上班，她说因为刚搬了新家，所以她在帮忙收拾家里，但是她下周一会去上班。社会工作者问她，为什么用那些给即将出生的婴儿做衣服的材料给自己做了裤子，妹妹说因为她没有一条有内衬的裤子，她很需要。社会工作者告诉她，不管她多么需要那条裤子，但是我们的目的是用这些材料为即将出生的婴儿做些衣物，而不是为她。

最后，社会工作者要求她脱下裤子归还给她嫂子。妹妹对社会工作者好像很生气，走出了房间。

妻子对财务状况的陈述：妻子说，她们没有足够的钱支付日常生活开支。案主可能不知道他们家的真实状况。妻子今天早上典当了她的蓝色长袍来买菜。妻子接着说她宁愿去死也不愿意在这个家里生活。社会工作者向案主妻子解释了一下他们的债务问题，为了还清债务，首先他们必须拮据生活，尽管社会工作者没有必要说这些。妻子说，她不确定他们现在还有多少债务。社会工作者告知她大约还有150元的债务。

记录：那些白床单正铺在三个桌子上当桌布。社会工作者告知妻子把它们拿下来洗干净，要给婴儿当尿布等。妻子答应这样做。

与案主的交谈：社会工作者在信息服务部见到案主，告诉他，她刚从案主家里回来，发现了如上所述的事情。案主说他会负责让他妻子用那些材料为即将出生的婴儿做衣服或其他必要的东西。

1931 年 4 月 11 日

案主拿着前三个月的津贴来到社会服务部，一共是 13.13 元。预算如下：修建父亲的坟墓 2 元，买了一件蓝上衣 2 元，还社会服务部 9.1 元，总计 13.10 元。

备注：在案主归还社会服务部的这 9.1 元中，4.1 元是 2 月份的伙食费，是案主从浦爱德女士那里借用的特殊基金。因此，只归还了社会服务部 5 元。

目前的债务：社会服务部 105 元，汤姆女士 40 元，总计 145 元。

1931 年 4 月 29 日

案主在社会服务部报这个月的预算：房屋租金 3 元，面粉 10 元，水 0.5 元，煤 2 元，会费（这个月结束）2 元，蔬菜 6 元，零用钱 1 元，总计 24.5 元。

案主只剩了 10 元，5 元用于伙食费，剩下的 5 元还给社会服务部。

目前的债务：社会服务部 100 元，汤姆女士 40 元，总计 140 元。

1931 年 5 月 1 日

为案主向王（Wang）医生发出信件，请求要 5 元的伙食费。

1931 年 5 月 8 日

收到了王医生的 5 元。上个月 10 元的伙食费交到了财务室（5 元出自王医生，5 元出自案主）。

1931 年 5 月 21 日

案主告知社会服务部，17 日凌晨 3 点，他妻子生了一个男孩。

第二天公共保健护士称重：小婴儿一出生体重 7.5 磅。案主的妻子和婴儿状况都很好。

案主同意在发工资的日子还债务：社会工作者和案主商量，最好他一发工资就拿出归还债务的钱。如果他把所有钱都带回家，或许会剩不下钱，也还不了债。案主同意每月给社会服务部 15 元，其中 10 元归还社会服务部的债务，5 元在社会工作者手中用于缴纳伙食费。

1931 年 5 月 26 日

案主在社会服务部把 15 元交给了社会工作者，其中 10 元还了社会服务部。

目前的债务：社会服务部 90 元，汤姆女士 40 元，总计 130 元。

1931 年 6 月 6 日

已经向王医生发出信件，为案主请求 5 元的伙食费。

1931 年 6 月 16 日

因为没有得到王医生的答复，所以社会工作者去拜访王医生。王医生正在忙着工作，社会工作者让沃克女士传话给王医生，她答应了。

沃克小姐对案主的态度：案主在门诊处工作时，沃克小姐喜欢案主的态度，因为他对病人及病人家属非常礼貌。

1931 年 6 月 18 日

收到了王医生的 5 元。社会工作者把这 5 元和社会工作者手里保管的案主的上个月 5 元伙食费交到了财务办公室。

1931 年 6 月 19 日

社会工作者在信息处见到案主。案主说他妻子、婴儿和他 3 岁的女儿都很好。案主的健康状况也非常好。

1931 年 6 月 27 日

案主在社会服务部交给社会工作者 15 元，10 元偿还欠社会服务部的债务，剩下的 5 元用作他在中餐食堂的伙食费。社会工作者将 10 元交给了社会服务部的财务主管李先生，保管着剩下的 5 元用来给案主交这个月的伙食费。

目前的债务：社会服务部 80 元，汤姆女士 40 元，总计 120 元。

1931 年 7 月 17 日

收到了王医生给案主 6 月份的伙食费 5 元。案主 6 月份的 10 元伙食费交到了财务室。

1931 年 7 月 30 日

案主来到社会服务部，将 15 元交给了社会服务部，用于还社会服务部的债和支付伙食费。

社会工作者将 10 元交给了社会服务部的财务主管李女士，剩下的 5 元准备用来给案主交 7 月份的伙食费。

1931 年 8 月 12 日

收到了王医生给案主的 7 月份的伙食费 5 元。将 7 月份的伙食费 10 元交到了财务室。

1931 年 9 月 28 日

案主拿来 15 元，5 元交伙食费，10 元还社会服务部的债。

目前的债务：原债务 80 元。其中，7 月还 10 元，8 月还 10 元，还剩债务 60 元。

1931 年 10 月 28 日

案主来到社会服务部，带来 10 元偿还债务。社会工作者询问之后发现，因为天气很冷他需要买一些东西。很重要的是他没有感冒。他和妻子还有两个孩子只有两床棉被。他必须找更多的稻草垫在床垫下面。他需要一个衣柜，那样他就能穿着一件厚外套去办公室。他需要一件冬天穿的短外套，穿在他的长衫里面，还需要一双新鞋。因此，浦爱德女士让他拿这个月还债的钱去买，下个月再还。

1931 年 11 月 25 日

案主来到社会服务部。他说他还需要一些保暖的衣服，他母亲也需要一个小火炉。这个诉求上报给了浦爱德女士。结果是他可以用这个月还债的钱去买，下个月再还。

1931 年 11 月 26 日

案主来到社会服务部，说需要更多保暖的衣服给他的孩子们和他的家人，因为他已经没有可换的衣服了，需要的衣服如下：4 件汗衫（内衣），1 件外套，1 件浴袍，5 条毛巾。

1931 年 12 月 5 日

案主向浦爱德女士报告，他正在帮助罗宾逊女士学习中文。他每月可以得到 5 元的报酬。

案主 1931 年 12 月的收入：工资 40 元，教学收入 5 元，总计 45 元。

1931 年 12 月 23 日

给社会工作者 10 元还债。债务 60 元，还债款 10 元，剩余债务 50 元。

1932 年 1 月 20 日

罗宾逊女士告诉社会工作者，她的一个朋友寄给她 25 元的馈赠，让她去帮助那些急需的人。罗宾逊女士想把它作为礼物送给案主。

1932 年 1 月 20 日

社会工作者建议，案主应该负责自己的债务。这 25 元应该为他存在银行。社会工作者将案主的钱存进东安市场附近的金城（Chin Cheng）银行。

1932 年 2 月 5 日

给社会工作者 10 元。

1932 年 2 月 26 日

案主拿 10 元来还债。

债务 50 元，还债款 10 元，还剩债务 40 元。

1932 年 3 月 15 日

案主来到社会服务部，咨询社会工作者，案主和赫尔（Hull）医生应邀一起去天津。来回的车费由邀请赫尔医生的那个人来承担，但是案主还需要负担自己的食物花费。案主坚持多花钱买些东西，不偿还这个月的账单。社会工作者没有完全同意。

1932 年 3 月 25 日

案主来到社会服务部，向社会工作者报告了他的开销：两块床上用的布料（4 元）、一篮子水果（1 元）、公共汽车费（1 元）、六双袜子（1 元）和吃的（1 元），总共 8 元。

1932 年 4 月 11 日

案主的妹妹已经开始在布德女士的家里工作了，工资是每月 12 元，刚工作了两个月。

1932 年 4 月 11 日

案主的妹妹已经给了案主 3 元，案主用这些钱买了家里急需的桌子和镜子。案主的妹妹用剩下的钱给自己买了东西。

1932 年 4 月 12 日

案主告知社会工作者他需要一副眼镜，这是眼科医生建议他买的，价值 6 元。社会工作者赞成案主买眼镜，可以每月支付 1 元。

1932 年 4 月 18 日

社会工作者到案主家里做了家访。案主在办公室，案主的妻子和两个孩子回姥姥家了。案主的母亲在，她看起来像个保姆，而且在不停地抱怨儿媳妇。

住房：案主占了两间西屋。炕大约占去了屋子的三分之一，摆着三张桌子。房间干净而整洁。

母亲的房间：案主的母亲把厨房作为她和女儿的卧室。屋里又脏且烟雾缭绕。屋里空气很差。床也很脏。

上个月的账单：要求案主到社会服务部来见社会工作者。告知预算如下：面粉 19.50 元，房租 4.50 元，水 0.50 元，电 3.50 元，其他 2 元，外债 10.00 元，总计 40.00 元。

1932 年 4 月 25 日

建议案主戴眼镜。这个眼镜将花 8 元。社会服务部让案主每个月付 1 元，付 6 个月即可，可以少付 2 元。

1932 年 4 月 26 日

案主带来 11 元支付债务。

债务 40 元，截至今天已支付 11 元，仍亏欠 29 元。

1932 年 4 月 26 日

案主支付眼镜费用 1 元。

1932 年 5 月 4 日

案主来到社会服务部，与社会工作者面谈。他说他需要一件新外套。社会工作者让案主用自己的零花钱买衣料。

1932 年 5 月 9 日

案主来到社会服务部跟社会工作者说，他妹妹买回一双 11 元的鞋子，但是现在那双鞋子才要价 5 元，案主想买。社会工作者看了看案主目前脚上的鞋子，难以拒绝，于是案主买下了那双鞋。

1932 年 5 月 11 日

罗宾逊女士来到社会服务部，告诉社会工作者，案主目前的工作做得很好，应该进行随访。

1932 年 5 月 12 日

社会工作者制订了一个方案以检测案主这一周的情况。为了看看案主是否在基督教青年会做打字工作，社会工作者决定今天对案主进行家访。

1932 年 5 月 13 日

社会工作者到了案主的家。案主的妻子出去了，因为她刚和房东太太及案主的妹妹有过争吵。

案主的妹妹受访：社会工作者去了案主妹妹的工作地点了解情况，看见了案主的妹妹。案主的妹妹告诉社会工作者，她很好，只是案主的妻子经常找她麻烦。

1932 年 5 月 16 日

案主来到社会服务部，与社会工作者谈了很长时间。社会工作者劝案主对待工作仔细点，并且让案主劝告自己的妻子对家人友好点，否则妻子将被送回她哥哥家。

关于案主的一个谣言：一个人来到社会服务部告诉社会工作者，案主或许喜欢上了一个女人。这个女人是寡妇，她住在齐外。这则信息是从齐外传道区的人那里听说的。

1932 年 5 月 23 日

社会工作者去了齐外，拜访了属美国传道区的钟先生，并没有发现上述情况，因为没有寡妇住在这院内。

1932 年 5 月 28 日

案主带来了 5 元还债。原有债务 29 元，今日偿还 5 元，目前仍欠债 24 元。

1932 年 6 月 3 日

案主到社会服务部见社会工作者，并且告诉社会工作者说他妻子的镜子被他母亲摔到了地板上。因为这个妻子非常生气，严厉地责骂了案主的母亲及案主。妻子打算很快返回哥哥家住。

案主对付妻子的想法：案主告诉社会工作者，他将会通知妻子去读《圣经》，做个有用的人。否则，会将她送回她哥哥家，每月案主只给她几元钱。社会工作者要求案主尽其所能。

案主相当沮丧：案主相当沮丧，因为他的生活被他妻子弄得非常烦，案主很不开心。社会工作者劝案主把自己的兴趣放在读书、娱乐和打字上。

1932 年 6 月 28 日

案主带来 5 元还债。原有债务 24 元，今日偿还 5 元，目前仍欠债 19 元。

1932 年 9 月 3 日

案主来到社会服务部，告诉社会工作者这个月他没有能力还债了，因为案主的哥哥和他在一起，在他家吃住。

案主对哥哥的支援：案主决定每月给他哥哥 5 元。

案主妹妹的新工作：案主的妹妹已经有了新工作，在北平协和医学院布灵顿女士的办公室任职，工资每月 5 元。

1932 年 9 月 26 日

案主的妹妹丢掉了工作，现在正在另找工作。

1932 年 9 月 28 日

案主带着 5 元来还债。原有债务 19 元，今日偿还 5 元，目前仍欠债 14 元。

1932 年 10 月 7 日

社会服务部将 12 件衣服和 2 条毛巾给了案主。

1932 年 10 月 25 日

案主带了 4.5 元来还债。原有债务 14 元，今日偿还 4.5 元，目前仍欠债 9.5 元。

1932 年 11 月 28 日

案主带了 4 元来还债。原有债务 9.5 元，今日偿还 4 元，仍欠债 5.5 元。

1932 年 12 月 7 日

案主向社会工作者汇报说，他和妻子在家吵了一架，他妻子很生气，把他的衣服撕成了两半。

搬到了新的住所：案主报告说，他们家将会搬到一个新的地方。三间北屋，房租每月 7 元。对于 4 个成人和 2 个孩子来说，这个价位的房租是有些高，但是案主可以不用花公共汽车费，也不用在外面吃饭了。

对案主的印象：在社会工作者看来，案主太软弱了，无法掌控整个家，所以家里经常会打架。他们搬家的原因是因为案主的妻子跟房东太太吵架了，房东太太让他们搬走。

案主还告诉社会工作者，他的妹妹上个月刚开始工作，花了她自己的 7 元和案主的 5 元买了一条漂亮的裙子。社会工作者跟案主说，他应该用 5 元来还社会服务部的欠款。这是案主最主要的弱点。他不知道还债是要做的最重要的事情。没有社会服务部的帮助，案主也不会有目前的家庭境况。

1932 年 12 月 28 日

案主很多次告诉社会工作者他要花钱买衣服，但是社会工作者从来没见过案主穿新衣服。

1933 年 2 月 24 日

案主还了 5 元的欠款，他仍然欠着 0.5 元，余女士说这些钱他不用再还了。案主于今天还清了欠款。

1933 年 4 月 28 日

社会工作者认为该让案主保管他的存折了。今后可以要求案主拿来存折，让社会工作者看看他每月的收入。

1933 年 5 月 3 日

让案主来到社会服务部，拿存折给社会工作者看。他曾经说再存 2.07 元，这个存折中总数就达到 30 元了。然而，当案主来到社会服务部，却告诉社会工作者他这个月没有存钱，因为他用钱买了鞋、衣服等。

案主不太值得信任：案主是这么一个人，很容易允诺做事，但是很容易第二天反悔。

要求案主把存折返回：社会工作者不太信任案主，所以今天又让案主带回存折。案主答应明天上缴存折。（没交回）

新住址：泡子河豆腐巷×号。

1933 年 9 月 22 日

案主来到社会服务部，向社会工作者咨询。案主说他的妹妹在 1933 年 9 月 26 日结婚，男方在邮局工作，每月工资 50 元。根据当地的习俗，他应该给妹妹准备嫁妆，但是他手头没有那么多钱，他告诉社会工作者这些事情：

1. 他从金城（Chin Cheng）银行取出了存款，大概是 29.5 元，给妹妹买了衣服。

2. 他想为妹妹的婚礼借 30 元。

婚礼的预算:

收入:案主的存款 29 元,其他哥哥给的钱 20 元,案主给的钱 20 元,借款 30 元,共 99 元。

支出:棚(用来覆盖院子的)12 元,宴会 60 元,租金(桌椅)5 元,厨师的工资 5 元,零用钱 15 元,共计 97 元。

亲戚朋友给的礼金:估计总数为 40 元,用来给案主的妹妹做嫁妆。

与余女士商议:社会工作者带着这个案例去找余女士。她建议去找决定贷款去向的人事工作者,这个案例需要由浦爱德女士批准。浦爱德女士批准案主可以从人事工作者那里得到贷款。

涉及的部门:这个案例涉及人事工作者,30 元的贷款借给了案主,需支付一些利息。

1933 年 9 月 25 日

案主从人事工作者那借来了 30 元。

1933 年 9 月 28 日

案主跟社会工作者报告说,为妹妹婚礼准备的钱正好够花,他妹妹高高兴兴结婚了。

1934 年 4 月 30 日

案主定期每月还 5 元。于 1934 年 3 月 27 日还了最后一笔欠款,包括利息 0.63 元。案主还清了学院的贷款。

1941 年 8 月 30 日

案主辞职。

案例 2

首 页

病案号：147××

病房：K—O 科室：内科 婚姻状况：已婚

姓名：杨（Yang）某某 年龄：31 岁 性别：男

北京地址：平则门外××号

职业：苦力 原籍：直隶① 国籍：中国

亲属：杨（Yang）某某

亲属地址：同上

入院时间：1926 年 9 月 4 日 出院时间：1926 年 9 月 8 日

病例概要

诊断结果：急性传染病

入院时主要症状和迹象：突然咳嗽，疼痛

预后：好

出院结果：痊愈

---

① 1928 年 6 月 28 日，国民政府改直隶省为河北省，因而本书中"直隶"与"河北"是交替使用的。

社会服务记录（第一次）

病案号：147××

姓名：杨某某

年龄：35 岁① 性别：男 婚姻状况：已婚 原籍：直隶

接案记录：1927 年 11 月 25 日

地址：北京协和医学院药库房

家庭地址：阜成门外镶红旗营房××号

职业：工人

家庭成员：母亲杨杨氏，66 岁；侄子大猴，12 岁，在宫门口的一个烧饼铺做学徒，吃住在那里，但是现在案主说不出烧饼铺的名字；侄子二猴，6 岁；弟弟杨某某，31 岁，卖红薯的；弟媳杨何氏，做针线。

收入：案主每月收入 11 元。案主的弟弟每月大概收入七八元，案主的弟媳给别人缝补东西能够维持她自己的生计。案主与他的母亲和侄子住在一起，但是跟他弟弟是分开过的。

住房：一家人住一间屋，每月租金 0.6 元。

现状：案主的弟弟钱不够时，求案主帮助，因此案主会给他弟弟 1.2 元。现在案主已经生病大约两个星期。

备注：案主享受免费治疗。

问题：取决于案主出院时的状况。

---

① 此处年龄与首页矛盾，因为首次住院没有社会服务记录，这应是第二次住院。

出院记录：1928 年 12 月 1 日，案主回家，休息三天之后，再回来上班。

社会服务记录（第二次）

病案号：147××

姓名：杨某某

年龄：54 岁①　性别：男　婚姻状况：已婚　原籍：河北

接案记录：1937 年 9 月 27 日

现北平地址：东城马家庙××号

家庭地址：平则门外大葫芦胡同路北×号

职业：药房的工人，每月收入 19 元，案主已经在这工作了 13 年。

推荐人：负责 B 楼和 G 楼的刘（Liu）某某

北平地址的家庭成员：妻子，36 岁，家庭主妇。

住房：两间房，每月租金 2.5 元。

老家家庭成员：母亲：76 岁，案主每月给赡养费 4 元。

财产：无。

案主自己的生活：

1. 在家吃两顿饭。

2. 他全部的薪水用来养家。

经济状况：

1. 案主的薪水是维持家庭生计的唯一经济来源。

2. 无外债，无会费。

预算：收入：案主的薪水 19 元；支出：租金 2.5 元，煤 1 元，

---

①　此处疑误，年龄与首页矛盾。

食物与蔬菜 7 元，零花钱 2 元，给他母亲赡养费 4 元，衣服 2.5 元，总计 19 元。

经历：曾在私塾学习过五年。曾在袁世凯的部队呆过八年。

战争影响：无。

印象：看起来很诚实。

1940 年 1 月 13 日

春节前，案主第一次请求从员工贷款基金中借 20 元，以偿还债务。

外地的家庭成员：

母亲：44 岁，家庭主妇。①

地址：和平门外北营房××号。

借款原因：案主说，因为生活消费高，五个月前他从他的姐夫赵（Chao）先生那借了 20 元。现在赵先生打算把他的钱要回去做生意，因此案主想从员工贷款基金中借 20 元钱。

从家庭成员中得到的信息：去案主家里及其母亲的家里做了家访。他们都确认了案主所说属实，希望能尽快地得到这笔贷款。

1940 年 1 月 16 日

贷款申请书被送到基金会管理者鲍文（Bowen）先生处等待批准。

1940 年 1 月 19 日

贷款已经得到批准，20 元钱今天送到案主手中。

1941 年 2 月 28 日

针对案主提供的服务今天终止。

---

① 此处有误，年龄不对。

案例3

首　页

病房号：H2Y1　　　　　科室：内科　　　　婚姻状况：已婚

姓名：李（Li）某某　　　年龄：25 岁　　　性别：男

北京地址：北京朝阳大学　　　　　　　　家庭地址：不详

职业：学生　　　　　　原籍：河南　　　国籍：中国

亲属：王（Wang）某某　　与患者关系：无

亲属地址：同上

入院时间：1926 年 11 月 10 日　　　出院时间：1926 年 12 月 7 日

诊断结果：慢性肠道阿米巴病

手术情况：对肠道施行切除手术

出院时伤口的情况：伤口愈合

入院时主要症状：腹部位出现疼痛，时间已长达三年

出院时主要症状：反应良好，无并发症

社会服务记录

病案号：152×

姓名：李某某

年龄：28 岁　性别：男　婚姻状况：已婚　原籍：河南

接案记录：1932 年 6 月 13 日

北平地址：宣内东太平街××号彭（Peng）先生宅

商店地址：河南省涉县内北关大盛和洋货店（Honan Sheh Hsien Cheng Nei Pei Kuang Ta Sheng Ho Yang Huo Tien）

家庭地址：同商店地址。

职业：留日归国学生，目前无工作。来此目的是治疗。

朋友：

1. 彭先生。彭先生曾是东北大学教授，现在锦县（Chin Hsien）。他是案主在日本明治大学同期的同学。他是在去年"九一八"事变前回到中国的。

2. 杨（Yang）先生，与案主一样都是留日归国学生。目前还没有工作，住在西长安街长安公寓。

财产情况：

1. 在老家有 100 亩地、64 间房子。这些产业现在全都租给一个叫冯（Feng）某某的堂兄，地址与上述商店地址相同。具体一年租金是多少，案主不清楚，这些东西都是交托给商店的经理姜（Chiang）先生处理。

2. 洋货铺在上述的商店地址。

案主的经济来源：出国时，案主接受了中央政府资助，大约

1500 银元。

既往史：

1. 案主是河南人，他在河南老家出生、成长。

2. 在老家，案主从 8 岁开始接受私塾教育，直到 14 岁。

3. 14 岁到 17 岁期间，案主在老家上小学，并于 17 岁毕业。

4. 17 岁到 21 岁期间，案主在河南卫辉府城内的第十二中学上学，21 岁毕业。在 18 岁的时候，案主在老家结婚，妻子在结婚当年就去世了。

5. 21 岁到 26 岁期间，案主在东城朝阳大学学习，并于 26 岁那年拿到中央政府赴日留学奖金。在日本留学了两年，研究政治服务。案主在今年 5 月 5 日回到北平。在来医院之前，案主一直与朋友住在上述那个北平地址。

目前境况：案主回国后，发现他身体上的毛病越来越严重了，他的朋友彭先生和杨先生都劝他去看医生，所以案主被带到医院来看外科医生。医生建议他住院。朋友杨先生作为证人签字，并将 25 银元放在医院收银室（会计室），之后，案主入住了 G—2 病房。

印象：案主说他没有家人，显然在世界上很孤单。他手上拥有着先辈们遗留的大量财富。自从回国后，他只是去见了一些朋友，而没有回过老家查看他的财产情况。综合以上两点，在社会工作者看来，好像是案主跟朋友们一起编了个故事，以使得他们能在北平协和医学院获得相应利益。家访是有必要的。我们要去访谈案主的朋友，以获得更多的信息。

1932 年 6 月 23 日

到案主北平的住址进行家访，见到案主的朋友彭先生。彭先生所述，与上述既往史一模一样。彭先生还请求，如果有空位的话将案主转到二类病房。案主的经济状况非常富裕。尽管案主在老家或这里已无近亲，但彭先生将为案主担负这一切的费用。

1933 年 3 月 13 日

信件送达案主现北平住址，请其 1933 年 3 月 15 日返院作相关检查。

1937 年 2 月 16 日

赴案主北平住址进行家访，请患者返院接受医生的检查治疗。患者的朋友彭先生一家很久之前就已搬到其他地方居住。未见到案主。

案例 4

首　页

病案号：163××

病房：G—2　　　　科室：内科　　　　婚姻状况：单身

姓名：韩（Han）某某　　年龄：23 岁　　　性别：女

北京地址：北京协和医学院　　家庭地址：河南辉县赵固镇韩礼营

职业：技术员　　　　原籍：河南　　　国籍：中国

亲属：韩某某　　　　关系：父亲

亲属地址：同上

入院时间：1927 年 3 月 19 日　　　　出院时间：1927 年 3 月 21 日

病例概要

诊断结果：慢性阑尾炎

社会服务记录

病案号：163××

姓名：韩某某

年龄：28 岁　性别：女　婚姻状况：单身　籍贯：河南

1933 年 4 月 23 日　非法流产

入院记录：因 1927 年曾记录了案主的社会经历，这次再次获得案主新的经历。

北平地址：东单大土地庙××号。

家庭地址：河南辉县赵固镇韩礼乡。

职业：北平协和医学院病理科 I 楼技术员，每月收入 45 元。

目前状况：案主是病理科的技术员，1933 年 4 月 25 日从 G—3 转到 K—2。案主是由朋友郑（Cheng）女士送来的。据说，非法怀孕（未婚先孕）已有四个月，男子叫朱（Chu）某某，同科的技术员。担心此秘密会传播，案主曾找中医做流产，结果引起阴道流血，腹部剧痛。

家庭成员：父亲韩某某，73 岁，农民；哥哥韩某某，农民；哥哥韩某某，农民；两个嫂子都在家庭地址。

备注：信息抄自于原来的记录，因为案主拒绝讲述。她说，她太累了，说不出话来。

朋友：杨（Yang）某某：35 岁，特护，一般每天收入 5 元，但现在休假。地址：西市槽××号。

房东：郑太太，50 岁，北平地址。

财产：未知。

住房状况：在北平住址有两间房，租金每月 3 元。案主与郑太太住在一起。郑太太是案主已过世的母亲的朋友，丧偶。

经济状况：案主靠自己每月收入 45 元生活。有时男友朱某某会给她一些钱。每月储蓄 25 元，很少给家里寄钱。

案主的经历：案主是河南人，在那里出生长大。毕业于河南外晖高小。母亲于 50 岁时去世，原因不明。

与朱（男友）的关系：案主在病理科工作八年，他们非常熟悉。从那时起，他们一直都是朋友。他们互相仰慕，并相爱。虽然她知道朱已婚，但她还是爱他。朱告诉案主，他妻子有肺结核。案主说，他们关系密切，甚至把钱都混在一起。

案主关于未来的计划：案主说，他们俩每个月都存钱，因为他们希望将来生活舒适些。朱的妻子死后，她会嫁给他。那时，他们也许会有舒适的房子居住，有钱花。她说，或许那时他们不用工作了。她请求社会工作者为她保密，尤其是不要让她的雇主和房东知道此事。

印象：案主 28 岁，脸色苍白，一脸病容。似乎过于担心或过于兴奋；或许是因为目前的疾病，她似乎没有了耐心，也失去了信心。表面上相当合作，但仍然不愿意告诉社会工作者整个事情。

1933 年 4 月 26 日下午

从朱（男友）获知的他们的关系的信息：朱说，他在病理科工作十年了，案主工作八年了。他们非常熟悉，只是近几年他们才开始关系密切。最初，他担心案主误解，所以他明确告诉她，他已经结婚。即使如此，案主仍然爱他。案主曾说，她愿意嫁给他，但他犹豫不决，不想立刻结婚。他许诺，他患有肺结核的妻子去世后，他会和她结婚。

案主与家人的关系：案主与家人联系很少（侄子除外），原因是他们之间有些误解。案主的父亲认为案主有很多钱，想让她给家寄钱以补家用。案主认为她存的钱很少，所以很难满足这一要求。去年，侄子来北平从案主那里借了30元用作旅游费用。案主不仅给了他钱，而且还买了许多礼物给家里的其他人。正是因为如此，案主的父亲认为她很有钱，所以不停地向她要钱。

父亲来北平看望：去年1月，案主的老父亲和一个已婚的姐姐来北平，想向她要点钱。他们在她的住处住了两个星期。这次，案主没有给他们一点钱。她只是给父亲和其他家人买了礼物。这些礼物并没有让父亲满意，所以很生气地回家了。从那以后，家人再也没有和她通过信，侄子除外。侄子现在南开大学上学。

案主的父亲与朱的会面：案主的父亲在北平的时候，朱请他吃饭。那次，案主将朱介绍给她父亲，说朱是她唯一的好朋友。

案主的储蓄：朱说，案主在银行存有六百多元的定期存款。存折在黄（Huang）太太的手中。黄太太是北京协和医学院的女生宿舍舍监。目前，存折放在案主的箱子里。钥匙在同一科室的谭（Tan）女士（技术员）手中。

案主的临终遗言：案主曾告诉朱，如果她死了，最好将她储蓄的一半用于办理葬礼，另一半给家人。

朱的计划：如果案主的病好了，她不会再回来工作了。他会为她另找工作。他会暂时（在她怀孕期间）负责她所有的花费。如果她死了，他会尽力支付所有有关葬礼的费用。

1933 年 4 月 27 日

案主于晚上10点在病房去世，侄子韩某没有在家庭住址。

1933 年 4 月 28 日

朱来到社会服务部，说他已经于1933年4月26日将快件寄给案主的侄子。昨天，又给他发了一封电报。

比勒菲尔德（Bradfield）先生通知社会工作者，所产生的费用由她的哥哥负责。

1933 年 4 月 29 日

到东水福胡同×号拜访黄太太，以了解案主老家的地址。黄是案主的教母，也是北平协和医学院的舍监。

案主的储蓄：黄太太说，他们认识多年了。黄太太劝她存钱，并替她存入银行。案主有 600 元的定期存款，在大陆银行。黄太太保管着存单。黄太太建议由社会服务部保管这个存单。此外，案主还有个活期存折，可能在案主的箱子里。

朱询问案主钱的问题：黄太太告诉社会工作者，昨天谭女士来看她。谭女士告诉她，朱来向她要案主的定期存折，他计划用来办理葬礼。黄太太告诉谭女士，她不会把这钱给朱保管的，她决定把钱交给社会服务部保管。

与黄太太商谈有关案主的储蓄和财产问题：黄太太将定期存单交给社会服务部保管（已交给于女士保管），给黄太太收据。黄太太说，她见过谭女士。谭女士提及案主死前将所有的钥匙交给了谭女士（她是病理科的主任），谭女士想把所有的钥匙交给社会服务部保管。黄太太认为最好向谭女士要所有的钥匙。

案主的居住条件：黄太太说，案主非常节俭，每月至少存 20 元。她在吃饭和衣服上花钱很少。她告诉黄太太说，她应该为养老存些钱，因为家里人都跟她不和。家里有足够的土地和房产生存，但父亲经常向她要钱。案主总是拒绝。案主说家里根本不需要她的钱。

案主死亡前对黄太太所说：黄太太说，她 1933 年 4 月 25 日

（星期二）去病房看她（案主），问她感觉如何，因为案主表情很焦急。案主看了她（黄太太）几分钟后才说，现在政治局势动荡，人们受苦受难，她觉得死了倒好。黄太太劝她休息，以后会好起来的，继续工作。

黄太太将会把案主所有的东西从她住的地方带走，存放在黄太太那里。案主有个活期存折，黄太太推测大概银行还存有170元至180元，但她不知道活期存折在哪里。黄太太请社会工作者4月30日上午11点到她那里（医学女生宿舍），一起打开案主的箱子寻找她的存折。

1933年4月30日

社会工作者向谭女士要了钥匙，并写了收据。在医学女生宿舍见到了黄太太。她让苦力打开了所有的箱子，但没有找到存折。

黄太太同意去大陆银行。社会工作者已经安排没有收到下一步的通知前谁也不能支取她的钱。致函银行，现在可以取钱了。

1933年5月2日

社会工作者去病房，找存折，没有找到。

中药：从案主住院时穿的大衣中发现了中药。通知了学院健康服务部门的王医生，王医生让社会工作者查明中药的用途。

朱某某有关他们发生关系的时间和地点的陈述：朱说，他们认识六七年了，但是在三年前开始成为好朋友的。案主与北平协和医学院的特护杨（Yang）女士住在东四十条，朱经常去她家，平均每周两三次。而且，案主也去过他家。他们第一次发生关系是在1933年1月15日下午三四点钟，当时杨女士在值班。据朱说，从那时起，他们大概有过三四次。

朱从未在案主家过夜。朱说，案主经常在他星期六值班时给他打电话让他去吃饭，晚上他离开的时间都不算晚，大概七八点钟离开案主回家。

朱某某有关流产的陈述：因为月经 2 月份停了，案主很担心。

他们两个经常谈论此事。以下是朱的建议：

1. 朱建议让案主等到五月让她去度假时，她可以找个地方流产。

2. 如果案主必须得生下孩子来，朱想从北平协和医学院辞职，他们两个可以去其他地方找工作。案主拒绝把孩子生下来，她不想离开北平，她的朋友都在这里。

3. 朱建议案主去教会医院或者德国医院做流产，但案主都拒绝了。

4. 朱说，他读报纸发现一种药叫作藏红花。他花了两元买了一瓶，但没有效果。

5. 朱说，案主自己也许买过一些药用过。问朱药是什么样子。朱立即说，那药像膏药，颜色浅黄，大概一英寸长，有圆的，有方的。有两块，但案主只用了一块（另一块就是社会工作者在案主的大衣兜里发现的那个）。朱说，案主用药前没有和他商量。她 1933 年 4 月 19 日下午用的药，第二天回来值班。

1933 年 5 月 29 日

案主的侄子回家了，社会服务部协助安排将案主埋在 Presbytirian Mission 墓地，葬礼花费的数目遵照案主临终前的遗嘱。朱为案主的葬礼花了 100 元，因为他感觉他应该为她花些钱。

案主所有的财产和钱都给了案主的侄子，并帮侄子将所有的钱都寄回家了。

案主的保险：社会工作者收到通知，案主应该得到保险收益，即一年的工资。

行动介入：为案主的家人安排了保险金。决定这钱将用于侄子儿子的教育费用，保险金是 540 元。这笔钱交给了韩先生的侄子，也是案主的哥哥韩某某的代表。收据签字，证人王先生。

　　结案。

案例 5

首 页

病案号：174××

病房：K—O   科室：内科   婚姻状况：已婚

姓名：吕（Lü）某某   年龄：20 岁   性别：男

北京地址：安定门里山老胡同×号   家庭地址：同上

职业：苦力   原籍：直隶   国籍：中国

亲属：吕太太   关系：母亲

亲属地址：同上

入院时间：1927 年 7 月 14 日   出院时间：1927 年 7 月 18 日

病例概要

诊断结果：急性呼吸道感染

社会服务记录（第一次）

姓名：吕某某

年龄：24　性别：男　婚姻状况：已婚　原籍：河北

接案记录：1931 年 3 月 20 日

北平地址：大牌坊胡同××号

家庭地址：同上

备注：于 1931 年 3 月 20 日家访，从案主处获知以下信息。

家庭成员：祖母吕梁氏（Lü Liang Shih），74 岁，去世于 1931 年 3 月 19 日。她的经历：年轻时，她和丈夫做鞍子。她丈夫制作木框，她制作布垫子。妻子吕雷氏（Lü Lei Shih），21 岁，在北平地址家里主持家务，已经怀孕 3 个月。

职业：助理职员和北平协和医学院缝纫部的裁缝。

财产：无。

收入：每月 22 元，案主的薪水。

债务：总共 112 元。其中 100 元是从他的亲戚左（Tsuo）某某处借的，不支付利息。这一债务是 1930 年 4 月 10 日案主结婚时借的。另外 12 元是向黄（Huang）先生借的，用于祖母的葬礼。

家产：2 间小屋，看起来十分旧，每月租金 2 元。

亲戚：左某某，曾在北平协和医学院护理部工作，3 年前离开。地址：智华门外营房街××号。根据黄太太的陈述，当他在护理部工作的时期，他从那儿偷了些东西。

葬礼的计划：算命先生确定了葬礼的日期为 5 天之后（从 20 日

到 24 日，尸体还在家中）。

问题：

1. 至此，问题是裁缝部主管黄太太是否愿意给案主额外两天假期。

2. 葬礼预算：棺材 20 元，抬棺人费用 8 元，凉棚 3 元，纸类 1 元，杂项 8 元，总计 40 元。

已经凑集的钱：预支工资 18 元，来自医院的救济 10 元，向黄太太借（需要以后偿还）12 元，总计 40 元。

建议：案主是一个积极活泼的年轻小伙，目前他能做好现在的工作。因此，社会工作者建议：将工资全额每月 22 元存放在安全的地方，以便日后还债。

案主的日常生活预算：案主妻子的伙食费 6 元，案主的伙食费 4 元，租金 2 元，总计 12 元。收入 22 元减去支出 12 元，结余 10 元用于偿还债务。如果以这个速度还债，贷款能够在一年内还清。

行动介入：

1. 给案主建议，注意葬礼应该节约地安排，而不是将仅有的钱用于没完没了的费用。

2. 向裁缝部主管黄太太替案主请两天的假，并请求预支一个月的薪水，获得批准。

3. 从王（Wang）医生那里得到 10 元的救济，王医生是北平协和医学院的负责人。

1931 年 4 月 3 日

在北平协和医学院的裁缝部看见案主，案主说他的妻子已经怀孕 3 个月了，因此不能再出来工作了。

行动介入：请案主带着他妻子去产科做检查。

社会服务记录（第二次）

病案号：1744×

姓名：吕某某

年龄：27 岁　男　婚姻状况：已婚

入院记录：1934 年 7 月 4 日。

1934 年 7 月 3 日

家访，案主不在家，去北海了。

1934 年 7 月 4 日

在社会服务部从案主的身上获得以下信息。

地址：东华门南河沿×号。

职业：家政部的助理职员和裁缝，每月 35 元，于 1926 年来到这里。

家庭成员：妻子吕雷氏，24 岁，家庭主妇；儿子吕某某，3 岁；妻子的外祖母陈（Chen）太太，64 岁，住在南河沿×号。

亲戚：已婚的姑姑杨（Yang）太太；姑父杨先生，民国大学财务处主任。地址：直外。

房产：3 间屋子，朝南，每月租金 8 元，包括电费。3 间房被分为 2 个屋子，里面的屋子用作案主和妻子的卧室，外面的一间用来接待客人并作为妻子外祖母的卧室。家具很旧，放满了东西，杂乱，但通风很好。

经济计划：收入：案主的薪水 35 元。支出：租金 8 元，面粉 3 元，米 2 元，粗粮 0.5 元，蔬菜和案主的早餐 18 元，案主在医院的午餐 4 元，煤 1.5 元，水 0.5 元，社会交往支出 2 元，总计 39.5 元。赤字 4.5 元。

管理家务的方法：案主支付米面和煤费。他每次留下 1 元用于家庭日常花销，1 元足够用 3 天。他管理着钱财的收入。

债务：

金　额	债　权　人	时　间	原　因
24 元	金（Chin）某某（电报公司服务员）	去年多次借钱	用于家庭花销
25 元	杨（Yang）先生（亲戚）	同上	同上
25 元	左（Tsuo）某某，谢先生家佣人（西关营子××号）	同上	同上
34.5 元	瑞升祥布店	三四个月之前	同上

最后的 34.5 元是公共资金。杨先生是黄太太部门的裁缝，他从瑞升祥布店定了一些布。他从出纳那里拿了钱之后，打算在 12 月份去度假，就将钱给了案主，让案主支付布店的钱。但案主把这钱花完了。黄太太发现了此事，想要案主立即还钱，其他的钱不急。案主却为自己买了想要的东西。

旧账：案主曾经有 300 元的债款，都是用于他的婚礼和他祖母的葬礼。虽然他的工资到现在还不是很高，但是他在 4 年时间里还清了所有的欠款。

新债：自去年案主有了新债务。他被告知患有肺结核病，应该有更好的生活条件和饮食。于是他搬到了现在的住处，这里的租金相对较高，他为自己买了额外的食品。

经历：3 岁，母亲去世；9 岁，父亲去世；9～14 岁，学习；14～17 岁，在皮革厂当学徒；17～19 岁，学习皮革生产，离开那里是因为工资太少；19～20 岁，电报公司的一名职员，离开那里是因为好朋友的离开；20～21 岁，没有工作；21 岁，由左某某介绍到北平协和医学院工作。

过去的家庭条件：案主是被他的祖母养大的。三年前，他的祖母去世了。当时，他还不能赚钱。他们依靠父亲留下的家产维持生活。父亲有一间皮革厂房，主要是出售车座、马鞍等。

目前的家庭状况：妻子的外祖母与案主一起生活，主要是帮助妻子做家务。妻子的外祖母是个寡妇，没有什么亲戚，曾经是一名保姆。自从案主的儿子出生以后她就生活在这里，大家都很善良。

通知案主去疗养院。但是由于疗养院目前没有床位，所以让案主在家等。他每天去北海，因为有个朋友在那里，所以不需要门票。

案主的疾病：1932年12月16日拍X光片，显示最近他的病情减轻，结核很小了。

社会服务部曾提供的服务

1. 1931年3月，为了祖母的葬礼：

（1）提前预支一个月工资；

（2）安排救济款；

（3）向黄太太借款。

2. 为婚礼筹款。

3. 让妻子在产科检查。

4. 1933年5月，安排给案主豆奶以补充营养。

印象：案主对于病情的恢复十分焦急，但他并不知道要花钱来买营养品。在社会工作者看来，如果我们一开始就对他的情况进行随访的话，他就不会欠这么多的债。

计划：

1. 建议他去疗养院。除了案主的工资，医院将每月资助案主17元，案主自己负责8元。这样一来，如果案主离开，案主一家将每月从案主的日常开销中省下 13 元。但是家里还有 5 元的赤字，所以案主能从工资中拿出自己负责的 8 元。

2. 建议他搬到小一点的房子。根据案主目前的工资水平，这儿的房租是有点贵。

3. 询问黄太太关于 34.5 元的支付方式。

1934 年 7 月 5 日

黄太太打电话问社会工作者，案主什么时候离开去疗养院。他欠布店 34.5 元。她希望案主在去疗养院之前还清款项。

之后：黄太太在自己的办公室谈到，她对案主十分生气，因为他用了公款。她忘记了之前她对社会工作者所讲的关于案主所有好的工作记录。现在黄太太对于案主的计划，就是还钱。

1. 她想让案主立刻还钱。但是，社会工作者认为，这对于案主来说很难。

2. 她希望案主能够还一半，问案主的同事们是否能够负责另一半，每人 5 元。案主可以再还给他们。

社会工作者认为，这对于他的同事们来说也是很难。5 元对于他们来说也是比较多的，这会影响同事们对案主的印象。

社会服务建议：

1. 从案主的工资里预支 10 元用来还债。

2. 建议案主搬到小屋子，用节约下来的钱来还债，3 到 5 元。从 1934 年 8 月开始，5 到 8 个月就可以还清。

黄太太同意。

之后：她接受了这个请求，预支工资给社会工作者，社会工作者签了字：工资 35 元，还布店 16 元，疗养院费用 8 元。案主剩余的 11 元保存在社会服务部。

1934 年 7 月 26 日

11 元交给了女舍监的领班付（Fu）某某，由他转给案主的家人。

1934 年 8 月 27 日

付某某在社会服务部申请领取案主的 35 元工资。

从中扣除 8 元的疗养院费用，还给布店 8 元（黄太太要求偿还的那部分），还剩 19 元，由付某某交给案主家人用于日常开销。

案主的家庭后来搬到了一个房租更便宜的房子，每月 4 元。

1934 年 10 月 3 日

从内科获知，案主应在家休息，而不是去疗养院。医生和护士已经告诉他如何进行肺结核病人的护理。他们认为，如果案主单独睡一个房间，在家休养也可以。

之后：给财务处发去建议，建议停止对案主在疗养院休养的额外资助。

1934 年 10 月 8 日

案主从疗养院回到社会服务部。昨天听从建议，进行了每 3 个月一次的定期检查。

案例 6

首 页

病房：H—2　　　　　科室：内科　　　　婚姻状况：未婚

姓名：孔（Kung）某某　　年龄：21 岁　　　性别：男

北京地址：东城小烟筒胡同×号　　　　　　家庭地址：同上

职业：工人　　　　　原籍：直隶　　　　国籍：中国

亲属：孔某某

亲属住址：同上

入院时间：1927 年 12 月 29 日　　　　出院时间：1928 年 1 月 7 日

病例概要

诊断结果：急性呼吸感染

预后：良好

出院结果：痊愈

社会服务记录

病案号：19×××

姓名：孔某某

年龄：31 岁　性别：男　婚姻状况：已婚　原籍：河北

接案记录：1937 年 10 月 6 日

目前北平地址：齐内大街 3××号

职业：在护理部当苦力，挣 18 元钱，不包食宿，从 1926 年开始就在这里工作了。

推荐人：在药房工作的张（Chang）某某。

地址：齐内真武庙×号。

目前北平住址的家庭成员：父亲孔某某，58 岁，以前在军队当厨师；母亲孔李氏（Kung Li Shih），56 岁，家庭主妇；哥哥孔某某，33 岁，赋闲在家；嫂子孔郑氏（Kung Cheng Shih），30 岁，家庭主妇；妻子孔韩氏（Kung Han Shih），29 岁，家庭主妇；女儿 5 岁；妹妹孔某某，22 岁；三个侄子分别是 11 岁、7 岁、4 岁。

住房：租住五间半房，每月租金 7 元。

财产：无。

案主自己的生活：

1. 案主没有特别的开支。

2. 案主所有的薪水都用来养家。

经济状况：

1. 案主的薪水是家庭唯一的经济来源。

2.（1）案主借韩（Han）某某 30 元，一直没还。

（2）另外欠曹（Tsao）先生 35 元，也一直没还。

（3）会费 2 元，已经入会 9 个月，这个会将在 3 个月后结束。

3. 每月家里的花销大约是 32 元。

经历：

11～13 岁：在私立学校学习。

14～19 岁：赋闲在家。

20～21 岁：在古董店当学徒，但是没有薪水。

22～25 岁：赋闲在家。

26 岁：来到北平协和医学院工作。

战争的影响：无。

1937 年 12 月 22 日

家访。访谈了案主的父亲和案主的妻子。案主的家里有两间独立的房间。案主的父亲自己单独住。案主父亲的房间相当干净整洁。但是，与此相反，案主所住的房间却很乱，甚至乌烟瘴气，很冷。父亲说，他曾经是做小商贩的，每天可以挣 0.10 到 0.15 元。那时候他可以养活自己，但是当雨季来临，他就挣不到钱了，因此他不得不到他的儿子家里吃饭。据说，这两间房子的租金是每月 3 元。

1938 年 11 月 18 日

案主来到社会服务部。他说因为他在天津的哥哥这个月没有往家里寄钱，他希望能预支半个月的薪水。通常他哥哥每月往家里寄 20 元或 25 元，上周，案主给他在天津的哥哥写了两封信，但是没有得到回复，案主非常拮据。案主不敢与部门主管路易斯·海斯特（Luis Hest）谈论此事，所以，他希望社会工作者就此与路易斯·海斯特商量。原因是，两年前，他曾提出预支薪水，但是被路易斯·海斯特拒绝了。他在此工作 15 年了，从来没有从雇员特殊基金会借过钱。

1939 年 2 月 1 日

　　案主来到员工社会服务部,申请借 20 元,以便偿还他的欠债。他反复强调他们家有一大家子人,而且他哥哥和他的收入不足以养活他们全家人。案主脸色苍白。

　　计划:家访,了解一下他的家里人是否有可以来工作的。

　　地址:齐内大街 3××号。

　　北平住址的家庭成员:父亲孔某某,60 岁,东城竹竿巷 32 小学的听差,每个月挣 7 元,不管饭;母亲孔李氏,57 岁,家庭主妇;妻子孔韩氏,30 岁,家庭主妇;女儿孔某某,7 岁;女儿 4 岁;嫂子 31 岁;侄子孔某某,12 岁,小学学生;侄子孔某某,8 岁,小学学生;侄子孔某某,5 岁;侄子孔某某,2 岁;妹妹孔某某,23 岁。

　　在外地的家庭成员:

　　哥哥:孔某某,34 岁,系河北唐山卫生站药剂师,每月挣 40 元。

　　住房:在北平住 4 间房,每月支付租金 8 元。

　　经济状况:收入:案主的薪水 18 元,津贴 2 元,哥哥给家里 20 元,父亲给家里 2 元,总计 42 元。支出:房租 8 元,粮食 22 元,蔬菜和烹饪材料 4 元,煤 3 元,水 1 元,照明 1 元,杂项 1 元,总计 40 元。结余 2 元返还给雇员贷款基金会。

　　债务:粮食店 16 元,布店 4 元,共计 20 元。

　　贷款原因:案主说他们家主要的经济来源是来自他自己、哥哥和父亲的薪水。他父亲的薪水除了自己在学校每月的住宿费,拿回家不到 2 元。有的时候他的父亲只能给家里 1 元,甚至有些时候,如果他那个月在社会交际方面有额外的开销,他就没钱再往家里拿。

他的哥哥应该每月可以挣 40 元，但是因为扣税他得不到全部的工资。他的哥哥每个月往家里寄 15 到 20 元，但是他寄钱的时间不确定。所有的这 42 元收入只是刚刚够他们一家人的日常生活开销。如果他们的月收入不足 42 元，那他们就不得不欠粮食店的钱。不幸的是，他的哥哥上个月没有寄钱回家。粮食店和布店都要求案主在农历年前结清所有欠款。

1939 年 2 月 5 日

到案主北平的住处家访，见到案主的家人。

住房：房子看起来很老旧，都是北屋。房子里的家具很旧，但够用。两个炕几乎占了两间屋子那么大。在中间的房间里，有两张椅子、两个凳子、一张桌子、一个炉子和一张小桌子。

目前的情况：案主的母亲看起来比实际年龄要老得多，家里只有他的妹妹能出来工作，他们一家人穿得都很破旧。案主的母亲给社会工作者看了布店和粮食店的账单，她反复说，他们家里有 12 口人吃饭，因此她两个儿子所挣的钱不足以提供全家生活所需。

印象：案主家人口众多，是个大家庭，而且经济状况不好。

1939 年 2 月 6 日

申请贷款的文件送到了鲍文（Bowen）先生那里。

1939 年 2 月 11 日

案主的贷款获得批准。

1939 年 3 月 28 日

家政服务中心的郑（Cheng）先生告诉社会工作者，周日案主已经接受建议，并请社会工作者调查他的问题。到案主北平的住处做过家访，见到了案主的家人们。关于事情的叙述如下。

自杀的原因：案主在 1939 年 3 月 25 日下午六点半回到家，他的妻子买了一片山楂糖给他的女儿，但是他的侄子想吃这片糖。

案主的妹妹说，可以把这个糖给他的侄子吃，但是案主的妻子坚持要把糖给自己的女儿吃，然后她们就发生了争吵。案主当时只是听着，什么都没说。因为太过担心家里的情况，案主自己一个人喝了 20 个铜子儿的白酒。然后他在家人面前自言自语道："我们欠了债，现在生活开销太高，我们已经没有办法再活下去了。现在我们还欠雇员贷款基金会 20 元，我对这个世界已经不抱什么希望了……"他的母亲笑着跟他说，"你要去死吗？不要再说这种丧气话了。"

备注：案主的母亲跟社会工作者说，这是他第一次喝酒，因为今天他刚刚发了薪水（1939 年 3 月 25 日）。

案主一直很安静，什么都没说，然后自己出去了。他在东四牌楼的街上买了 0.80 元的大烟，然后他吃了这些大烟。七点以后他回来了，但是脸上的表情很悲伤。他坐在炕上什么都没说，然后便开始呕吐，但是仍然什么都没说。大家都认为他是喝醉了，本来坐在他屋里的邻居赵（Chao）先生就把他扶到南屋休息去了。不一会儿，他的脸色变得很差，然后他们就把他送到医院治疗。案主在医院 K.O. 病房休息了一天一夜。之后，周一他回去上班了。

案主的母亲和妻子否认了家里吵架，案主不喜欢把他心里的事说出来。

1939 年 3 月 29 日

打电话给案主，让他来社会服务部，以便得到更进一步的信息。所述情况基本与他家人所说的一致。他说，他非常担心家里的经济困难。

计划：社会工作者打算给案主的妹妹和母亲找工作；为案主的

女儿和侄子支付上学的费用。

措施：案主的领导王（Wang）先生向我们报告了案主目前的
状况。

1939 年 4 月 3 日

案主的妹妹已经找到了工作，在疯人院做护工，每天挣 0.80
元。案主现在看起来也很好。

1940 年 1 月 5 日

案主来到社会服务部。他说他哥哥这个月没有寄钱回家，因此
现在家里没有钱买粮食。他希望从雇员特殊基金会借 5 元。发薪水
时，即这个月 25 日他会把钱还上。

行动介入：雇员特殊基金会借给了案主 5 元。

1940 年 2 月 5 日

预支案主 2 月 1 日到 15 日的薪水来还债。

1940 年 3 月 6 日

案主来到社会服务部。他说他想从雇员贷款基金会借 30 元来支
付房租。因为生活费用很高，他已经三个月没有缴纳房租了。

家访，见到案主的母亲。所述情况与案主所说的一致，房东也
这样说。

印象：认为案主有债务，需要贷款。

贷款申请被拒绝：根据目前的状况，每个员工的津贴已经上涨
了 10 元。没有针对生活费用方面的贷款，因此案主的这次贷款申请
被拒绝了。

行动介入：鉴于案主强烈要求贷款，故从雇员特殊基金会借给
他 10 元，他承诺将在三个月里分期返还。4 月还 3 元，5 月还 3 元，
6 月还剩下的 4 元。

1940 年 10 月 15 日

因为案主总是想要从员工特殊基金会借钱，所以社会工作者到案主北平住址家访，以核实家庭情况。在家里见到了案主的父亲和嫂子。案主的父亲说他曾经看护一个精神病人，每月能挣 5 元，包食宿，但是他在三个月前丢了工作。案主的哥哥每个月往家里寄 25 元，家里的日常生活开销大部分依靠案主的收入。

经济状况：收入：案主的薪水 15 元，津贴 35 元，案主哥哥的收入 25 元，总计 75 元。支出：房租 9 元，粮食 60 元，蔬菜等 12 元，煤和燃料 3 元，水和照明 2 元，总计 86 元。

入不敷出，这就是为什么案主总是借钱的原因。

印象：案主家确实是人口众多。案主的父亲、母亲和妹妹应该出去工作以增加家庭收入。因为没有见到案主的母亲和妹妹，而且他的父亲已经 55 岁[①]，所以社会工作者建议案主的父亲做些较清闲的工作。如果他的父亲能够做小买卖的话，社会工作者将帮助他提供资金。

行动介入：社会工作者建议案主的父亲明天来医院，找社会工作者谈一谈关于他做买卖的事情。

1940 年 10 月 16 日

案主的父亲没有来。

1940 年 11 月 15 日

案主来到社会服务部。他说他想从雇员贷款基金会借 15 元去赎回衣服，这些钱将在这个月 25 日归还。他已经和父母、嫂子分家。

借款被拒绝：根据雇员贷款基金会的规定，案主的申请被拒绝。

---

① 此处原文记录可能有误，应该是 61 岁。

但是案主仍然强烈要求借款。

1940 年 11 月 16 日

家访以核实情况。在家里见到了案主的妻子，她带着孩子洗衣服。妻子说案主的收入不够支持家里十几天的生活，因此最近他和父母的关系不是很融洽，案主的母亲总是找案主的麻烦。今天早上全家只吃了 0.16 元的土豆来作为早餐，她都不知道晚饭吃什么。妻子还给社会工作者看了许多当票，他们冬天的衣服都典当了。因为冬天就要来了，所以案主要求借 15 元来把衣服赎回来。

印象：案主家里确实困难，所有的家庭成员都不跟社会工作者合作。天气越来越冷，对他们来说，穿着那么薄的衣服过冬是不可能的。建议从雇员特殊基金会借 10 元给案主，把他们冬天的衣服赎回来。

告诉案主，我们将从雇员特殊基金会借给他 10 元来把衣服赎回来，他应该在这个月的 25 日把钱还回来。案主同意了。

行动介入：借给案主 10 元。

1940 年 11 月 25 日

案主还了 10 元。

1940 年 11 月 27 日

案主来到社会服务部。他说他 25 日拿到的津贴，在他还了债务和会费之后，就剩下 4 元了。这些钱需要维持整个家的日常开销到下月 13 日，肯定是不够的，所以他想再借点钱。

社会工作者的建议：社会工作者告诉案主不允许他一直借钱，他应该对家里开支有个清楚的计划。

案主的债务：案主说他有 80 元的债务和 3 个月的房租是不必急着还的。但是他参加了两个钱会，每月他都要支付 9 元的会费。

目前他自己家的家庭预算：收入：案主的薪水 18 元，津贴 35 元，总计 53 元。支出：房租 8 元，粮食 36 元，蔬菜 6 元，煤、水和照明 5 元，会费 9 元，总计 64 元。

社会服务计划：如果钱会到期，这个家的生活会变得比较轻松。目前，社会工作者建议案主的妻子和孩子可以每天早晨到救济站的粥店去吃早餐，以节省每天的一顿饭钱。这样的话，一个月可以省下 15 元。社会工作者也会安排一个粮食店每天为他提供 0.70 元的粮食，用于其他两顿饭。他们家可以按照这个计划生活到钱会到期为止。

社会工作者为案主所做的预算：收入 53 元。支出：房租 8 元，粮食 21 元，蔬菜 6 元，煤 3 元，水和照明 2 元，会费 9 元，总计 49 元。

在这个预算中，根据社会工作者的计划案主每月可以节省 4 元，案主的工资和津贴应该由社会工作者来管理。社会工作者建议案主回家和他妻子商量一下这个计划。

1940 年 11 月 28 日

案主来见社会工作者。他说他的妻子不想带着孩子们去救济站的粥店吃早餐，因为粥店离她的娘家很近，她到那去觉得很丢脸。而且，她也没有冬天的衣服可以穿着出去。社会工作者解释说，如果他的妻子因为去吃一顿饭觉得丢人的话，那我们就没法帮忙了。如果他的妻子没有冬天的衣服，我们可以借给她 3 元去把衣服赎回来。案主回家找他妻子商量，然后再来向我们说明。

1940 年 12 月 1 日

案主来到社会服务部。他说他的妻子和孩子们已经去救济站的粥店吃了 3 天了，他的妻子抱怨救济站的粥太稀，而且给得不够吃。

为此，他认为每天 0.70 元的粮食是不够吃的。

结果：因为案主总是不合作，对我们的工作不满意，以及总是抱怨他的困难，社会工作者认为不必继续帮助案主。

1941 年 4 月 28 日

员工门诊推荐案主来到员工服务中心寻求帮助，他需要特殊营养。案主生病在家，给了他一个星期的病假。

行动介入：给了案主 5 元买营养食品，如鸡蛋等。

1941 年 5 月 5 日

案主要求再给他些钱买营养食品，通过他的邻居赵某某给了他 3 元。

1941 年 5 月 20 日

案主开始上班。

1941 年 8 月 27 日

案主来到社会服务部。他说因为老房子卖给了日本人，他们一家人要搬到新房子去。新房子每月的租金是 8 元，他得在搬进去前先付 3 个月的房租，因此他申请从员工贷款基金会借款 24 元。

1941 年 8 月 28 日

对老房子和新房子都进行了调查，发现案主所述属实。

把贷款申请送给鲍文先生。

1941 年 8 月 29 日

贷款申请获得批准，钱已经交给了案主。

案例 7

首　页

病案号：192××

病房：K—O　　　　科室：内科　　　婚姻状况：已婚

姓名：王（Wang）某某　年龄：26 岁①　　性别：男

北京地址：象鼻子前坑甲×号　　　　　　家庭地址：同上

职业：北京协和医学院职员　原籍：山东　　国籍：中国

亲属：王太太

亲属地址：同上

入院时间：1928 年 1 月 23 日　　　　出院时间：1928 年 2 月 3 日

病例概要

诊断结果：急性咽炎，急性扁桃体炎，急性尿道炎，淋球菌感染

住院时的主要症状：

　　急性上呼吸道感染引起的咳嗽，诊断出有急性反应性关节炎、淋球菌导致的发热和发烧，因感染需要住院治疗一段时间

建议进一步治疗：去诊所进行进一步治疗

预后效果：好

---

　① 下页中，1928 年时 27 岁，1933 年 33 岁，前后年龄出现矛盾，应属笔录之误。

社会服务记录（第一次）

病案号：192××

姓名：王某某

年龄：27 岁　性别：男　原籍：山东

接案记录：1928 年 1 月 26 日

地址：象鼻子前坑甲×号

家庭地址：山东海阳县城内

职业：职员——北京协和医学院护士主管英格兰姆（Ingram）女士的打字员。

家庭成员：母亲，56 岁；妻子，26 岁；女儿，4 岁；弟弟王某某，学生，北京第五高等小学；父亲，52 岁，在老家。

经济来源：老家有些地，案主说不清有多少亩，老家还有一套房子。

经济状况：案主每月收入 55 元。

过往史：案主在北平协和医学院工作了六年多，生病约一个星期。

问题：无社会问题。

出院记录：1928 年 2 月 3 日出院。出院后，应该接受进一步治疗。

社会服务记录（第二次）

病案号：192××

姓名：王某某

年龄：33 岁　性别：男　原籍：山东

接案记录：1933 年 1 月 24 日

地址：齐内东苦水井××号

老家地址：山东烟台（Cheefoo Ching）×号

职业：会计室职员

家庭成员：妻子 23 岁；儿子 3 岁；儿子 5 个月（1932 年 9 月出生）。

住房状况：五间北房，房租每月 6 元。

亲属：母亲，59 岁；弟弟王某某，在老家务农；弟媳，24 岁。在老家住址。

家庭花费：案主说他的收入足够支付家庭开支。案主每月必须向住在老家的母亲寄 10 到 15 元。

目前状况：案主请求提前支取薪水，他想用半月薪水还债，并支付春节的费用。

行动介入：文件已签字，因为案主看上去很真诚。

1933 年 9 月 1 日

案主请求提前支取薪水用于假期花费，他想自己回山东老家。这些钱作如下使用：往返费用 27.6 元，汽车费 11 元，旅途上的零用钱 12 元，留给家里 20 元，共计 70.6 元。

备注：案主说他已经买了下几个月的大米和面粉。

债务：会费 18 元（其中 13 元将于 1933 年 11 月交清，另外 5 元于 1934 年 1 月交清）、50 元（1932 年 7 月用于婚礼，从朋友那借的，每月要偿还 1 元的利息。他将在 1934 年 1 月开始还债，1934 年 10 月还清）。共计：68 元。

收入：每月 70 元。

支出：房租 6 元，水费 1 元，面粉和大米 8 元，会费 18 元，煤

2元，香烟3元，蔬菜12元，孩子的零用钱2元，煤油2元，服装5元，兴趣爱好支出4元，社交费用6元，共计70元。

备注：案主说没有存钱，刚刚够花。

1933年9月1日

做家访。看见了他的妻子，她是案主的第三任妻子。她不太关注家里的事，她说她对预算一无所知，因为这些都是由她丈夫掌管的。没有发现案主要回老家的迹象，案主也没有告诉过他的妻子，也没有给下个月买粮食。

从他的邻居康（Kang）某某得到的信息：邻居康是采购部的职员，他说案主自己掌管钱。几天前他的哥哥从老家来，康不知道他哥哥来干啥，案主可能给了他哥哥一些钱。

印象：案主可能把这些钱用在了其他方面，但他似乎没有准备回老家。下午他来到社会服务部，社会工作者问他把钱到底用到了哪里，案主除了说要跟他哥哥一起回老家，其他的和以前说的一样。

1933年9月2日

浦爱德女士今天看到了案主。他说他没有赌博，并对他欠的钱解释了一下。他许诺，1933年12月来谈谈通过基金贷款还债的事情。

备注：案主的第一任妻子死于1928年，1929年5月他跟第二任妻子结婚，第二任妻子于1932年4月去世，案主在1932年7月与第三任妻子结婚。

计划：他赌博的事情需要进一步研究。

1935年1月29日

住址：同上。

案主的诉求：案主请求提前支付一个月的薪水用于如下理由：

他将 50 元借给了他的亲戚焦（Chiao）太太。焦太太丧偶，是他妻子的姐姐。焦太太一家是靠财产收益生活的（房租是 800 元）。焦太太从案主那里借钱是为了偿还购买房子的钱，以便通过房子获取更高的房租。他妻子的姐姐准备新年后把钱还给他，也就是在旧历的正月。现在案主不得不支付一些新年的费用。

账单如下：欠服装店 24 元，裁缝店 24 元，同和顺面粉店 13 元，东来顺饭店 4 元，共计 65 元。

案主说他没有会费，也没有其他任何账了。

提前支取的文件已经为案主签字。

案例8

首 页

病案号：192××

病房：E—1　　　　　科室：内科　　　婚姻状况：已婚

姓名：大卫（David）先生　　年龄：55 岁　　　性别：男

北京地址：　　　　　　家庭住址：天津迪肯森路××号

职业：皮毛商　　　　　　　　　　国籍：俄国

亲属：汉特兰纳斯基（Hutnranasky）太太

亲属住址：同上

入院时间：1928 年 1 月 26 日　　　出院时间：1928 年 1 月 31 日

病例概要

诊断结果：急性支气管炎

预后：谨慎

出院结果：好转

社会服务记录（第一次）

病案号：192××

姓名：大卫先生

性别：男　年龄：55 岁

北平住址：北平莫里循大街××—×号

天津住址：天津英国租借地迪肯森路××号

1931 年 5 月 7 日

信和调查表寄往案主在天津的住址。

1931 年 9 月 7 日

杨（Yang）医生对案主进行了随访。

1932 年 3 月 10 日

信和调查表寄往案主在天津的住址。

1932 年 3 月 18 日

收到信和调查表。

1933 年 4 月 11 日

信和调查表寄给案主。

1934 年 3 月 23 日

调查问卷寄给案主（天津地址）。

1934 年 5 月 17 日

信和调查表寄给案主。

1934 年 6 月 4 日

收到案主寄回的调查表。

1934 年 6 月 21 日

根据医生的建议，给案主发信，让他过来检查。

社会服务记录（第二次）

病案号：192××

姓名：大卫

年龄：55 岁　　性别：男　　婚姻状况：已婚　　籍贯：俄国的犹太教徒

接案记录：1931 年 2 月 18 日

地址：北平莫里循大街××—×号

家庭地址：天津英国租借地迪肯森路××号

从案主获取的有关经历：

家庭成员：儿子 19 岁，毛皮商，就职于天津皮毛商行；女儿 20 岁，商店售货员（天津维多利亚路杂货店）；女儿 17 岁，父亲商店的售货员。

单独住在哈尔滨的家庭成员：案主的妻子阿纳斯塔西娅（Anastasia）太太，56 岁；两个儿子，年龄分别是 33 岁和 26 岁，都是单身，都是销售员，共同抚养妈妈；案主妻子跟案主很多年前就离婚了，他们住在哈尔滨。

亲属：3 个已婚的兄弟，都住在哈尔滨。

职业：商人，案主在天津拥有一个属于自己的小杂货铺。

收入：案主的平均月收入是 100 元，案主儿子的月薪是 50 元，案主女儿的月薪是 40 元。

经济状况：富足。

住房：一套公寓，四间房，租金是每月 60 元。

教育情况：上过五年学。

经历：案主出生在西伯利亚。1918 年，案主和他的家人来到了中国。起初的四年中，他们一同住在哈尔滨。后来案主带着一个儿子、两个女儿迁到了天津。

现状：案主病了四年了，在过去的这两个月病得更厉害了。案主需要住院治疗。

问题：取决于案主的健康状况。

出院记录：1931 年 3 月 14 日，案主出院到北平住址。

案例 9

首 页

病案号：192××

病房：H—11　　　　科室：内科　　　　婚姻状况：已婚

姓名：刘（Liu）某某　　年龄：24 岁　　　性别：男

北京地址：东四十二条×××号　　　家庭地址：山东东阿县小刘庄

职业：工人（送水）　　原籍：山东　　　国籍：中国

亲属：刘某某

亲属住址：同上

入院时间：1928 年 1 月 27 日　　　　出院时间：1928 年 3 月 25 日

病例概要

诊断结果：腹水

出院结果：死亡

社会服务记录

病案号：192××

姓名：刘某某

年龄：24 岁　性别：男　婚姻状况：已婚　原籍：山东

接案记录：1928 年 2 月 2 日

住址：东四十二条×××号

家庭地址：山东东阿县小刘庄

职业：送水工。

家庭成员：父亲刘某某，40 多岁，农民；母亲刘刘氏（Liu Liu Shih），40 多岁；弟弟刘某某，2 岁；一个已婚的姐姐；两个妹妹；舅舅刘某某，水厂的老板。

经济来源：家里有 8 亩地和 4 间房。

经历：案主在舅舅的水厂工作了 7 年。案主已经患病一个多月，已经向医院交纳了 10 元。

案主的计划：案主将在出院后回他舅舅的工厂上班。

出院记录：1928 年 3 月 25 日案主在医院病逝。

案例 10

首　页

病案号：19×××

病房：H—2　　　　　　科室：内科　　　　婚姻状况：已婚

姓名：徐（Hsu）某　　　年龄：26 岁　　　性别：男

北京地址：东城后防医院×组　　　　　　家庭地址：直隶遵化西关

职业：办公室职员　　　　原籍：直隶　　　国籍：中国

亲属：徐某某

亲属地址：同上

入院时间：1928 年 2 月 4 日　　　　出院时间：1928 年 2 月 16 日

病例概要

诊断结果：卫生学与固体病理学中的突眼性甲状腺肿

预后：谨慎

出院结果：未治疗

社会服务记录（第一次）

病案号：19✕✕✕

姓名：徐某

年龄：26 岁　性别：男　婚姻状况：已婚　原籍：直隶

接案记录：1928 年 2 月 6 日

北京地址：东四六条后防医院

家庭地址：直隶遵化西关

职业：春施办公室职员

家庭成员：父亲徐某某，58 岁，农民；母亲 52 岁，农民；妻子贾（Chia）氏，26 岁，农民；妹妹 26 岁，农民。

所有人都在老家。

收入：案主挣 400 元，包食宿。

财产状况：父亲拥有十多亩土地，供养家人。

住房：全家拥有三间房。

目前状况：案主在涿州受伤，然后被带回到后防医院。现在他被治愈了，但是患上了其他并发症。

问题：除了进行一次随访，没有其他社会问题。

出院记录：1928 年 2 月 16 日，案主先去后防医院，然后就将去他堂兄徐某家，即奉天小西关半分利饭馆。一个月后，他应该回到医院进行进一步治疗，案主答应到时回来。我们担心案主会因为距离遥远而不能在一个月之内返回，也许他拒绝再回医院。

社会服务记录（第二次）

病案号：19×××

姓名：徐某

年龄：29 岁　性别：男　婚姻状况：已婚　原籍：河北

接案记录：1931 年 9 月 8 日

目前北平地址：前外打磨厂田春店

工作单位地址：石家庄驻军 17 旅 650 团 1 营 3 连

家庭地址：河北省汾河县（Fen Ho Hsien）西关××号

职业：军人

家庭成员：父亲徐某某，52 岁①，在家务农；母亲徐张氏（Hsu Chang Shih），39 岁，在家照看家庭；妻子徐贾氏（Hsu Chia Shih），29 岁，在家帮助持家；弟弟徐某，9 岁，在家；弟弟徐某某，7 岁，在家。

住房：8 间房，自己的。

收入：案主每月挣 6 元，包食宿。

地产：家有 20 亩土地和 8 间房。

经历：案主在 17 旅工作了 9 年，于大约一个月前生病。一开始，案主服了一些中药，但没收到什么效果。案主已经结婚 10 年，但是没有孩子。

目前状况：案主特意来到北平治疗，但由于他不能找到证明人，所以他不被接收。

问题：离家远，患病，在城里不认识人，无证明人。

---

① 此处年龄与上文有矛盾，可能是笔录之误。据上文推测，父亲徐某某应为 61 岁，母亲应为 55 岁。

建议：建议案主去找人为其入院签字，或者给他的军队写信，开一封介绍信。

找到的朋友：案主与他的朋友关（Kuan）某某回到医院，关为案主住院签字，其地址为前外西河沿悦来店。

出院记录：1931 年 9 月 26 日，案主独自出院到北平住址。

案例 11

首 页

病案号：19×××

病房：K—O　　　　科室：内科　　　　婚姻状况：已婚

姓名：李（Li）某某　　年龄：40 岁　　　　性别：男

北京地址：崇外国强胡同崇外大石桥××号　　　家庭地址：同上

职业：厨师　　　　原籍：直隶　　　　国籍：中国

亲属：李先生　　　何种关系：父亲

亲属地址：同上

入院时间：1928 年 2 月 5 日　　　出院时间：1928 年 3 月 21 日

病例概要

诊断结果：肺结核

预后：好

出院结果：好转

社会服务记录

病案号：19×××

姓名：李某某

年龄：40岁　性别：男　婚姻状况：已婚

接案记录：1928年2月6日

地址：北京协和医学院奥利弗·琼斯（Oliver Jones）家

家庭住址：崇外东国强胡同×号

职业：厨师，住在奥利弗·琼斯家，但不管饭。

家庭成员：母亲李胡氏（Li Hu Shih），66岁；哥哥李某某，44岁，佣人，在北京住址；哥哥李某某，42岁，佣人，在干面胡同内罗圈胡同；弟弟李某某，36岁，佣人，在西单市场；两个嫂子，四个侄子。

经济状况：案主每月收入14元，案主的两个哥哥每月分别收入10元和15元，其弟弟每月大约收入10元。

经历：案主已在北京工作约6年，生病大约3天了。

目前状况：当前案主母亲与其哥哥一起居住，案主是免费治疗的。

问题：案主需要在疗养院治疗6个月。

家庭状况：案主同母亲、哥哥李某某、嫂子和三个分别为14岁、6岁、2岁的侄子一起居住。其哥哥于去年12月失业，所以全家依靠案主的收入维持。此时，由于案主每月14元的收入不足以维持整个家庭，所以他们从朋友那里借来一些钱。

家庭预算：全家住一间房，租金每月2元。食品、燃料等，一个月共需支出 16 元。

1928 年 3 月 15 日

　　社会工作者在病房见到案主。案主说愿意去疗养院居住，但又非常担心其家庭支付能力。从医院的说明中看出，该家庭确实支付不起。之后，案主说他大哥将会在一个半月内去中心公园的一个茶馆做服务员，同时他二哥、四弟也会提供一些帮助。

1928 年 3 月 16 日

　　建议学院健康康复中心将案主送到西山疗养院治疗三个月。

　　案主每月薪水只有 14 元，而疗养院每月的食宿费用要 21.5 元。

1928 年 3 月 21 日

　　患者去疗养院，给了他 1 元用作旅费。

1928 年 4 月 23 日

　　因为很多患者在等着疗养院的床位，所以让案主来。后被送到养狗场休息。

1928 年 4 月 30 日

　　案主回来了，等着入住疗养院。

　　案主挣了 14 元，他从 1928 年 3 月 1 日到 1928 年 3 月 21 日一直工作。

1928 年（时间不详）

　　案主被送到养狗场，于 1928 年 5 月 18 日返回诊所复查。

1928 年（时间不详）

　　案主来检查，由霍尔（Hall）医生做检查。医生建议案主在养狗农场再多待一个月，一个星期后再复查。

1928 年 6 月 25 日

　　案主复查。

1928 年 7 月 1 日

案主复查。

1928 年 7 月 11 日

案主复查。

1928 年 7 月 18 日

案主由霍尔医生检查，并建议其可以全日工作，于三个月后复查。

案例 12

首　页

病案号：19×××

病房：H—3　　　　科室：内科　　　　婚姻状况：未婚

姓名：李（Li）某某　　年龄：4 个月　　　性别：女

北京地址：后门外方砖厂××号　　　　籍贯：同上

职业：儿童　　　　原籍：直隶　　　　国籍：中国

亲属：李女士

亲属地址：与案主相同

入院时间：1928 年 2 月 28 日　　　　出院时间：1928 年 5 月 5 日

病例概要

诊断结果：肺结核

手术：无

入院时主要的临床表现：

　　入院时案主为吃母乳的儿童，案主的母亲是 G—2 病房的一个肺结核病人，在案主入院前三周其体温测试均在 38°左右，有发烧的症状；案主入院后对其进行了身体测试和 X—光拍照，案主的肺结核检测呈强烈的显性情况；这之后案主得到了较好的奶制品和奶粉供应，以后补充了在学校宿舍里做的米粥未来治疗建议：

　　用 5×180 的容器给案主提供奶粉、压榨的橘子和柠檬汁，在学校宿舍每天给案主做米粥，用长柄勺子每天喂食案主三次

预后：良好

出院结果：良好

社会服务记录

病案号：19×××

姓名：李某某

年龄：4 个月　性别：女　婚姻状况：未婚

接案时间：1928 年 3 月 1 日

家庭地址：后门外方砖厂××号。电话：东局 2185

家庭成员：父亲李某某，33 岁，清华国学院研究员；母亲李陈氏（Li Chen Shih），30 岁；两个姐姐分别为 4 岁和 2 岁半。

经济来源：父亲经济收入状况良好。

住房条件：一家人独自住一小院。

备注：母亲是 G—2 病房的肺结核病人，病案编号 19×××。

问题：患有肺结核的母亲；家庭照顾问题。

1928 年 4 月 2 日

案主的表姐李某某是 H—3 看护病房的护士，社会工作者向她询问了关于案主出院的问题以及案主的家庭照顾问题。表姐说明了案主家里的一些情况，案主的祖母前段时间死于肺结核病，葬礼将在两周后举行。这种情况下，案主不适合回家。案主的父亲将在葬礼之后去广西做调查。

案主的母亲并没有意识到自己的病情带有传染性。案主三岁的姐姐每天都和母亲一起睡几个小时。案主表姐认为，让案主离开母亲是很困难的，因此建议在案主父亲离开北平之前与其商量一下此事。

1928 年 4 月 6 日

给案主的父亲打电话，其父亲称将于 1928 年 4 月 9 日来院商量此事。

1928 年 4 月 9 日

案主的父亲来到了小儿科。医生向其父亲建议，案主需要与其母亲隔离开，并要求案主的父亲向案主的母亲解释。父亲表示在家里照顾案主会有困难，因为案主的母亲未受到过现代教育，并且没有合适人选来照顾孩子。

社会工作者与案主的父亲共同商量来想办法，让案主的母亲减少对案主和其姐姐的担心，他们想的办法就是让一个护士来照顾案主。案主的母亲可以时常指导，并通过一个小窗户看望孩子们。父亲似乎接受这个计划，并建议让 H—3 病房的案主表姐来照顾她们最为合适。如果护士主管同意这样安排，并且不影响案主的表姐未来的工作以及在医院的职位，在案主的表姐离开医院去照顾案主期间，案主家里会支付她一定的工资。

1928 年 4 月 12 日

与案主表姐商量了计划，表姐说需要考虑一下。

1928 年 4 月 18 日

见了案主的表姐。表姐表示，如果英格拉姆（Ingram）小姐同意，她愿意去家里照顾案主。

见了英格拉姆小姐，向她解释了案主的家庭情况。她说，她想先和案主的表姐谈一谈，再给社会工作者答复。

1928 年 4 月 20 日

收到了来自英格拉姆小姐的通知，说不能让案主的表姐解除合同去她的亲戚家。给案主的父亲打电话，得知其已经前往天津，并将于 1928 年 4 月 22 日返回。

1928 年 4 月 24 日

在社会服务部见了案主的父亲，说明了与英格拉姆小姐协商的结果。因为案主的表姐不能解除合同，父亲打算请一位能干的保姆来照顾案主及她的姐姐们。他给保姆每月最多30银元的费用。

1928 年 4 月 28 日

在 K—O 的戴（Tai）太太说她有一个朋友在很多外国的家庭中都当过婴儿保姆。

给案主的父亲李先生打电话，告知其有关这个保姆的事情。

案主的父亲将要离开北平，说下午想见一下保姆，并且想在他离开之前把事情处理好。

见了戴太太的朋友，地址是五通桥区五条。戴太太的朋友表示很愿意接受这个工作，并且计划立即见李先生。

1928 年 5 月 1 日

见了戴太太。她说，现在她的朋友正在案主家里工作，并且很喜欢这份工作。

1928 年 5 月 5 日

案主的母亲来到了小儿科看望案主，并说她对保姆很满意。案主下午就要出院了，案主的表姐李小姐将会帮忙把案主安置回家。

备注：在儿科，社会工作者不会进行家访，基于以下原因：案主的表姐是个经过训练的护士，并且肺结核病情随访的社会工作者也会进行家访。如果案主有病，随访社会工作者会报告。

案例13

首　页

病案号：19×××

病房：H—11　　　科室：内科　　　婚姻状况：已婚

姓名：张（Chang）某某　　年龄：43 岁　　　性别：男

北京地址：无　　　家庭地址：山西太谷县上庄下庄村

职业：茶商　　　原籍：山西　　　国籍：中国

亲属：张太太

亲属地址：同上

入院时间：1928 年 3 月 20 日　　　出院时间：1928 年 4 月 30 日

病例概要

诊断结果：瘘

预后：良好

出院时的结果：好转

社会服务记录

病案号：19×××

姓名：张某某

年龄：43 岁　性别：男　婚姻状况：已婚　原籍：山西

接案记录：1928 年 3 月 20 日

地址：山海关外锦州永裕大茶庄。

备注：案主的社会经历见门诊黄页。

1928 年 4 月 23 日

社会工作者在病房见到案主。案主说他很快就会出院，但手里没钱了。案主住院时交了 16.44 元住院费，那也是他全部的钱。如果他继续住几天，就没有钱支付医疗费了。而且，他想回山海关去工作，但他已经没有路费了。他不想从社会服务部这里借很多钱，只想借一点去天津的车费。他有朋友在天津，可以帮助给他其余的费用。

计划：询问医生，案主应该什么时候出院。必要的话，借给案主一点钱。

1928 年 4 月 30 日

社会工作者核实，案主交给住院部 16.44 元。社会工作者把案主经济上的困难情况告诉了经理，经理说收 16 元就行了，剩下的钱就不要了，并把那四角四分钱返还给了案主。

问题：医生想让案主两周之后回来做进一步治疗，但是案主两周之后很难回来，因为他很快就要离开北京。

行动介入：社会工作者打电话询问杨（Yang）医生，案主是否必须在他说的那天回来。

医生的意见：医生说，如果那时他感觉好了就不必回来了。他让案主无论什么时候回北京，到时过来就行。

问题：案主在社会服务部，想借去天津的火车费用。

病人的计划：他提供了他天津的亲属的名字和地址，张（Chang）某某，天津英界公义楼太裕毛庄。

社会工作者问他，他在北京是否有朋友，他说他在北京谁也不认识。因此，社会工作者答应借给他两元钱，并且希望他以后有钱了把钱还上。他答应他会这样做，否则的话，他会写信说明原因。

行动介入：社会工作者给了他两元钱，并且让他一定要在下午4点赶到火车站。同时，告诉他回北京时过来。

1928 年 5 月 28 日

收到案主的一封信。信中说他感到很抱歉，因为他不能偿还从社会服务部借的两元钱，他非常感激社会服务部和医生为他所做的一切。

案例 14

首　页

病案号：19×××

病房：K—O　　　　科室：内科　　　　婚姻状况：已婚

姓名：李（Li）某某　　年龄：27 岁　　　性别：男

北京地址：北京协和医学院　　　家庭地址：山东禹城县张李店

职业：护士　　　　原籍：山东　　　　国籍：中国

亲属：李某某

亲属地址：同上

入院时间：1928 年 3 月 26 日　　　　出院时间：1928 年 4 月 2 日

病例概要

诊断结果：心血管疾病

预后：谨慎

出院结果：好转，未治愈

社会服务记录

病案号：19×××

姓名：李某某

年龄：27 岁　性别：男　婚姻状况：已婚　原籍：山东

接案记录：1928 年 3 月 28 日

住址：北京协和医学院，C—3

老家地址：山东禹城县张李店

职业：医院 G—1 诊室护士，每个月薪水 25 元，包食宿。

家庭成员：妻子李陈氏（Li Chen Shih），案主在北京期间，她大部分时间与其母亲住在一起，地址是山东省长清县查家庄东头；侄子李某某，20 多岁，在家务农，与案主家庭地址相同；侄子的妻子与案主家庭住址相同。

财产状况：家里有些地。

问题：身体状况需要特殊照顾。

计划：如果需要，在案主出院后心脏科继续跟踪调查。

参考资料：英格兰姆（Ingram）女士打电话到社会服务部，要求陈女士帮助案主乘火车回德州，因为他不能再在此医院工作了。同时，她把案主送到了社会服务部。

会面：案主说，英格兰姆女士已经答应给他回德州的车票钱，但是他现在已经没有钱支付其他的费用了。社会工作者答应帮他去问英格兰姆女士，并于第二天回复他。社会工作者得知了案主在德州的联系方式，德州尉氏护校苏文蕊（Su Wen Rui）女士（外国人）。

行动介入：浦爱德女士询问了英格兰姆女士此案例。英格兰姆女士说，和3月份一样，4月份也给他25元的薪水，这样他就有钱支付其他费用了。

案主一个月的薪水和火车费用都发到了社会服务部，共计35.63元。

英格兰姆女士说，案主仍可以在德州的医院工作，虽然他不能在像北京协和医学院这么大的医院工作。

1928年4月12日

社会工作者给在C—3的案主打电话叫他来一趟。

社会工作者也打电话询问了京丰站去往德州的火车时刻：每天仅有一班开往德州的火车，开车时间是上午9：10，票价10.63元。

会面：案主来到社会服务部。社会工作者把25元薪水给他，并告诉他社会服务部将派一个人力车夫在周六早上8：00送他到火车站，并给他买票。案主非常感激英格兰姆女士和社会服务部对他的帮助。他说，他会在到达德州医院后给社会工作者写信。

1928年4月14日

人力车夫贵（Kuei）从火车站回来报告说，他已经给案主买了车票，并送走了他。社会工作者给了他20分，用于租人力车到车站来回的费用，另外20分支付他早上8点的这一个小时的额外工作。

出院记录：1928年4月2日，案主出院，并回到位于北京协和医学院的C—3住处。

案例 15

首　页

病案号：19×××

病房：H—11　　　　科室：内科　　　　婚姻状况：已婚

姓名：赵（Chao）某某　　年龄：44 岁　　性别：男

北京地址：崇内同仁医院陈医生家　　家庭地址：直隶玉田东街

职业：理发师　　　　原籍：直隶　　　国籍：中国

亲属：赵太太

亲属地址：同上

入院时间：1928 年 3 月 26 日　　　出院时间：1928 年 4 月 13 日

病例概要

诊断结果：肺结核晚期

预后：差

出院结果：未好转，未治愈

社会服务记录

病案号：19×××

姓名：赵某某

年龄：44 岁　性别：男　婚姻状况：已婚　原籍：直隶

接案记录：1928 年 3 月 26 日

北平地址：崇内同仁医院陈医生家

老家地址：直隶玉田县城内

收信地址：直隶玉田县城内同济医院江医生

职业：理发店店主

家庭成员：母亲 74 岁；弟弟赵某某；儿子景（Ching）某某，玉田自卫团的苦力，每月 5 元，在那里居住，但是不包食宿；儿子景（Ching）某某，理发师，在家庭地址；儿子景（Ching）某某，学生；一个女儿已经出嫁；家中还有一个小女儿；朋友江（Chiang）医生，寄信地址的医院主管。

经济来源：家里开着一家理发店，在老家有一些土地。

经历：案主生病已有一年了。在这一年期间，案主无法工作，也无法打理理发店，因此，他弟弟和他二儿子在照顾他的店面。案主说他生病后店里生意不像原来那么好了。他之前一直住在他的朋友江医生的医院里，但是案主的状况没多大改善。

目前状况：江医生带案主来本院治疗，且负担了案主的治疗花费。江医生的朋友陈（Chen）医生是同仁医院的牙医。江医生最近两天将回玉田县。他说，如果有什么关于案主的情况需要通知他的话，告诉同仁医院的陈医生，陈医生会通知他的。社会工作者问他，为什么我们不能直接通知你本人。江医生说，陈医生每天开着摩托车去玉田县，因此，让他传信息比寄信要快。

问题：随访。

1928 年 4 月 11 日

社会工作者给陈医生打电话，告诉他案主可以出院了。陈医生说他和案主并不熟悉，他没时间多了解案主的情况。陈医生建议将案主送到摩托车行，他可以回家。

有关医院的治疗花费，陈医生认为既然是案主的朋友江医生带案主过来的，江医生也会负责案主的（花费的）。

1928 年 4 月 12 日

在病房见到贾（Chia）医生。贾医生说他见了同仁医院的陈医生，并且说，陈医生很忙，没有时间照顾案主。他认为案主可以自己回家。在病房见到案主，案主说在他住院时江医生交了 10 元。

案主剩下 9.5 元，9 元用来给邻居买东西。

1928 年 4 月 13 日

1. 安排京三义车行（摩托车租赁机构）（将案主送回家）。

2. 获得免费医疗。

案主的计划：在他老家的同济医院休养，因为江医生非常关心他。

社会服务计划：随访。

出院记录：1928 年 4 月 13 日，案主今晚去一家小旅店住，明天早上 5 点乘坐一辆机动车回家。

案例 16

首 页

病案号：19×××

病房：G—11　　　　科室：内科　　　婚姻状况：已婚

姓名：陈（Chen）太太　　年龄：30 岁　　　性别：女

北京地址：宣外前青厂×号　　　　　家庭地址：浙江黄岩西乡

职业：家庭妇女　　　原籍：浙江　　　国籍：中国

亲属：陈先生

亲属地址：与病人同

入院时间：1928 年 3 月 26 日　　　出院时间：1928 年 4 月 12 日

病例概要

诊断结果：肺结核

预后：谨慎

出院结果：好转，未治愈

社会服务记录

病案号：19×××

姓名：陈太太

年龄：30 岁　性别：女　婚姻状况：已婚　原籍：浙江

接案记录：1928 年 3 月 30 日

住址：宣外前青厂×号

老家地址：浙江台州黄岩县宁楼村

这是案主公公陈某某的家，案主的母亲和弟弟徐（Hsu）某某住在浙江杭州高杨里××号。

家庭成员：丈夫陈某某，35 岁，工程师（？），在南城电话局，每个月收入 200 元，同时在甘石桥农商部商标局任科长，每月收入 120 元；儿子一个 4 岁，一个 2 岁；女儿一个 5 岁，一个 3 岁。

每个孩子都有一个保姆照管。

住房：家里一共有 8 个房间，每月租金 24 元。

经济来源：经济条件良好。

问题：取决于身体状况。

目前状况：案主说，四年前她开始有咳血现象出现，在本院门诊部进行的检查。但是，当时她被告知她的情况并无大碍，因此她不太担心自己的身体状况。案主没有用母乳哺乳孩子，她的孩子都是由奶妈喂养的。孩子们目前一切良好，身体健壮。

案主的计划：

1. 出院后去西山疗养。

2. 案主不在家期间，她需要一个护士（在某种意义上是家庭教师）帮她照管孩子，因为案主认为保姆或者奶妈没有能力管教好孩子。

备注：案主请求社会服务部帮她的家庭寻找一个（符合条件的）护士。

社会服务计划：

1. 在西山帮助其联系一个房子。

2. 提供一个护士。

3. 让所有的孩子来门诊检查，并提供日常饮食。

1928 年 5 月 1 日

家访。他们给的地址是前青厂×号，但是案主没有在那里，这里是个商店。随后，社会工作者去了另一条街的×号，这里有个人家。沿着胡同问了很多家，还是没有找到案主的家。

计划：给丈夫打电话，以得到具体地址。

1928 年 9 月 18 日

给案主的亲戚打电话，询问案主的地址。亲戚的电话：2625E. O.

1928 年 9 月 20 日

家访，见到案主。

案主的陈述：自从北平协和医学院出院后，她去了中心医院（没有回家）。因为丈夫认为她待在家中不方便（家里有孩子缠着）。她在中心医院住了两个月，而目前她回家已经两个月多了。案主说她不喜欢中心医院，因为她觉得那里的医生给她开的药太多了。而且，她吃完那些药后感觉也不舒服，因此她便回家了。案主回家后吃了一些中药，感觉症状减轻了许多。目前，案主服用的药物只有鱼肝油，感觉良好，但是她认为她已经怀孕 6 个月了。

住房：案主住的卧室是北边的一个房间，但是通风条件不太好。

四个孩子由保姆照顾（三个保姆照顾四个孩子），家中的庭院非常大。

丈夫：案主的丈夫现在天津省政府工作一段时间，而且省政府马上就要迁到北平。

案主的计划：

1. 如果可以的话，她希望通过手术生下孩子。

2. 如果不能手术，她将去西山，等生完孩子后再回这个医院坐月子。

3. 案主将于 8 月 15 日①之后去西山，因为那时她的丈夫会在城里。

记录：案主将于明天即 1928 年 9 月 21 日来见卢（Lu）医生。

社会服务计划：

1. 医生一出门诊，马上安排案主会诊。

2. 安排产科医生上午对案主会诊。这样的话，案主就不用等到下午了，因为案主身体虚弱，所以不方便等待。

1929 年 1 月 24 日

到北平地址家访。看到案主在床上。社会工作者获悉男孩是两周前出生的。案主生产顺利。案主有点咳嗽，愿意以后来见卢医生。

出院时间：

1928 年 4 月 12 日，案主回家将去往西山。

---

① 原文是"15 of August"，从家访时间上推断，去西山的时间应为 10 月以后。

案例 17

首 页

病案号：19×××

病房：H—11　　　科室：内科　　　婚姻状况：已婚

姓名：霍（Huo）某某　　年龄：23 岁　　　性别：男

北京地址：天桥东市场××号　　　家庭地址：京南黄村霍家村

职业：小商贩　　　原籍：直隶　　　国籍：中国

亲属：霍某某　　　何种关系：兄弟

亲属地址：同上

入院时间：1928 年 3 月 26 日　　　出院时间：1928 年 4 月 7 日

病例概要

诊断结果：

1. 肺结核早期

2. 浆液纤维素性胸膜炎

3. 浆液纤维素性心包膜炎

4. 继发性贫血

5. 钩虫病

手术：

1. 胸部穿刺术

2. 心包膜穿刺术

入院主要症状：

　　曾有全身性浮肿并伴有疟疾、咳嗽的历史，浮肿持续了大约一个月然后消失了，但咳嗽和腹泻一直持续至今；直到入院前五天，案主腰腹部的左侧开始出现疼痛，并且眼角开始出现浮肿；入院前两天出现两侧的胸膜积水以及心包腔积液的情况；案主一直不和医院合作，在他拒绝治疗的情况下出院

并发症：无

预诊断：差

出院结果：好转

社会服务记录

病案号：19×××

姓名：霍某某

年龄：23　性别：男　婚姻状况：已婚　原籍：直隶

接案时间：1928 年 3 月 26 日

北京地址：天桥东市场××号李家店

家庭地址：京南黄村霍家村

职业：卖花生的小商贩

家庭成员：母亲霍郭氏（Huo Kuo Shih），40 岁，在家；父亲霍某某，45 岁，在家务农；哥哥霍某某，25 岁，小商贩，地址同上；弟弟 18 岁，在家；妻子霍胡氏（Huo Hu Shih），16 岁，在家。

经济来源：家有五间房，约 10 亩地。

经济状况：案主每月挣 6～7 元，他哥哥每月也挣 6～7 元。他们仅仅勉强度日，没有结余。因为他们每人必须要支付小旅馆的 0.85 元的房租。

过往经历：案主在北平当小商贩两年多了，他生病大约一个月左右了，在他生病的这段时间里，他的哥哥资助他。

问题：取决于出院时案主的状况。

1928 年 3 月 27 日

沈（Shen）医生和案主的父亲来到社会服务部。案主的父亲说，他想要案主今天出院，但是医生希望案主至少再住院一周。

社会工作者问案主的父亲为什么想要案主今天出院，父亲说因为昨天案主的祖父摔倒了，他希望案主回家。社会工作者解释说，案主昨天刚刚入院，他必须留院治疗。如果他今天回家，一方面在医院他还没有得到任何治疗，另一方面他的病情可能恶化。社会工作者问案主的祖父是如何摔倒的，案主的父亲只是笑，社会工作者说他相信案主的祖父并没有摔倒，案主的父亲一定在撒谎。案主的父亲说，他不可能把谎话说得像真的一样。社会工作者告诉他，你最好不要撒谎，你必须说实话，于是问他真正的问题是什么。案主的父亲说，案主在医院感到很孤单，而且他们担心支付不起医疗费。社会工作者解释说，如果案主想要治疗自己的病，他必须住院。再说一个病房有20个病人，他是不会感到孤独的。社会工作者还解释说，如果他有什么经济困难，我们可以为他安排。

贵（Kuei）是社会服务部的人力车夫，也是案主父亲的邻居。贵劝案主的父亲不要担心，让儿子留院治疗。然后贵和案主的父亲去病房看案主。后来，案主的父亲来到社会服务部，说他同意让儿子留下治疗。

备注：案主接受免费治疗。

1928 年 3 月 29 日

案主的父亲来到社会服务部。他说，案主的母亲很希望儿子回家，并且他自己也希望儿子出院。

1. 原因是案主每天能挣一些钱。社会工作者解释说，案主刚入院3天，他或许还没得到完全的治疗。另一方面，如果案主身体不好，他就不能挣钱。社会工作者还问案主的父亲是不是还有其他问题。

2. 父亲说，案主仍然担心医疗费问题。社会工作者告诉他父亲，案主接受的是免费治疗，希望父亲不要再担心费用问题，并且社会工作者说也会给案主解释的。案主的父亲说，他也不能再去卖东西（挣钱），而且他常想念案主，希望他赶快出院。社会工作者解释说，案主在这里住的比家里舒服，并且他得到的治疗和其他的一切都是免费的。即使他现在出院，也不能去做小贩了，并且家人还要为他准备食品和其他一切东西。社会工作者也向案主的父亲解释说，案主的父亲也停止工作（来看案主）是无用的，希望案主的父亲要继续工作，没有必要每隔一天来看案主。如果案主愿意留在这里，父亲可以尝试下周再来。父亲同意尝试这个方法。

1928 年 3 月 30 日

社会工作者到病房探访，告诉案主，他的治疗是免费的，不用担心医疗费，案主很是感激。

1928 年 4 月 3 日

案主的父亲来到社会服务部。他说他在病房见过案主了，案主好多了，而且好像已经习惯了医院的生活。社会工作者解释说，因为案主过去常常在街上卖东西（挣钱），所以当他刚入院时会不习惯。现在他好多了，也愿意住在这里。社会工作者告诉案主的父亲，他最好继续工作，不要担心案主。

1928 年 4 月 5 日

社会工作者到病房探访。案主说他希望今天出院，因为他非常想家，吃不下饭，他也感到在医院很孤独。社会工作者解释说，如果他想得到彻底治疗，就必须在医院再住几天。社会工作者说她会问医生他们再让案主住多长时间。

1928 年 4 月 6 日

社会工作者去病房见案主所在病房的助理实习医生贾（Chia）医生，问了案主的情况和他想要案主在医院住多长时间。医生说案主双肺都有结核，现在的治疗对案主也没多大帮助。案主如果愿意留下也可以，如果他想走，最好让他走。

1928 年 7 月 3 日

因为案主留的地址不明，未找到案主。

社会服务计划：再去探访。

出院时间：1928 年 4 月 7 日，案主出院去了北京住址。此案例推荐给杨（Yang）女士。

案例18

首 页

病案号: 19×××

病房: H—11　　　　科室: 内科　　　　婚姻状况: 已婚

姓名: 蒋 (Chiang) 某某　　年龄: 27 岁　　性别: 男

北京地址: 王府井大街张永记西服庄

家庭地址: 浙江宁波南乡蔡郎桥交孔寺

职业: 裁缝　　　　　　原籍: 浙江　　　国籍: 中国

亲属: 胡某某

亲属地址: 同上

入院时间: 1928 年 3 月 27 日　　　　出院时间: 1928 年 4 月 2 日

病例概要

诊断结果: 梅毒

预后: 好

出院结果: 好转，未治愈

社会服务记录

病案号：199××

姓名：蒋某某

年龄：27 岁　性别：男　婚姻状况：已婚　原籍：浙江

接案记录：1928 年 3 月 27 日

家庭地址：王府井大街张永记西服庄

老家地址：浙江宁波南乡

邮件地址：浙江宁波南乡蔡郎桥交孔寺

职业：裁缝，每月挣 10～40 元，根据商店的经营状况浮动。

家庭成员：母亲蒋张氏（Chiang Chang Shih）；妻子蒋苏氏（Chiang Hsu Shih），23 岁；堂弟蒋某某，西城石头胡同×号。

雇主：张（Chang）某某，北平住址。

经济来源：家庭拥有 70～80 亩土地和四间房屋。

目前状况：现在，案主自己承担全部医疗费用。

过往经历：案主来北京前在这家裁缝店工作了一年，案主已经生病一周。

出院记录：1928 年 4 月 2 日，案主回到了北京住址，尚需进行抗梅毒治疗。

社会服务随访表①

病案号：19×××

姓名：蒋某某

年龄：27 岁　　住址：王府井大街，邸（Di）某某，电话：1592E. O.

1928 年 11 月 14 日

在眼科遇到案主，并告诉案主星期五去心脏科。

1928 年 11 月 16 日

案主来了。他应该在两个月内就回来治疗的。

1929 年 1 月 7 日

按照上面的地址打电话给案主。那里的人说，他已经去了别的店工作，不知道工作地址。他们让我转告案主有机会回去看看他们。

1929 年 3 月 7 日

查看病例，显示案主经常去眼科，案主应该去心脏科和梅毒科。

1929 年 3 月 18 日

根据安排，在眼科见到案主，获知其目前地址：小纱帽胡同××号李福正西装，电话：4103E. O.。让案主 1929 年 3 月 22 日前来治疗。

1929 年 4 月 11 日

去上述住址探望，没有见到案主，告诉他的同事通知案主来医院。

1929 年 5 月 30 日

给 E. O. 1952 打电话，在那的人说没有这个人。将记录给医生

---

① 随访是社会工作者对治愈出院的病人定期进行信访、家访或邀请病人来院复查。随访表就是用来记录这些信息的。

看，问是否需要随访案主。医生说他的心脏状况不是很严重，除非他感觉不好回来治疗，否则此案例可以结案。

目前状况：现在案主支付所有费用。

问题：看出院后状况而定。

案例 19

病案号：20×××

病房：H—11　　　　科室：内科　　　　婚姻状况：未婚

姓名：李（Li）某某　　年龄：15 岁　　　性别：男

北京地址：骡马市大街　　　　　　　　　家庭地址：同上

职业：学生　　　　　原籍：广东　　　　国籍：中国

亲属：李某某

亲属地址：同上

入院时间：1928 年 4 月 24 日　　　　　出院时间：1928 年 5 月 9 日

病例概要

诊断结果：鼻衄，扁桃体炎

预后：好

出院结果：好转

社会服务记录

病案号：20×××

姓名：李某某

年龄：15 岁　性别：男　婚姻状况：未婚　原籍：广东

接案记录：

北京地址：前外大栅栏内大齐家胡同××号

母亲家庭地址：顺外骒马市西头路北长发栈×号

备注：1928 年 4 月 24 日案主住院，社会服务档案见门诊页。

1928 年 5 月 11 日

案主在社会服务部说，在医院时医生说他应切除扁桃体，他来想问问什么时候做手术。社会工作者到心脏科询问医生，案主患有心脏病的情况下，是否可以做扁桃体切除手术。医生说可以局部切除，随后医生建议案主到耳鼻喉科。

案主到耳鼻喉科看病之后，又回到社会服务部，案主说没有床位，所以今天不能住院（做手术）。

1928 年 5 月 21 日

案主的母亲来电询问是否有床位。

1928 年 5 月 22 日

社会工作者去见耳鼻喉科的医生，问是否允许案主就诊。医生说想让其住院，但现在仍没有床位，医生让社会工作者通知案主周四再来。

1928 年 5 月 24 日

在社会服务部，案主说耳鼻喉科医生告诉他，他（医生）要和内科医生商量，然后让他在下周二即 1928 年 5 月 28 日到耳鼻喉科。

1928 年 5 月 31 日至 1928 年 6 月 23 日

再次允许案主住院。

1928 年 8 月 21 日

从案主的妹妹（也是心脏科病人，病案号 20×××）那里得到消息，案主已经去天津法租界大中国公司，在那里学习打字技术。每月挣 9 元，这只能维持案主的生活。但几年之后，案主将每月挣 20 元。案主在天津生活刚一个月。

1928 年 10 月 11 日

案主来到社会服务部。社会工作者从案主本人那里得到消息，案主在 9 月 30 日从天津回来了，因为案主所工作的公司倒闭了。

1928 年 11 月 16 日

案主来到社会服务部。他说，他在东单洋溢胡同 47 号第四学校学习打字，那里有大概四十到五十名学生。其中，有的与他一样学打字，有的学英语。然后，李医生就在心脏科为其进行检查，并让他两个月后再复诊。

1928 年 12 月 17 日

案主来了，他说最近三四天感觉不太舒服。案主到心脏科进行检查，医生建议他下午到胃溃疡科检查。

行动介入：为案主提供一些食物。他的妹妹中午来到社会服务部，在胃溃疡科见到案主。

记录显示，案主患有胃溃疡病。医生建议案主要多休息，多喝水。当案主在门诊听说这种病很难治愈时，显得非常难过与失望。因此，案主说他不会遵医嘱拿药服药，因为他绝望了。

浦爱德女士对案主解释，这种疾病的治疗很重要，更重要的是，要在患病初期进行治疗。她劝案主不要再继续错下去了，不能再与家人同用毛巾和脸盆了，也就是说，案主应该与家人隔离，不能共用任何东西。本周要在家里好好休息。医院将免费提供药物，并告诉案主吃完药再来拿。案主答应按照上述要求来做。

1928 年 12 月 22 日

社会工作者打电话问案主药物是否吃完，案主说还有一半没吃呢。社会工作者告诉案主应该遵照医嘱，如果遵医嘱，这些药应该今天吃完。告诉案主周一下午来复诊，案主答应。

1928 年 12 月 24 日

由于案主没来，社会工作者打电话询问。案主的母亲告诉我们，案主头疼得厉害，今天下午不能去医院。社会工作者让他周三下午来。

1928 年 12 月 27 日

进行家访。社会工作者看到案主本人和他的母亲、姐姐、妹妹。案主说他喝了很多水，现在感觉好多啦。案主的母亲说，他没有按时吃药，服药三天后就停了。社会工作者询问案主为什么没有吃药，案主说这些药不好吃。社会工作者说良药苦口，这些药能治愈他的病。然后，案主说他会遵医嘱按时吃药。最后，社会工作者要求案主在下午到诊所复诊。

下午三点案主来到社会服务部，但是门诊已关门。案主答应明天和妹妹一起来，妹妹要去心脏科。

1928 年 12 月 31 日

接到案主打来的电话，说由于天气太冷，他和他妹妹就不来医院了。社会工作者说无论如何下午一定来，案主答应会来。

下午案主来复诊。

1929 年 2 月 1 日

给案主打电话，询问现在的状况，案主说感觉良好。社会工作者让案主来胃溃疡科一趟，案主说，学校有考试，不能来，但他会下周来。

1929 年 4 月 10 日

家访，见到案主的母亲和弟弟。社会工作者跟案主母亲解释说，案主的胃溃疡必须尽快治疗。如果案主这样耽搁下去，病情会更严重。

案主母亲的态度：案主的母亲说，案主正在西单民译中学学习。因为老师得知案主家庭的困难，所以案主在那里学习是免费的。即使如此，母亲说她也付不起衣食费用。

堂兄的来信：案主母亲拿出一封来自案主堂兄的来信。信中说，如果案主想来天津，他会给案主找到一份在肥皂商店的工作，半学徒半工人。在这里，案主每月挣 8 元，不包食宿。在这个商店里，案主会学到如何包装和销售肥皂。

案主母亲对工作的态度：案主的母亲说，由于经济困难，她希望案主去天津工作，但觉得薪水太低，8 元只够案主吃。因此，案主的母亲不会劝说案主去，除非案主自己想去。

1929 年 4 月 12 日

案主妹妹来电，告诉社会工作者案主和同学一起去西山了，周一会来医院。

1929 年 4 月 15 日

早晨，案主来到心脏科，下午到心脏科①。王（Wang）先生是一位社会工作者，让他和案主一起来到诊所，医生建议案主隔天来

---

① 笔误，应该是胃溃疡科。

清洗。

1929 年 4 月 18 日

案主姐姐（门诊号 152×××）来了。社会工作者让她告诉其母亲来见社会工作者。

社会服务计划：请浦爱德女士向案主母亲解释案主疾病情况，请其母亲劝说案主到此接受治疗。

1929 年 4 月 19 日

1. 社会工作者与教师为案主制订计划，让案主来治疗，耽误一两节课。

2. 社会工作者与胃溃疡科安排，使案主尽早治疗。

3. 案主母亲劝案主前来治疗。

4. 案主母亲上午来内科。

案主母亲的陈述：案主的母亲非常感谢社会服务部为儿子和女儿免费治疗。她说自己也不太舒服，已经失眠九年和食欲不振，但是她不想在此接受治疗，因为她认为已经很麻烦医院了。

劝其母亲接受治疗：反复劝案主母亲接受治疗，承诺免费。最后，案主母亲答应明天 9 点来内科检查。

案主父亲的工作经历：案主父亲以前在绥远火车线路工作，每月挣 20～30 元。由于工资发放不规律，他辞职了，到上海想找份好点的工作。但直到现在一直给朋友帮忙，除了自己吃住什么也没有挣下。

经济状况：案主的母亲说，案主在上海的叔叔李（Li）某某每个月都寄 20～30 元给他们来维持家庭支出。案主的叔叔经济条件也不太好，但这是这个家庭唯一的经济来源。

1929 年 4 月 22 日

案主的母亲和案主的妹妹来到社会服务部。案主的母亲去了内科，妹妹去了心脏科。

行动介入：到案主学校探访。学校是西城南闹市口汇辉英民拓（Hui Hui Ying Min Tuo）中学。见到陈（Chen）老师，我们告诉陈老师案主的病情，希望他能够为案主保密。社会工作者请求陈老师允许案主在周一、二、五去胃溃疡科接受治疗。这些天里，案主会晚些来上课。陈老师答应每当案主不按时去治疗时，他会劝案主去治疗。社会工作者请陈老师通知案主当天下午去医院，因为案主当时不在学校。

下午案主来到医院复诊。

1929 年 9 月 18 日

家访。

1929 年 9 月 19 日

案主来看杨（Yang）医生。杨医生说案主不需要继续在胃溃疡科治疗，如果案主感觉不舒服时，再来心脏科看病。给他 5 分钱买午饭。

1930 年 2 月 27 日

案主来到社会服务部，说他感觉不太好。他昨天感觉咽喉不太舒服。社会工作者让案主明天早晨来心脏科，案主答应来。

1930 年 3 月 6 日

案主来看李（Li）女士，李女士让案主这周五（1930 年 3 月 10 日）来心脏科。

1930 年 3 月 10 日

案主 12 点来了。太晚了无法挂号。社会工作者询问陈医生什么时候治疗，陈医生让案主在 1930 年 3 月 14 日 9 点再来。

1930 年 4 月 10 日

案主好长时间没有来了。每次让他来，他都说他忙。社会工作者担心很难让他再来。

　　出院记录：1928 年 5 月 9 日，案主回家。应该在一个月之后回到心脏病科复诊。

案例 20

首 页

病案号：20×××

病房：G—2　　　　　　科室：内科　　　　婚姻状况：未婚

姓名：李（Li）某某　　　年龄：15 岁　　　性别：女

北京地址：东城东堂子胡同××号

家庭地址：京南武清县北韩智慧营

职业：学生　　　　　　原籍：直隶　　　　国籍：中国

亲属：李太太

亲属住址：同上

入院时间：1928 年 4 月 27 日　　　　出院时间：1928 年 5 月 7 日

病例概要

诊断结果：

　1. 肺部呈现肺结核，处于中到晚期

　2. 出现交织纤维蛋白类胸膜炎

入院时主要症状：

　　患者的既往史表明，患者有了胸膜炎的一些临床表征，肺结核空洞破裂穿入胸腔形成结核性血脓，这些临床表征主要为咳嗽、胸痛气喘等或伴有喘息甚至咳血症状，经检查，在患者胸腔左侧呈现大量的化脓性浆液从腔洞里流出，右侧有褐色脓性物渗出，这些为

提高肺结核的诊断提供了依据；这些境况正如接收入院的时候一样

预后：差

出院结果：好转

社会服务记录（第一次）

病案号：126×××

姓名：李某某

年龄：15 岁　性别：女　婚姻状况：未婚　原籍：直隶

地址：北京东城东堂子胡同×××号

家庭地址：京南武清县北韩智慧村

职业：学生

家庭成员：父亲李某某，70 岁，外国留学医生；母亲 44 岁；继兄李某某，29 岁，北京后防医院医生；嫂子，北京住址；哥哥李某某，20 岁，北京院校的学生；哥哥李某某，19 岁，学生；姐姐李某某，17 岁，学生，在北京和案主在一起；妹妹李某某，13 岁，在老家上学。

住房：父亲在北京拥有一所房子（北京住址），母亲在老家。

财产状况：父亲拥有 200 亩地，在哈德门大街有个食品杂货店（天义咏）。

问题：肺结核护理。

医生的建议：准许案主住院。

备注：床位已满，案主尚未入院。

案主的计划：案主不想住院，想要回家休养。

社会服务计划：①

6. 说服案主住院治疗，因为医生认为此病案有助于教学。

---

① 此处缺内容 1～5。

7. 跟踪。

社会服务记录（第二次）

姓名：李某某

年龄：15　性别：女　婚姻状况：未婚　原籍：河北

接案记录：1928 年 8 月 6 日

地址：东城东堂子胡同×××号

备注：见之前社会服务的住院记录。

出院记录：1928 年 8 月 10 日，案主出院去北平住址。

1928 年 8 月 20 日

案主在门诊检查，应在 3 个月之后回来复查。即应在 1928 年 11 月 20 日复查。

印象：患者能够得到很好的照顾，她的父亲是内科医生（毕业于北平协和医学院），且其目前状况很好，所以社会部不必跟踪案主。结案。

1930 年 6 月 4 日

到目前住址探望，见到了案主、案主的姐姐和父亲。霍尔（Hull）医生要求社会工作者转达医嘱。社会工作者告诉案主的父亲和案主，霍尔医生想要案主远离其他孩子。案主告诉社会工作者，几天前，霍尔医生曾经告诉她这件事。案主说，两天后她要回老家。社会工作者要求她 3 到 4 个月回来复查。

建议：给予详细指导。

1933 年 3 月 24 日

案主再次入院，入住 G—3。

1933 年 4 月 4 日

案主出院，由其哥哥带到北平住址。医生告诉她，她需要在 3 个星期之后在肺结核科复查。将此案例交予结核科的刘（Liu）女士。

1933 年 10 月 13 日

案主和母亲来到肺结核科，案主坐在轮椅上。

医生的建议：为了继续治疗，照胸部 X 光片。

诉求：案主的母亲请求照×光，她说她只能支付 4 元。

母亲的陈述：她说，旧历 1932 年 6 月 9 日案主的父亲和一个姐姐，在武清县外的一个村里被土匪抓住，索要 22000 元。她卖了所有的地，加上和很多人借的钱凑齐了这个数。借的这些钱利息很高，现在案主的父亲有责任还钱。她说她们家里有 19 口人，因为案主病了很多年，所以自从那一年，全家立刻陷入严重的经济困难。

案主母亲提供的债务清单：

1. 文（Wen）先生：亲戚。地址：东城内务部街大坊安胡同×
×号。

2. 杜（Tu）先生：朋友。地址：在北平协和医学院药房。

3. 李（Li）先生。地址：东四灯草胡同，记不清门牌号。

4. 宝成金店：通过做生意的王（Wang）经理的介绍。地址：前外（不详）。

5. 沈（Shen）先生：母亲不知其姓名地址。

她说，在她的陈述中有 3 个细节不是很了解。

印象：案主穿着很好，但衣服不时尚。案主的母亲穿着简朴，她似乎很真诚。但说起女儿（案主）的疾病和家里的经济困难，她很伤心。

行动介入：建议给案主拍 X 光片，案主仅支付 4 元。

1934 年 4 月 23 日

已经安排了免费拍 X 光片。

1934 年 4 月 24 日

到北平住址家访。见到了案主的母亲，三个哥哥、嫂子和父亲。

从案主母亲和她二哥处得知的信息：他们说，自从案主的父亲二年多以前被抓，全家经济极其困难。为了偿还债务，他们卖了一部分地，抵押了剩下的地。

社会服务记录（第三次）

病案号：20×××

姓名：李某某

年龄：15　性别：女　婚姻状况：未婚　原籍：河北

财产：在北平住址有一所房子，面积很大。有一个叫天义咏的食品杂货店（地址：东堂子胡同西口哈德门大街）。在家乡武清县有地 250 亩。（备注：母亲说那些土地贫瘠）

收入：地租每年 400 元；商店纯利 600 元（去年）；父亲依然开业工作，只是偶尔来。

债务和债主：仇（Chou）某某 1700 元、林（Lin）某某 200 元、苏（Hsu）先生和王（Wang）先生 650 元，共计 2550 元。

每年 15% 的利息，但案主的家庭不需要支付这部分现金，因为这些债主租了案主家一些地，每年的地租和需付的利息是相等的。

家庭支出：（每月）粮食 19.50 元，房税 1.30 元，蔬菜、油和盐等 50.00 元，煤 8.00 元，水 1.00 元，照明费 3.00 元，孩子的学费 30.00 元，社会交际 5.00 元，不含服装费共计 117.80 元。

备注：母亲说，他们自己家使用的杂货有部分来自自家的杂货铺。在年末的时候账目刚好平衡，杂货店挣的钱正好支付支出的费用。

家庭成员：父亲李某某，76岁；母亲李孙氏（Li Sun Shih），50岁；哥哥李某某，35岁，曾是县府科员，每月20元；嫂子李赵氏（Li Chao Shih），35岁，家庭主妇；哥哥李某某，26岁，高中毕业；嫂子李赵氏（Li Chao Shih），21岁，家庭主妇；哥哥李某某，25岁，3年前毕业于北平职业高中；嫂子李张氏（Li Chang Shih），19岁，家庭主妇；妹妹李某某，19岁，北满高中学生，每年100元；侄子李某某，15岁，育英高中学生，每年180元；李某某，2岁，在家；侄女李某某，13岁，米市大街树德小学，每年60元；李某某，9岁，患肺结核，在家，医院第24××号；李某某，6岁，在家；李某某，5个月，在家；在天津的姐姐李某某，25岁，在天津一所医院当实习护士。

社会工作者的建议：该家庭男女成员都应该工作。

反馈：案主的哥哥李某某（25岁）强烈要求社会工作者帮他找一份打字员的工作。他说在他毕业之后在天津的政府办公室有一年打字的经历，由于办公室人员的变动他未能继续工作。

1934年4月25日

案主的哥哥李某某（25岁），因介绍工作的事情到社会服务部和社会工作者见面。

行动介入：关于案主哥哥申请工作的事情，已经安排工作介绍，让案主的哥哥去见基督教青年会的王（Wang）先生。

备注：李某某（25岁）好像很高兴有这个机会去见王先生以谋求一份工作。

　　和于（Yu）女士的会面：社会工作者和于女士会面之后达成一致意见：只帮助案主的哥哥李某某（25 岁）找工作，设法帮助他在未来生活上能够自立，就像案主和他的家庭关心的那样。我们能做的只有这些，因为她的大哥是跛子；二哥患有肺结核，他甚至拒绝治疗；她的大嫂有 6 个孩子，都有肺结核，需要照顾；让另外两个嫂子离开家去工作似乎是不可能的。

　　计划：看看案主的哥哥能否找到工作。

　　出院记录：1928 年 5 月 7 日，案主出院，回家养病。

案例 21

首 页

病房：H—3　　　　　科室：内科　　　　婚姻状况：未婚

姓名：郑（Cheng）某某　　年龄：3 岁　　　　性别：男

北京地址：西城西太平街××号　　　　　　家庭地址：同上

职业：儿童　　　　　　原籍：福建　　　　国籍：中国

亲属：郑某某　　　　　关系：父亲

亲属地址：同上

入院时间：1928 年 5 月 15 日　　　　出院时间：1928 年 6 月 2 日

病例概要

诊断结果：营养缺乏，直肠病变，外部功能性紊乱

入院时主要的病症和特征：

　　被检查出明显的憔悴和脱水；病变的直肠需要尽快通过手术剪掉，没有具体明确的方法来对抗这种疾病；轻微的止吐药对患者不起作用，要尽快获得适合患者身体情况的饮食规律，每次尝试要少于两个星期

未来治疗的建议：每两周去看一次医生

预后：良好

出院结果：好转

社会服务记录

病案号：20×××

姓名：郑某某

年龄：3 岁　性别：男　婚姻状况：未婚

接案记录：1928 年 10 月 15 日

家庭地址：西城鲍家街 A—××号

备注：

1. 历史见以前社会服务页。

2. 目前，案主由一个叫马（Ma）某某的朋友照顾，地址即上述地址（与家庭是相同的地址）。因为上个月他们的主人刘（Liu）某某的家人去了天津，案主的父母和他们一起去了，不久就会回来。天津的地址不详。

问题：营养不良。

1928 年 11 月 15 日

探访了西城鲍家街 A—××号马某某的家，入院之前马某某在照顾案主。

探访到的人：见到马先生和马太太，以及三个孩子。

住房：房间又小又脏，一家五口人居住在一起。

马先生的职业：道路清洁车司机，他的收入仅够维持一家人的基本生活。

经历：案主的父母在天津时，由他们（马先生一家）照顾案主，因为他们曾是邻居。案主的家庭只能够支付给他们 3 元的寄宿费，这些钱不足以支付案主的食物费用。他们知道案主营养不良，但是他们也无能为力。

关于案主家庭的信息：案主的父母在北京居住，将在案主出院后亲自照顾案主。目前，他们住在刘宅，在鲍家街××号。

对刘家的探访：见到了案主的母亲。

案主母亲的陈述：他们回来只有四五天，因此还没有去看案主。案主的父亲在星期六（1928 年 11 月 17 日）去看案主。

案主母亲的诉求：请求医院让案主在病房多住几天，因为她从天津回来感觉很不好。

印象：案主的母亲不喜欢多讲话，她讲的方言不易听懂。

计划：去见案主的父亲，询问他如果案主不久出院他有什么计划。

1928 年 11 月 29 日

家访：上午，社会工作者探访了马某某。案主告诉社会工作者，他的父母两周前从天津回来了。然后，社会工作者就去了刘家（主人的家），见到了案主的母亲。社会工作者告诉她，案主应该在一两天出院，问她案主应去哪里。案主的母亲说，案主将回到他们的主人家，他们一家人住一间房。

住房状况：靠近大门的一个房间，尽管房间不是很大，作为门房已经相当好。

行动介入：向朱（Chu）医生汇报家访情况。

打电话通知案主的母亲，案主将于 1928 年 12 月 2 日出院。有关婴儿的饮食清单，已经交给了案主的父亲。

出院记录：1928 年 12 月 3 日①，案主随他的父亲回到了北平

---

① 此处出院记录与首页不同，是因此案主于 1928 年 10 月 15 日前再次住院。

住处。

社会服务随访表

病案号：20×××

姓名：郑某某

1928 年 6 月 28 日

去了鲍家街××号刘宅（案主父亲主人的家）家访。见到一个佣人，说案主的父亲是刘宅的厨师，但是和主人一起去了天津，不久就会回来。他告诉社会工作者，案主的母亲在家，地址是鲍家街××号，那里也属于刘宅。

探访案主的家：见到案主和他母亲。案主看起来情况很好。

案主出院（1928 年 5 月 31 日）① 后的状况：案主的母亲说，出院后不久案主发烧。之后，他的水痘一周内就好了。从那以后，他的身体一直不错。

---

① 以首页的出院时间为准，两次时间相差两天，事后随访时，案主可能记错时间了。

案例22

首 页

病房：H—2　　　　　科室：内科　　　　婚姻状况：单身

姓名：程（Cheng）某某　年龄：30 岁　　　性别：男

北京地址：　　　　　　　　　　家庭地址：山东堂邑县五岔路

职业：军人　　　　　原籍：山东　　　国籍：中国

亲属：程某某　　　　关系：哥哥

亲属家庭地址：同上

入院时间：1928 年 5 月 17 日　　　　出院时间：1928 年 6 月 4 日

病例概要

诊断结果：回归热，隐性梅毒，蛔虫病

入院时主要的临床表现：

　　案主在入院时就已经由于拖延了 20 天的发热而患上肺炎，患者还患有黄疸病，但是患者并没有意识到；在患者提供的血清尿素中发现了螺旋原虫，其身体器官逐渐丧失了免疫力，进行血管冲洗的部位又增加了两个

预后：良好

出院结果：良好，未治愈

社会服务记录（第一次）

病案号：20×××

姓名：程某某

年龄：30岁　性别：男　婚姻状况：单身　原籍：山东

接案记录：1928年5月22日

亲属地址（堂兄）：西华门外口袋胡同程记车厂（案主并不确定地址是否正确）

家庭地址：山东堂邑县新集镇同泰永杂货铺转交五岔路程宅

职业：直隶完县第十军二十六师七十八团部的士兵

家庭成员：母亲70多岁；哥哥程某某，40多岁，在家务农；哥哥程某某，30多岁，在家务农；弟弟程某某，27岁，在家务农；两个嫂子。

亲属：堂兄，程某某。

经济来源：家里有30多亩地和10间房子，案主每月收入6元。

经历：案主当兵六七年了，从那时候开始，案主就（没）回过他的老家。案主来自保定南关第十军后防（野战）医院（因为案主的方言，社会工作者不确定医院的名字是否正确，案主也不知道怎么书写）。因为保定医院距离前线比较近，所以将案主（包括伤员）遣送到了北京和其他医院，案主已经患病一个多月。

问题：案主说他的堂兄在北京，他有个人力车摊（见亲属地址），但是他找不到，所以想请社会服务部帮他给家里写信询问亲属的住址。

社会服务计划：到亲属的住址去看看。如果找不到，给案主家里写信。

1928 年 5 月 28 日

给案主的母亲写了一封信，告知案主在本院治疗，并且病情较以前有所好转。社会工作者问及案主母亲关于案主堂兄住址的事情，因为案主自己不能准确说出堂兄的地址。

1928 年 6 月 4 日

为了安排案主出院，社会工作者对案主堂兄西华门外口袋胡同的住址做了探访。首先前往后口袋胡同，那个胡同没有人力车摊。然后又去了前口袋胡同，仍然没有看到程记人力车摊。在西四牌楼北边还有个口袋胡同。社会工作者去了第三个口袋胡同，但是没有找到这样一个人力车摊。

案主的计划：案主请求社会服务部帮他找一个地方让他居住几天。之后，在政治环境稳定一些后，案主回家或者去其他的营地。

社会服务计划：送案主去招待所。

行动介入：案主去招待所。案主有 20 元留在社会工作者手上，案主离开招待所时，可以从中扣除招待所的花费。

1928 年 6 月 9 日

在社会服务部，案主说他有一个叫孙（Sun）某某的朋友在雍和宫附近居住。案主想住在他朋友那里，这样可以节省在招待所的费用，用作他的旅费。由于案主已经交了招待所的费用，所以 20 元退还给了案主。案主交了 1.5 元用作医药费用，之后离开了招待所。

1928 年 6 月 11 日

在社会服务部，案主说他的朋友是雍和宫的苦力，每月挣 7 元。朋友住在一个房间，没有地方来给他住，所以送案主到寺庙里住了两个晚上。案主感觉病情恶化了，所以回到医院。社会工作者告诉案主这个周四下午去随访科，同时在这个周六去梅毒科。案主承诺会去。

行动介入：送案主去招待所，省下的 13 元钱在社会工作者手中，作为案主的旅费。

1928 年 7 月 10 日

社会工作者请招待所经理转告案主，让案主当天去见社会工作者。案主来了，他说，目前身体状况很好，但是他还需要注射治疗梅毒。

由于案主还需要注射治疗梅毒，他应该在北平居住 2 至 3 年。但是由于案主不能工作，并且在北平没有亲属，所以他没有地方居住。因此，他决定在这个周六（1928 年 7 月 13 日）回家。在他走之前将会再进行一次治疗梅毒的注射。

出院记录：1928 年 6 月 4 日，案主去了招待所，应该每周来梅毒科。

社会服务记录（第二次）

病案号：20×××

姓名：程某某

年龄：30 岁　性别：男　婚姻状况：单身　原籍：山东

接案记录：1929 年 3 月 4 日

地址：海淀段家花园五十四师工兵独立营二连董先生，西二分局××号。

雇主地址：锦州城内北关外多发和饭店金（Chin）先生

老家地址：山东东昌府堂邑县五岔路

职业：面包师，每月收入 8 元，包食宿。

经历：见先前的记录。

出院后的情况：案主于 1928 年 6 月 4 日出院，并被送往北平协和医学院的招待所，案主在此住了大概一个月。之后案主去了锦州一个朋友处，那人经营一个饭店。案主每个月挣 8 元钱，包食宿。案主是由其结拜兄弟邀请来此的（目前住址）。他的结拜兄弟给了他一个通行证，所以案主来这里没有任何花费。

家庭成员：兄弟三人都是农民，但是已经数年没有联系了，母亲应该和兄弟们一起生活。

经历：案主是农民，但是他受不了家中的辛苦，所以未经母亲同意就离开了家，来到唐山。在那里，他有个老乡在煤矿工作。数月后，他加入了奉天的军队。上一次入院的时候他便是从部队来的。毫无原因，他换了工作，当了面包师。

现状：案主在北平停留了 8 天，拜访他的结拜兄弟，不久后将回到他的工作岗位上。他随身带了一些钱，但是在路上已经花掉了。他现在身上没有钱。在他来医院时，他的结拜兄弟董（Tung）某某给了他 1 元。

问题：

1. 梅毒。

2. 其他取决于出院情况。

备注：案主得到免费住院治疗。

1929 年 3 月 9 日

在病房会见了案主。

案主出院后的计划：案主说，他来北平就是来拜访他的朋友，所以他不能在这里停留时间太长。出院后，他将去锦州继续他原来的工作。

案主的态度：医生想让案主回来继续接受治疗，案主却不想回来，因为他认为自己现在已经没有梅毒了，而且他可能回锦州。

1929 年 4 月 16 日

案主在门诊。他说他刚从奉天回来，因为生意很好（有钱支付医药费），他想要继续打针。

1929 年 5 月 7 日

案主来到社会服务部，他说他想要去工作，医生如果让他出院的话，他就会回到奉天从事他原来的工作。

医生的建议：在门诊见医生。

出院记录：1929 年 3 月 16 日，案主出院后去了海淀的地址。因为案主将去锦州的住所，所以案主将无法回来。

案例 23

首　页

病案号：20×××

病房：H—3　　　　　　科室：内科　　　　婚姻状况：未婚

姓名：李（Li）某某　·　年龄：12 岁　　　性别：女

北京地址：骡马市大街长发栈　　　家庭地址：广东省南海县

职业：儿童　　　　　　原籍：广东　　　国籍：中国

亲属：李太太　　　　　关系：母亲

家属地址：同上

入院时间：1928 年 5 月 18 日　　　　　出院时间：1928 年 6 月 2 日

病例概要

诊断结果：

1. 风湿性疾病

2. 二尖瓣关闭不全，二尖瓣狭窄

3. （充血性心力衰竭）血糖低

4. 心房纤颤

5. 还未查证类型的支气管肺炎

6. 鼻中隔穿孔

手术：无

入院时的主要临床表现：

　　患者入院前一个半月开始出现心悸、呼吸困难、浮肿的症状，患者两年前就已经出现过类似病症；住院期间，患者因左胸膨胀引发呼吸困难；心脏收缩前期、心脏收缩、黏膜炎，心肌肿大，白蛋白血症，正常值为9700，患者曾大量服用洋地黄，现在已经具有很强的耐药性，己二酸二异辛酯变小变少；但是住院第五天，患者发烧了，胸部左下方白血球异常，可能是肺炎；用于隔离的病房已经整理好

未来治疗建议：

　　每天服用0.1克剂量的洋地黄，建议母亲每两天来趟门诊。

预后：差

出院结果：好转，未治愈

社会服务记录（第一次）

病案号：20×××

姓名：李某某

年龄：13 岁① 性别：女 婚姻状况：未婚 原籍：广东

接案日期：1928 年 5 月 18 日

现居地址：骡马市大街长发栈第×号

家庭成员：父亲李某某，43 岁，京绥线包头到北平站的检票员，案主的母亲不清楚其收入状况；母亲李何氏（Li Ho Shih），45 岁；两个兄弟一个 15 岁，一个 7 岁；一个姐姐 16 岁。

案主 15 岁的哥哥是病历号为 20×××的病人，其他人身体状况都良好。

亲属：表舅（母亲的表哥）郭（Kuo）某某，65 岁，永祥古玩店的老板。叔叔李某某，上海一家古玩店的老板。

住房：案主的母亲、姐姐和 7 岁的弟弟住在一个房间里。每月租金不详，但他们还没有付过钱。因为旅店经理是案主父亲的好朋友，他告诉案主的母亲，等他们有钱的时候再付。

经济状况：实际上，案主的母亲目前没有收入。案主的父亲也已经多年没有养家了。过去几年里，家里是靠在上海的叔叔每六个月给他们 100 多元生活费。现在他不再帮助他们了，因为他认为这一家应该由案主的父亲负责。

出院时间：1928 年 6 月 1 日②

---

① 年龄记录可能有误，或者是前面记录错了。

② 此处出院时间可能有误，以首页中的为准。

社会服务记录（第二次）

病案号：20×××

姓名：李某某

年龄：12 岁　性别：女　婚姻状况：未婚　原籍：广东

接案记录：1928 年 8 月 6 日

地址：骡马市大街长发栈第二号房，电话：S. O. 8.（不详）

备注：有关历史见前面的黄页。

1928 年 8 月 10 日

案主的母亲告诉社会工作者，现在家庭经济状况比以前更糟糕了。她想知道案主是否还可以获得免费床位（上一次住院时，她有免费床位）。

行动介入：询问住院部有关免费床位的问题。了解到，已经免去了案主的床位费用。

备注：母亲非常感激医院。

1928 年 9 月 8 日

案主的母亲来到社会服务部。她说她支付不起医疗费，为此感到非常抱歉。而且，她很担心案主出院后她不能很好地照顾案主。因为上次案主出院后，病情就恶化了。再者，她相信医院能给予案主最好的治疗，而且医院能更好地照顾案主，比她做的还好。

印象：社会工作者感觉案主的母亲好像想要放弃这个孩子。因为家庭的经济状况，如果医院让案主出院，母亲不能很好地照顾案主，例如饮食和休息。

社会工作者的陈述：社会工作者建议案主的母亲不要放弃这个孩子。如果医院让案主出院，社会服务部会帮助她走出困境的。

行动介入：从医生那儿了解到，近期不会让案主出院。

计划：遵照医嘱，（社会工作者）帮助案主的母亲能够在案主出院后做到正确护理。

1928 年 9 月 22 日

儿科的朱（Chu）医生告诉社会工作者，医生都很想让案主出院，因为她并不需要特殊的治疗，只是需要日常护理。尹（Weach）医生建议，案主需要的是持续的日常护理，而不是医院治疗。况且，现在医院的床位也十分紧张。

行动介入：安排住在招待所，从医生那儿拿到案主的饮食建议。告知招待所的服务人员张（Chang）太太每天给案主做 5 顿饭，像大米粥、鸡蛋等食物。让案主在床上休息，不要到处乱跑。

1928 年 9 月 24 日

张太太说，案主不想待在招待所，她想回家。

行动介入：给案主的母亲打电话，告诉她案主已经出院离开病房，让她明天（1928 年 9 月 25 日）上午来接案主回家；但是如果她不能正确护理案主的话，可以让案主在招待所住几周。

1928 年 9 月 25 日

案主的母亲来了。她希望社会工作者让案主继续待在招待所，因为她没钱给案主买好吃的，而且案主的弟弟在家。案主弟弟经常和案主吵架，这可能使案主生气和感觉不舒服。社会工作者同意让案主住在招待所，因为案主每周都要去儿科一次，而他们家离医院太远。

行动介入：社会工作者和案主的母亲去了招待所。

案主的态度：当案主看到母亲时，她哭着抱怨，她感觉在招待所不舒服。她想跟母亲回家。看着案主好像一点都不想在招待所多待，母亲认为如果案主想回家的话，可能回家对她好一些。自从离开医院，案主就一直便秘。

行动介入：带着案主去门诊，告诉朱医生案主打算回家了。指导案主的母亲如何护理案主，并要求她记着每周带案主来门诊。

计划：随访门诊。

目前状况：案主的父亲在北平工作好多年了。自从他到北平以后就没给家里写过信，也没有寄过钱。因此，去年，案主的母亲带着孩子们来找他。差不多一年前，案主的父亲调到了包头车站。案主的母亲说，他把钱都用来嫖娼了，从来没给家里寄过钱。因为缺乏经济收入，所有的孩子都辍学了。现在案主 15 岁的哥哥在表舅（母亲的表哥）那里学做生意，实际上是这个舅舅在供养他。案主生病三年了，因为经济困难一直没有得到持续的治疗。

行动介入：既然准许案主住院是为了教学，所以安排了免费治疗。

社会问题：

1. 案主残疾（身体上）。

2. 家庭环境不幸福（父亲对家庭不负责任）。

1930 年 5 月 16 日

案主按时来了，取免费药物。

1930 年 6 月 13 日

案主来了，取免费药物。

1930 年 6 月 27 日

案主来了，取免费药物。

1930 年 6 月 30 日

案主来了，取免费药物。

1930 年 8 月 1 日

案主来了，取免费药物。

1930 年 9 月 25 日

案主来到门诊。张医生说，案主的病情再次恶化，因为她没有得到很好的护理，也没有早点过来拿药。医生想要案主住院，但是医院没有床位。医生希望对此案例调查，为案主安排正确的家庭护理。医生让案主两周以后再来一趟，看到时候可以为她做些什么。

访谈：案主在门诊接受了访谈。案主说，父亲在绥远火车站工作，母亲在今年 3 月份去了上海找工作，姐姐在东城的煤渣胡同的翊教高中读书，不能照顾她。家里没有人照顾她，她想住院但钱太少。通常下午 4 点以后姐姐才会回来。

行动介入：社会工作者太忙，不能详细地了解案主以往的情况和现在的状况。她给案主解释了医生希望她得到的家庭护理要求，之后就让她回家尽可能多休息。

计划：研究案主以往的记录。想进行一次家访，调查其家庭状况，并与其姐姐进行交谈。

1930 年 9 月 27 日

燕京大学的实习生接收了这一案例。

在社会工作者的指导下，将案例移交给了燕京大学的实习生。

1930 年 9 月 28 日

燕京大学的实习生进行了家庭访谈。

北平住址：骡马市大街泰安旅馆×号。

家访：对案主进行了家访，见到案主。实习生回来之后，将以前的记录进行了核对。

访谈之前从张医生处获知的家庭护理方法：案主一定要待在床

上，给案主送饭，少喝水，不要吃难消化的食物，不要吃太多的蔬菜，食物最好是牛奶和鸡蛋；大小便都在便盆里进行。

访谈：案主和一个小女孩儿坐在院子里。案主的姐姐没有在家。案主看上去脸色苍白，且疲惫不堪的样子。案主将实习生引进了她的房间。

观察：案主的房间非常小，还不干净。她的床又硬又小，床上被褥也非常脏。房间只有一个窗户，半开着，案主自己在卧室里做饭。

案主提供的信息：案主的祖父是香港的一个富商，他把自己的珠宝店传给了案主的父亲（案主不知道时间）。案主父亲的职员欺骗了他，卷款潜逃了，所以案主的父亲破产了。几年前，案主的父亲跑到汉口躲避债务。叔叔把父亲找回来，并带他去北平，让他做了泰安旅店的经理。后来这个旅店倒闭了，父亲做了北平到张家口铁路线的检票员。

目前家庭状况：

父亲：李某某，46 岁，在北平到张家口线上做检票员。地址：平绥铁路绥远车站。收入：25 元。他每个月给案主写一次信，去年给案主寄了 35 元钱。

母亲：李何氏，47 岁，去年 3 月份去了上海。地址：上海南京路 A 字号福康公司。她去年 4 月份给案主寄了 10 元钱。

哥哥：李某某，26 岁，在广东做酒店服务生，离开家已经十年了，他从没给案主写过信，案主对他一无所知，甚至不知道他的地址。

哥哥，李某某，16 岁①，在北平明德学校上了两年学，后来跟高（Kwo）先生（父亲的朋友，案主不知道他的地址）去了广东找工作。

弟弟，李某某，9 岁，和表兄杨（Yang）先生一起住，杨先生和杨太太没有孩子。

姐姐，李某某，17 岁②，和案主住在同一旅馆里。每天早晨 6 点去煤渣胡同的翊教学校上学。因为校长陈（Chen）某某的儿子是案主被收养的那个姐姐的表哥，所以她不用交学费。姐姐每天用 0.4 元坐人力车和电车。她下午四点回来，晚上和案主睡一张床。

案主每天花 30 个铜板，只吃馒头、蔬菜和一点大米。

案主只能自己洗衣服（每天差不多洗四件）。案主每天自己做饭、收拾自己的房间。案主每天下午 7 点睡觉，上午 9 点起床（下午三四点案主的脚肿胀，上午 7 点到 10 点之间脸肿胀）。

亲属：案主说，曾听母亲说他们在广东有一个亲戚，是个富商，但是他拒绝帮助案主（案主不知道他的地址和名字）。

朋友：父亲的朋友黎（Li）某某，40 多岁，广东人，曾在通信局做官，每月 100 元。但现在他没有工作，是这家旅馆（泰安旅馆）的持股人之一。

母亲的朋友杨（Yang）某某，住在天津二区×号，曾在经济上帮助过他们，现在还将案主的弟弟接到了天津。

家族朋友陈某某，姐姐所在学校的教务长，而他的父亲陈先生是那所学校的校长。教务长是案主被收养的姐姐的表哥。他安排案

---

① 哥哥李某某两年前 15 岁，现应为 17 岁，年龄记录有虚岁和周岁之别，口径若不一致，常会出现此类现象。

② 原因同上。

主的姐姐免费上学，而且曾借给案主5元。

经济状况：父亲从没有定期给她们寄钱，她们从父母那里得到的钱总共才45元（父亲35元，母亲10元）。案主每个月要付旅馆5元的房费，而且也已经两个月交不起了。她们每个月需要20元，在她们缺钱时，她们的朋友总是尽力帮助她们。

问题：案主希望而且也应该尽早住院，因为在家里实际上没有人照顾她，但是现在医院没有床位。

主要的问题：

1. 案主有慢性病，需要充足的休息。

2. 母亲不在，姐姐上学，家里没有人可以照顾案主。

3. 案主的父亲对孩子们不负责任。

4. 案主的经济困难。

5. 没有关于母亲和姐姐的计划。

6. 案主没有耐性，没有遵从医嘱在床上休息。

行动介入：解释家庭护理内容，给案主1元钱。

社会工作者的计划：医院没有床位，案主应该得到恰当的家庭护理。等到10月13日案主来医院时，看是否能住院。

实习生的计划：

1. 实习生打算给案主的母亲写信，看她是否能尽快回北平，并告诉她有关案主的近况。

2. 计划看黎先生是否能资助案主一些钱，或是在案主没有住院时照顾案主。

3. 到住院部为案主申请免费床位，并了解案主可以在医院住多久。如果案主能住一两个月的话，姐姐就可以住在学校，这样就可以省去坐人力车和电车的钱以及其他的一些费用。

1930 年 9 月 29 日

案主来到门诊，急着要住院。但是还是没有床位。社会工作者从以前的记录了解到，案主曾在北平协和医学院的招待所住过，但她不喜欢那里。案主既顽固又不合作，坚持回家一直到有床位。她就是不想住在招待所。但是社会工作者成功地说服了案主，使她相信现在招待所比一两年前好很多，并威胁案主如果她不按我们的计划做以后就不再帮她。

招待所：案主住进招待所，替她付了 0.05 元的人力车钱。

安排床位：与住院部的人一起安排。这样，一有床位就可以提供给案主。

探访姐姐：信件发往姐姐学校的地址，让她过来，并告诉她案主住进了招待所，从而获得更多的家庭信息，以便做进一步的实施。

备注：姐姐下午来到社会服务部。

从姐姐那里获得的信息：父亲是绥远车站的检票员，和他的第二个妻子和他们的孩子一起住在那里（姐姐不知道有几个孩子）。母亲 3 月份去了上海，在叔叔李某某家帮忙。叔叔家在上海市南京路 A 字福康银器公司，叔叔有家银器公司。叔叔家有妻子、一个 17 岁的儿子和一个三四岁的女儿，有两个兄弟在广东。

旅馆的生活：案主和姐姐住在泰安旅馆，由父亲的朋友黎某某照顾着。他就住在同一旅馆，就在她们的隔壁。案主一个月前入学，姐姐在翊教高中上高二。

经济状况：父亲从不给她们送钱，也不怎么关心她们。这一年曾给她们分别寄过 20 元、10 元、5 元。母亲 7 月份给她们送了 10 元。她们从父母那里总共得到 45 元。她们每月要付给旅馆 5 元的房费，而且已经有两个月没有交房租了。她们自己买食物做饭，姐姐上学。因为陈先生知道她们的情况，所以他让案主的姐姐免费上学。姐姐说她和案主每个月需要 20 多元。无论什么时候她们缺钱，都是朋友们帮助她们。

朋友：

父亲的朋友：黎先生，40 多岁，广东人，曾是通信局（Communication Bureau）的官员，那时的工资是 100 元，现在没有工作，但是在泰安旅馆有股份，就是他和案主居住的旅馆。他有妻子和一个 6 岁大的女儿。他经常在经济上帮助她们，并且经常照顾她们。

母亲的朋友：杨先生，住在同一个旅馆，现在天津，曾经在经济上帮助过她们。姐姐说她不知道他的名字，也不知道他在天津的地址。

家族朋友：陈某某，姐姐所在学校的教务长，而他的父亲陈先生是那所学校的校长。案主的被收养的姐姐是教务长的表妹。他（陈某某）安排案主的姐姐免费上学，而且曾借给案主 5 元。

1930 年 9 月 30 日

中午之前到案主所住的旅馆进行访谈，目的是为了在姐姐回来之前见见和她们住在同一旅馆的父亲的朋友黎先生。当黎先生出来见社会工作者时，姐姐正好踏进旅馆，她下午没有课所以回来了。在（社会工作者）和黎先生交谈之前，她和黎先生用广东话谈了很久。

姐姐给母亲写信：社会工作者让姐姐给母亲写信询问她什么时候回来。姐姐说，她昨天晚上已经写了。

黎先生同意帮忙：黎先生同意在案主出院后帮助照顾案主。但他说，他和妻子有他们自己的事情要做，而案主又不听话，所以他们无法保证案主在床上休息。他已经帮了这一家很多了，无力再帮他们支付医疗费。

招待所的访问：下午到招待所进行访问。案主在到处乱走，显然她没有听从建议，尽管她可以待在床上。案主没有提起要回家，她还说招待所和以前相比变化很大。社会工作者告诉案主，她必须待在床上。给了案主纸和笔，让她在床上画画。而且另外有一个得了黑热病的女孩儿，在上床之前可以和她玩一会儿。

1930 年 10 月 1 日

尽力使案主待在床上，给了案主书和彩笔。

1930 年 10 月 2 日

给案主送了一副扑克牌。

姐姐到社会服务部：案主的姐姐在社会服务部说，如果案主不喜欢住招待所，她会带她回家，请求黎先生照顾她。社会工作者告诉案主姐姐，对于招待所案主并没有抱怨什么。住在招待所对案主有好处，社会工作者只是让她待在床上而已。案主的姐姐到招待所探望了案主，并不再坚持带案主回家了。

案主的信：管家带来了案主写的小便条，其中案主表达了对社会工作者的感激，同时表示她想要尽早入院治疗。

入院：下午有床位了，案主入院。

1930 年 10 月 15 日

见到车尔尼（Cheer）医生。医生表示案主的状况不好也不坏，他将对其进行至少持续两周的治疗。

1930 年 10 月 17 日

车尔尼医生建议的家庭护理方法：

1. 身体上的休息与活动。

（1）没有必要待在床上。

（2）减少学习时间。如果要学习的话，出院后每一两周学半天。

2. 少食多餐，一天最好吃 5 顿饭而不是 3 顿。

（1）食用容易消化的食物。

（2）避免像酒精这种刺激物。

（3）没有必要恢复吃流食。

3. 每天至少 10 个小时的睡眠时间。

（1）午饭后小憩一会儿。

（2）不要去任何剧院。

4. 为了避免感染，保护口腔和咽喉十分重要，用日常漱口液就可以。

（1）用一勺食用盐放进两杯量的水中，上午 9 点漱口。

（2）避免与患有重感冒的人接触。

5. 每 3 到 4 周去一趟门诊。

1930 年 10 月 24 日

给案主的母亲写信，告诉她案主的情况，并让她回来，询问她什么时候回来。

1930 年 11 月 6 日

住院后，实习生和社会工作者经常到病房探望案主。医生和护士对案主很好，给她书和玩具来让她高兴。案主希望母亲回来看望她，一旦母亲回来，她就不会再麻烦社会服务部了。

案例 24

首　页

病案号：20×××

病房：K—O　　　　　科室：内科　　　　婚姻状况：未婚

姓名：赵某某　　　　　年龄：19 岁　　　　性别：男

北京地址：东城煤渣胡同××号　　　　　家庭地址：同上

职业：工人　　　　　原籍：直隶　　　　　国籍：中国

亲属：赵某某

亲属地址：同上

入院时间：1928 年 5 月 21 日　　　　　出院时间：1928 年 5 月 22 日

病例概要

诊断结果：肺结核

出院结果：不遵医嘱出院

社会服务记录

<u>病案号：20×××</u>

姓名：赵某某

年龄：19 岁　性别：男　婚姻状况：未婚　原籍：直隶

接案记录：1928 年 5 月 18 日

住址：东城煤渣胡同××号

职业：北京协和医学院机务处职员

家庭成员：父亲赵某某，51 岁，教堂看门；母亲张氏（Chang Shih），46 岁；姐姐赵某某，21 岁，东单二条川田医院护士；妹妹赵某某，14 岁；妹妹赵某某，12 岁；妹妹赵某某，7 岁。

住房：一家住一间北屋，租金每月 3 元。父亲住在教堂，妹妹（护士）住川田医院。

收入：父亲每月收入 10 元，给家里 2 元。案主每月收入 16 元，在家吃饭。妹妹每月收入 10 多元，给家里 2 元或 3 元。

现状：翟（Chai）太太报告说，案主不想听从我们的建议，拒绝来医院。翟太太说，要求案主今天上午来肺结核科，但他没有来。

问题：肺结核家庭护理。

社会服务计划：与姚（Yao）先生（雇主）谈谈此情况。

1928 年 5 月 14 日

社会工作者打电话给姚先生，向姚先生了解情况。姚先生说，案主是个好工人，希望社会服务部帮帮他。社会工作者将翟太太所说的内容向他做了汇报。姚先生说，他要见见案主，向他解释一下。姚先生会告知我们结果。

1928 年 5 月 18 日

- 因为姚先生一直未给社会工作者回信，社会工作者给姚先生打电话。姚说他会马上让案主来。

案主来到社会服务部。得知其社会经历。案主许诺周一（1928年 5 月 21 日）来检查。

1928 年 5 月 21 日

案主来做检查。由霍尔（Hull）医生检查。

现状：案主愿意住院观察几天。但是当在等着洗澡时，他私自离开 K—O 病房。

出院记录：1928 年 5 月 22 日，案主私自出院。

案例 25

首 页

病案号：20×××

病房：H—2　　　　科室：内科　　　　婚姻状况：丧偶

姓名：赵（Chao）某某　　年龄：31 岁　　性别：男

北京地址：前外狗尾巴胡同广和店　　家庭地址：直隶顺德县皮惠村

职业：军人　　　　原籍：直隶　　　国籍：中国

亲属：无

入院时间：1928 年 6 月 12 日　　　　出院时间：1928 年 7 月 31 日

病例概要

诊断结果：肺结核，肾上腺胸膜炎，蛔虫病

入院时主要症状：

　　患者在住院之前已经咳喘和发热十八九天，胸部疼痛，进行了检查

出院时主要症状：他感到孤独，出院后准备去军营

预后：良好

出院结果：改善

社会服务记录

病案号：20×××

姓名：赵某某

年龄：31 岁　性别：男　婚姻状况：丧偶　原籍：直隶

接案记录：1928 年 6 月 18 日

北京地址：前门外狗尾巴胡同广和店

家庭地址：直隶顺德县皮惠村

职业：退伍军人，案主每月收入 3 元

家庭成员：哥哥赵某某，43 岁，在家务农；哥哥赵某某，38 岁，在家务农；两个嫂子；两个侄子，均 7 岁；三个侄女；儿子，6 岁。

收入来源：家庭共有 30 多亩地。

经历：案主在 30 军 90 师?① 旅 39 连待了 18 天。奉系部队返回奉天时，案主因为生病被留在了北京。案主的连长给了他 1 元钱和一袋面粉。

案主的计划：案主希望出院后能去南方的营地。

房屋状况：18 间房。

家庭状况：兄弟几个已经分家单过。案主自己拥有 6 亩田地。他已经外出很多年了，他的父亲就一直替他打理农田，他的妻子八年前去世。

经历：案主在奉系军队当了六七年的兵。当他来到北京待了一

---

① 原始记录如此。

个月准备去奉天的时候，案主感觉不舒服，然后他离开了军队，他的朋友送他去了北京的地址。

出院记录：案主于 1928 年 7 月 31 日出院，将到上述地址，和顺德府某处处长李（Li）先生一起走。

经济状况：案主一点钱也没有。因为他有病，他的团长给了他一袋面粉和一元钱。他把这袋面粉卖掉了，换来了一些钱，于是，他能支付他的住宿费和吃饭的费用。案主住院的时候，只剩下一元钱了。

问题：案主在北平没有朋友，也没有亲戚；出院后没有地方去；没有钱。

社会服务部给案主的规划：送他回家，给他支付坐火车的费用。

后续：后来，在社会服务部看到了案主。案主说，明天就要回家了，但是他没有钱食宿。因此，他今天晚上必须待在天津，并在车上住三天。

社会服务计划：给他一些钱。

行动介入：给了他两元。

1929 年 10 月 23 日

信件发往案主，进行三月的随访调查。

1929 年 11 月 2 日

信件从邮局退回，称没有找到案主。

案例 26

首　页

病案号：20××××

病房：H—3　　　　　科室：内科　　　　婚姻状况：未婚

姓名：胡（Hu）某某　　年龄：10 个月　　　性别：女

北京地址：东城禄米仓××号　　　　　　　家庭地址：同上

职业：儿童　　　　　　原籍：直隶　　　　国籍：中国

亲属：胡某某

亲属住址：同上

入院时间：1928 年 6 月 15 日　　　　　出院时间：1928 年 7 月 31 日

病例概要

诊断结果：营养不良

治疗过程中的并发症：无

出院结果：痊愈

社会服务记录

<u>病案号：20×××</u>

姓名：胡某某

年龄：1 岁　性别：女　婚姻状况：未婚　原籍：直隶

接案记录：1928 年 6 月 15 日

北京地址：东城禄米仓××号

家庭地址：直隶

家庭成员：父亲胡某某，22 岁，人力车夫，每天收入 100 铜板；母亲胡张氏（Hu Chang Shih），26 岁，北京协和医学院的肺结核病人。

住房：一家人住一间屋，租金 1.40 元。

经济状况：家里很穷。每天只有 100 铜板的收入，父亲支付人力车 2 元的租金。

经历：一家在北京三年了。来北京之前，已经将家里的地和房子卖了。

问题：案主的母亲病了，但还得照顾案主，因为父亲整天都在外面。案主缺乏适当的家庭护理。

备注：案主由药库推荐。

1928 年 7 月 25 日

案主的父亲带着药库的推荐信来到社会服务部，称案主的母亲病重，想马上见案主。

行动介入：社会工作者询问医生，是否可以带案主出去几个小时，并解释了其中原因。获得医生的许可后，社会工作者带着案主回家去见母亲。之后，过了大约一小时，又将案主带回病房。

母亲的病情：案主的母亲病情严重，她有时脑子不清楚。起初，她似乎没有认出自己的孩子，但过了一会儿，她清楚了。她说，案主看起来比原来胖了，非常感激医院。她想让案主留在家里，但是社会工作者说，她病了，不能照顾孩子，医院会给婴儿最好的照顾。然后她让把案主带回医院。

住房：一家人住一间房，又小又脏。

社会工作者的印象：不能让案主留在家里。

1928 年 7 月 31 日

案主的父亲带着药库潘女士的推荐信来到社会服务部。案主的父亲说，他想带案主出院，送她回农村的祖母那里。因为案主的母亲三天前去世了。

行动介入：

1. 向左（Tso）医生解释父亲想带走案主的原因。

2. 从社会服务部为案主找出院时的衣服。

3. 得到案主祖母的地址；案主将被送到那里。地址：直隶武强县南召子村张宅。

结果：案主被带走。

案例 27

首　页

病房：H—1　　　　　科室：内科转外科　　　　婚姻状况：已婚

姓名：刘（Liu）某某　　年龄：24 岁　　　　　性别：男

北平地址：东城七条东口卫生材料厂　家庭地址：山东峄县苏一堂街

职业：军人　　　　　　原籍：山东　　　　　　国籍：中国

亲属：刘某某　　　　　何种关系：弟弟

亲属地址：同上

入院时间：1928 年 10 月 6 日　　　　出院时间：1929 年 2 月 28 日

病例概要

诊断结果：蜂窝织炎

预后：好

出院结果：痊愈

社会服务记录

病案号：21×××

姓名：刘某某

年龄：24 岁　性别：男　婚姻状况：已婚　原籍：山东

接案记录：1928 年 10 月 7 日

北平地址：东城七条东口卫生材料厂

家庭地址：山东峄县苏一堂街

职业：曾是直鲁军队的士兵

家庭成员：祖母，80 多岁；叔叔刘某某，30 多岁，泥瓦匠；姑姑，30 多岁；妹妹，13 岁；弟弟刘某某，22 岁；妻子王氏（Wang Shih），22 岁。

财产：20 亩地。

住房：12 间。

经济状况：在外当兵的两年中，案主给家里寄了 30 元钱。目前，案主手上没有钱了。家里可以靠土地收入生活。

社会问题：取决于出院时的状况；出院后缺少路费；北平无人帮忙。

计划：案主说，如果出院时情况良好，他可以回家种地。他请求社会工作者出院时给他件衣服。

1928 年 10 月 17 日

给案主的战友赵（Chao）某某写信，让他尽快来看案主。

1928 年 10 月 21 日

信件被退回到社会服务部，称案主的朋友没有在那里。

1929 年 4 月 10 日

带案主去见杨（Yang）医生，问案主是否可以回家。杨医生说，案主可以回家，给案主一些药在家用就可以了。

行动介入：社会工作者为案主找到一个通行证。

1929 年 4 月 12 日

给案主一个通行证，帮助案主回老家。因为案主家离车站一百多里地，给案主 4 元用于案主下火车后的旅费，钱是王（Wang）医生给的。

出院记录：1929 年 2 月 28 日，案主出院住进招待所，每天换药。

社会服务随访表

<u>病案号：21××× </u>

姓名：刘某某

摘要：男，24 岁

北平地址：东城七条东口卫生材料厂

家庭地址：山东峄县苏一堂街

1929 年 4 月 25 日

案主来了，在随访科见到。

案例 28

首 页

病案号：22×××

病房：G—3　I$_2$—g3　　　科室：内科　　　婚姻状况：已婚

姓名：彭（Peng）某某　　年龄：22 岁　　　性别：女

北平地址：北平协和医学院或西城培华学校

家庭地址：湖南郴州西门内

职业：家庭主妇　　　　　原籍：湖南　　　　国籍：中国

亲戚或朋友：彭先生

住址：同上

入院时间：1928 年 11 月 24 日　　　出院时间：1928 年 12 月 20 日

病例概要

诊断结果：伤寒

并发症：皮肤感染

病例综述：见出院记录

预后：好

出院结果：治愈

社会服务记录

病案号：22×××

姓名：彭某某

年龄：22 岁　性别：女　婚姻状况：已婚　原籍：湖南

接案记录：1928 年 12 月 18 日

北平地址：西城培华学校

家庭地址：湖南郴州城内大街

职业：培华学校的学生

家庭成员：丈夫彭某某，北平协和医学院医学学生；其他家庭成员在老家。

现状：案主为在校学生，丈夫刚在北平协和医学院学习一年。

经济状况：似乎不错，但是案主不想说家庭的经济状况。

问题：没有社会问题。

1928 年 12 月 26 日

社会工作者要案主的丈夫 1928 年 12 月 24 日上午来社会服务部。丈夫提供了如下信息：

家庭成员：公公彭某某，56 岁，商人，是一家名为金鸿号的食品杂货店的老板；婆婆王氏（Wang Shih），50 岁，在家；小叔子彭某某，21 岁，在湖北的红十字会工作；小姑子在家；三个弟弟。

经济状况：相当不错。杂货店有一小部分收入，但是土地收入是每年收入的主要支撑。

现状：丈夫陈述说，自己的父母思想非常守旧，对案主不好。他知道案主对待她自己的父母非常好，但是她对公公婆婆不好，所以他们无法住在一起。丈夫去年送案主到杭州学习，从今年秋天开始，案主来北平接受教育。自从丈夫把案主送出来学习后，案主的公公婆婆对丈夫不满。案主的丈夫认为，正是因为这些原因，他们既不用养家，家里也不会养他们。

丈夫的受教育经历和工作经历：7年前，丈夫毕业于湖南湖滨学院，在湖南的教会学校任教5年。在这五年中，他将所有挣的钱都给了父亲。丈夫想当医生，但是父亲并不支持他，因为父亲认为他应该去挣钱赡养父亲。丈夫离开家到北平学习，没有请求父亲的资助。他靠自己挣钱在燕京大学学习了一年，并挣到钱供案主在杭州学习。之后，丈夫在北平协和医学院 H 楼的商店工作了3个月，他们每月支付给他65元。他的收入已经足以负担他们两人的生活，但并没有医疗费的预算。

问题：

1. 医疗费不足。

2. 因为公公婆婆思想落后，家庭不和谐。

朋友：北平协和医学院社会服务部的邹（Tsou）先生。

丈夫的计划：为案主争取免费的床位。

社会服务计划：调查以获得更多的信息。

邹先生的陈述：案主的公公婆婆思想落后，对案主很不好。案主公公曾是教会学校的校长，十分聪明能干。案主的丈夫已经在那里教了5年学。直到去年，案主的丈夫先在湖南后在北京给一个外国记者做翻译，从那里他挣了一些钱。那个外国记者推荐他到燕京大学做教员，之后又把他推荐给北平协和医学院的格雷（Greene）先生。邹先生知道格雷先生给予了丈夫经济帮助。丈夫写了一篇文章发表在美国发行的科学杂志上，他因此得到了400元，并且他也为燕京的迪瓦格（De Vagon）医生做了一些翻译工作。

在办公室见到医院的挂号员弗格森（Ferguson）女士，并问她有关案主丈夫的情况。弗格森女士查找到案主丈夫的记录，说案主丈夫已经付清了所有学院的费用。弗格森女士知道，案主的丈夫仍然还有个人借款尚未偿还，案主去年曾在 H 楼的商店工作，但是弗格森女士希望将案主的丈夫给社会服务部写的信交给邓莱普（Dunlap）医生看。此信抄送给弗格森女士。

1928 年 12 月 27 日

社会工作者在办公室见到了弗格森女士。获知邓莱普医生（内科负责人）想亲自见案主的丈夫。

行动介入：写通知给案主的丈夫，告知他去见邓莱普医生。

社会服务计划：医疗随访。

出院记录：1928 年 12 月 28 日，案主出院回到北平住址。

案例 29

首 页

病案号：22×××

病房：G—3　　　　　　科室：内科转妇科　　　婚姻状况：已婚

姓名：秦（Chin）太太　年龄：51 岁　　　　性别：女

北平地址：北平协和医学院秦医生　　　　家庭地址：河南大口镇

出生地：大口镇

职业：家庭主妇　　　原籍：河南　　　　国籍：中国

亲属：秦医生（案主的儿子）

亲属地址：北平协和医学院

入院时间：1928 年 11 月 25 日　　　　出院时间：1929 年 2 月 8 日

病例概要

诊断结果：软骨病；子宫后倾

手术：腹壁固定术

出院时伤口情况：良好

预后：良好

出院结果：痊愈

社会服务记录

病案号：22×××

姓名：秦太太

年龄：51 岁　性别：女　婚姻状况：丧偶　原籍：河南

接案记录：1928 年 12 月 11 日

北平地址：北平协和医学院秦医生

家庭地址：河南大口镇

家庭成员：儿子秦某某，北平协和医学院医生；儿子秦某某，18 岁，在家乡上学；两个小叔子和他们的家人。

住房：家里有个大房子，但是被强盗破坏。

经济状况：似乎生活富裕。

财产：家里有很多土地，在镇里有一间粮食店。鉴于现在的状况，他们没有从中获得收入，也没有产品。

问题：无社会问题。

计划：视医疗情况而定。

1928 年 12 月 14 日

案主转到妇科。

1929 年 1 月 2 日

杨（Yang）医生来到社会服务部，希望能够在案主出院后为她安排一处住所，因为案主家在河南，出院后没有地方住。

社会工作者去病房探望案主。案主抱怨说，因为没有治疗，所以她并没有感到好转。社会工作者询问她在北平是否有亲友，得知只有儿子秦某某在北平协和医学院，此外并无其他亲友在北平。但是她儿子现在也生病住院。

社会工作者在病房见到案主的儿子（秦先生），询问关于他母亲出院的打算。秦医生说由于他自己也在住院，所以对母亲出院暂时没有打算，但是他会在出院后为母亲安排。他希望母亲出院后住在宾馆或小旅馆。社会工作者询问秦医生，如果他自己不能亲自安排，想安排母亲在哪家宾馆，社会工作者希望可以帮助他。但是，他要求让他母亲在医院多住些日子，他想在他出院后亲自安排他母亲。

出院记录：1929 年 2 月 8 日，由案主的儿子秦医生办理出院。无社会问题。

案例30

首 页

病案号：22×××

病房：H—1　　　　　科室：内科　　　　婚姻状况：已婚

姓名：张（Chang）某某　　年龄：53 岁　　　性别：男

北平地址：安外外馆后街　　　　　　家庭地址：安徽宿州南门内

职业：无　　　　　　原籍：安徽　　　　国籍：中国

亲戚或朋友：谭（Tan）某某（朋友）

住址：同上

入院时间：1928 年 11 月 28 日　　　　出院时间：1929 年 1 月 18 日

病例概要

诊断结果：

1. 多重感染所致慢性关节炎

2. 腹膜炎和慢性淋巴病患者

3. 慢性气管炎

建议进一步治疗：去旅馆日常起居

预后：良好

出院结果：好转

社会服务记录

病案号：22×××

姓名：张某某

年龄：50 岁① 性别：男 婚姻状况：已婚

接案记录：1928 年 11 月 29 日

通信地址：安外外馆后街×号谭太太

家庭地址：安徽宿州南门内

职业：河北军事学校退休教师

收入：最近三个月没有任何收入。

家庭成员：妻子 54 岁，张王氏（Chang Wang Shih）；儿子张某某，14 岁；女儿 24 岁，几年前结婚了；另两个女儿 18 岁、15 岁。

财产：现在没有土地，也没有房子。

目前状况：案主已经病了好几个月了，而且三个月前就不能走路了。由于得病，他没有了收入。他的朋友在生活和住房方面帮助他。他住在谭先生的家中，但是不久前谭先生去了烟台，案主担心如果谭先生举家南迁，他出院后将没有地方住。

问题：如果谭家南迁，出院后案主去哪里？谭先生已经迁居到南方，案主的出院日程已经被安排。

1929 年 1 月 18 日

沈（Sheng）医生告诉社会工作者，案主现在就应该离开医院。出院后，他可以到门诊进一步治疗（按摩）。沈医生也告诉社会工作

---

① 与首页不一致，以首页年龄为准。

者，案主还需要几年的时间才能治好病。沈医生还建议，说服案主回家后换一个需要少走路的工作。沈医生认为，在经过一段时间的物理疗法后案主应该能够走路。

社会工作者想要去看案主，并告诉他，他出院的日期已经被确定，而且到时他就应该离开医院。案主说他没有地方去，也没有地方住。他告诉社会工作者，他的朋友和家人已经迁居到烟台，这里没有他能住的地方。社会工作者告诉他，他应该给朋友写信，让朋友给他寄钱。案主说他会这样做的，但是钱到这里还要很长时间。案主说在烟台的朋友欠他 150 元，并且朋友承诺支付他的住院费用。案主说目前他没有钱支付费用，因为他的朋友没有给他寄钱。

案主请求去招待所，因为招待所离医院近，他来按摩容易些。社会工作者告诉他，我们可以安排他短时间内住在那里，但是我们不能让他长时间住下去。案主说我们安排他住多长时间他就住多长时间。

以上面谈大约两个小时后，案主给社会工作者看了来自他朋友的一封信。在信里，他的朋友提到他通过他在北平的家人得知案主的健康状况改善，现在很好。从这句“在北平的家人”的话中，很明显地可以看到，他朋友的家人仍然在北平。案主告诉社会工作者说，他说朋友举家南迁，是他欺骗了社会工作者。案主曾告诉社会工作者，他朋友的家人要分几次搬家到烟台。在案主入院的第三天，病房的任（Jen）护士长在案主床上的枕头下发现 110 元。3 周后这钱被拿走了。

印象：案主说话办事相当狡猾。

安排案主出院去了北平住址，以后再来按摩治疗和清洗。

出院记录：1929 年 1 月 18 日，案主出院，两周内需要按摩治疗和清洗。案主去了北平的住址。

案例 31

首 页

病案号：25×××

病房：H—2　　　　科室：内科　　　　婚姻状况：已婚

姓名：田（Tien）某　　年龄：24 岁　　性别：男

北平地址：　　　　　　　　　　家庭地址：河北刘福河吉羊村

职业：工人　　　　原籍：河北　　　　国籍：中国

亲戚或朋友：田太太

地址：同上

入院时间：1929 年 9 月 10 日　　　出院时间：1929 年 11 月 11 日

病例概要

诊断结果：①痢疾；②蛔虫病；③慢性沙眼病；④齿槽脓溢

出院时开具的药物：没有

进一步治疗的建议：遵从医嘱，一周后回医院复查

预后：良好

出院结果：痊愈（①），好转（②），没有治愈（③④）

社会服务记录

病案号：25×××

姓名：田某

年龄：24 岁　性别：男　婚姻状况：已婚　原籍：河北

接案记录：

北平地址：海淀蒋家胡同

家庭住址：京西琉璃河济杨村西街西头儿弟子庵庙前头

职业和工作状况：案主是农民。他自己的田地里没有活时，在燕京大学做苦力，每月收入大约 5.2 元。他上白班，在工长即"工头"手下工作，并不是直接受雇于燕京大学，也不是总在一个工头下工作。案主在两个工头下工作。

家庭成员：

父亲田某某，47 岁，农民；母亲田康氏（Tien Kang Shih），47 岁；祖母田李氏（Tien Lee Shih），77 岁；弟弟田小二，18 岁，农民；弟弟田老三，13 岁，农民；弟弟田老四，10 岁，农民；妹妹，7 岁，在家。他们一起住在北平地址。

经济来源：案主家有 3 亩水浇地。

住房：有 5 间房。

问题：案主急切地要求回家，因为：

1. 案主想挣钱养家糊口。

2. 案主怕他的父亲，因为他没有挣钱。他的父亲非常严厉，如果他没有挣到钱，他的父亲会非常生气。

3. 他很想回家和家人过中秋节（1929 年 9 月 17 日，农历八月十五），因为这是他母亲要求的。

社会服务计划：

1. 给案主的家人写信，告诉他们案主的状况，并要求案主的父亲来看望案主。

2. 在案主生病期间，每天资助他70铜板。

行动介入：

1. 社会工作者给案主的父亲写信，要求案主的父亲前来社会服务部。

2. 建议在案主生病期间，每天资助案主70铜板。

1929 年 9 月 22 日

社会工作者将社会服务部给案主额外资助的2.17元给案主的父亲寄去了。案主说，他有大约2元在海淀的掌柜的手中。案主希望社会工作者把这2元和社会服务部给的钱一起邮寄给父亲。所以社会工作者给掌柜写了封信要钱，但是没有得到回应。

1929 年 10 月 5 日

社会工作者拜访了案主掌柜的店，看见了杨（Yang）某某，他给了2元钱。

1929 年 10 月 9 日

另外（社会服务部给的）2元和案主从杨先生那里挣来的薪水一起寄给了案主家里，社会工作者要了收据。

1929 年 10 月 15 日

案主感觉很好，他特别想离开医院，但是医生想要他再住一段时间。

问题：

1. 1929 年 11 月 5 日案主将要出院了，但是他没有过冬的衣服。

2. 案主没有亲戚和朋友在北平。出院后，案主没有地方过夜，也没有钱住旅馆。

1929 年 11 月 5 日

案主的诉求：

1. 案主请社会工作者给他在海淀工作的地方打电话，问问他们是否仍然需要人手，目的是他能够回海淀接着工作。如果他们没有工作岗位，案主将会回家。

2. 案主请社会工作者在北平协和医学院给他找份工作。

社会服务计划：

1. 社会服务部将会给案主一件棉袄和一条棉裤。

2. 社会工作者将会给燕京大学打电话，问问他们那里的工作是否仍在进行。

3. 社会工作者告诉案主现在没有工作给他，可以把他列入等待工作的名单中。

4. 社会工作者将会把案主送到招待所过夜，第二天送他回家。

行动介入：社会工作者给燕京大学打电话，但是在工作地点东大堤没有电话。

1929 年 12 月 15 日

这里有两份工作，一份是在北平协和医学院做苦力，赵（Chiao）先生负责；另一份是社会服务部丁（Ding）女士介绍的，是育婴堂的宋（Sung）女士托她找的。

社会服务计划：让案主来尝试这两份工作当中的一份。

1929 年 12 月 17 日

给案主写信要他前来。

1929 年 12 月 23 日

案主来到社会服务部，社会工作者告诉他这两份工作的性质。

如果他在北平协和医学院做苦力，每月 10 元，不包食宿；如果他在育婴堂做苦力，每月 3 元，包食宿。

案主的选择：案主更喜欢在北平协和医学院的工作，因为他可以挣更多的钱。社会工作者问社会服务部的信息员唐（Tsang）某某，案主是否可以跟随他工作。唐说，想要留在这里的每个人都要每月支付 40 分。如果案主体检合格，他可以跟随唐工作。

和赵先生商量案主的工作：北平协和医学院护理部的赵先生来到社会服务部。社会工作者告诉他，案主的（梅毒血检的）瓦塞尔曼反应为阴性，但是案主有沙眼。赵先生坚持说，如果案主有沙眼，他体检就不合格，所以案主不适合这份工作。

育婴堂经理宋女士的安排：给宋女士打电话，问她关于给案主工作的事。但是宋女士说她已经找到一个苦力了，昨天刚来的，因为他们急需苦力，所以不能等案主了，他们就自己找了一个。案主感觉非常伤心，他希望再有一份工作。

1929 年 2 月 24 日

要求案主等等见内科随访的杨（Yang）医生，案主非常乐意。

1929 年 12 月 26 日

案主来到社会服务部，杨医生为他检查，杨医生说他现在状况非常好。

案主的诉求：案主说，他在城镇这些天已经在旅途和食物上花费了 2 元，希望借 2 元。

行动介入：给了案主 2 元用于支付火车费和食物。案主说有钱后他将会归还。

案主目前在家的状况：案主已经开始做"糖葫芦"（一种糖裹的水果）的叫卖生意，每天能挣 100 铜板。

备注：案主明天回去。

出院记录：1929 年 11 月 11 日，案主出院。

案例 32

首　页

病案号：25×××

病房：H—2　　　　　　科室：内科　　　婚姻状况：未婚

姓名：姜（Chiang）某某　年龄：27 岁　　性别：男

北平地址：崇外鞭子巷二条×号　　　　　家庭地址：同上

职业：小商贩　　　　　　原籍：河北　　　国籍：中国

亲属或朋友：王（Wang）某某

地址：同上

入院时间：1929 年 9 月 12 日　　　　出院时间：1929 年 10 月 29 日

病例概要

诊断结果：梅毒

出院结果：好转

社会服务记录

姓名：姜某某

年龄：27 岁　性别：男　婚姻状况：未婚　原籍：河北

接案记录：1929 年 9 月 20 日

北平地址：崇外鞭子巷二条×号

家庭地址：河间阜城县大白塔镇

职业：商贩，每天大约收入 2 元

家庭成员：父亲姜某某，74 岁，在家务农；母亲姜乔氏（Chiang Chiao Shih），66 岁，在家；哥哥姜某某，38 岁，在家务农；姐姐嫁给了梁家，地址不详；弟弟姜某某，14 岁，在家学习。

亲属：表兄乔（Chiao）某某，32 岁，地址阜城县乔庄；表嫂案主不知道名字。

朋友：王某某，46 岁，小商贩，地址和上面的北平地址是一样的。他给案主提供了一个多月的帮助。最后，朋友的妻子把案主送到了医院。案主不知道这个朋友妻子的名字。

经历：案主 14 岁的时候，上了一年学。当他（不详）岁的时候，在奉天做了杨某某的手下（杨某某是巡查处处长），当马弁，案主跟随他四年，挣大约 18 元。后因为杨战败，案主失去了工作。案主 24 岁的时候，在前门第六营当兵，每个月挣 7 元。两年后由于政权的变更，案主失去了这份工作。然后案主大约当了两个月的连长。案主 26 岁的时候，他在石家庄到天津的火车上做了一名小商贩，每天挣 2 元多。案主在 1929 年 2 月因为丢失了价值 50 元的货物而得了病，此后病情渐渐严重直到现在。

经济状况：拥有 30 亩地，大约 30 间房屋。

住房：案主住在北平地址，租金每月 2 元。

现状：因为生病，案主没有钱了。出院后，可能需要帮助。

问题：慢性疾病出院后的护理问题。

社会服务计划：与案主的朋友合作，王某某对出院后的护理问题进行了安排。

案主的诉求：案主让社会工作者写一封信给案主的家，告诉案主的家人自己在医院一切都好。案主也让他的父亲写一封信给自己，并且寄到前门车站货场刘家茶馆转交姜某某（案主原来工作的地址）。

案例 33

首 页

病房：H—2　　　　科室：内科　　　　婚姻状况：已婚

姓名：戚（Chi）某某　　年龄：32 岁　　性别：男

北平地址：东城马家庙××号　　　　家庭地址：同上

职业：职员　　　原籍：江苏　　　国籍：中国

亲属或朋友：戚太太

北平地址：同上

入院时间：1929 年 9 月 20 日　　　出院时间：1929 年 10 月 7 日

病例概要

诊断结果：肺结核、神经错乱

对于长期治疗的建议：入住疗养院

预后：谨慎

出院结果：状况改善

社会服务记录

病案号：25×××

姓名：戚某某

年龄：32 岁　性别：男　婚姻状况：已婚

接案记录：1929 年 10 月 1 日

北平地址：东城马家庙××号

老家地址：南京汉西门卡卡祠

哥哥：戚医生，东安门东河沿东岸

职业：弗雷泽（Frazier）医生（皮肤科主任）的秘书。

家庭成员：妻子赵氏（Chao），25 岁，在北平；哥哥戚医生，内科医生。

住房：一家人住四间房，租金 9 元，案主单独住。

房产：在南京有几套住房，由继母居住。

亲属：哥哥戚某某，安徽安庆邮局主任；嫂子；六个孩子；弟弟戚某某，在上海读书。

经济状况：案主月收入 55 元，并且在崇外花市四条一个珠宝店教英语。

问题：

1. 收入拮据。

2. 慢性疾病。

医生的建议：去疗养院住 3 个月或者更长时间。

日常预算：收入 55 元（北平协和医学院）、25 元（教学），共计 80 元。支出包括租金 9 元、储蓄 3 元、会费 10 元、米 5 元、面 4

元、蔬菜16.5元、公交费和报纸6元、煤火费4元、水电费2元、人际交往4元、衣服鞋袜15元、岳父的赡养费4元，共计82.5元。

目前状况：自从病了之后，案主便不能再通过教英语来赚取每月额外的25元。案主说，他的哥哥戚医生答应每月帮助他15元，但是案主并不觉得轻松，而且他担心他的哥哥可能并不会帮助他。生病以来案主只收到了他半个月的工资28元，而支出则有储蓄3元、会费10元、米3元、面3.9元、煤3元、水1元，共计23.9元。

因为案主很快就要去西山（霍普金斯疗养院）了，他妻子想要给他做一些衣服，案主非常需要这些衣服。案主的妻子手上只有4元，因此她不能买她需要的全部东西。最后，案主和妻子决定去向哥哥（戚医生）借一些钱。案主的妻子去找他的哥哥并向他说明了上述的收支预算，她打算借20元，但是，案主的哥哥说他当时没有那么多钱，最终他借给了案主的妻子10元而不是20元，这让案主很难过。因此，案主现在并不确定他的哥哥是否能每月给他15元。案主很想让社会工作者做好各种安排。

另附：案主还说，起初他打算让他的妻子跟他哥哥一起居住，把岳父暂时送去亲戚家居住，这样就可以节省一些钱。但是这个计划跟哥哥一说就遭到了反对，这使得案主很难过。他在向社会工作者陈述的时候哭了。能否从他哥哥那里得到帮助，案主并不抱太大希望，但是他希望社会工作者可以为他做出一些安排。

社会服务计划：去找案主的哥哥寻求帮助。

行动介入：见到戚医生（案主的哥哥），他非常不高兴，并且说他能帮助的最大限度是每月10元，他只能给这么多了。

1929 年 10 月 2 日

案主的妻子在社会服务部所陈述的和案主所说一致，并且给了以下预算。

患病期间的预算：收入 55 元（北平协和医学院）、10 元（哥哥的帮助），共计 65 元。支出包括疗养院的食宿费 20 元、牛奶和鸡蛋 10 元、零用钱（洗涤费）2 元、租金 9 元、水电费 2 元、煤火费 9 元、粮食 5 元、蔬菜 7 元、社会投资 3 元、会费 10 元、人际交往 2 元、其他支出 2 元，共计 81 元。

81 元— 65 元 =16 元，家庭仍然短缺 16 元。

社会服务计划：再次去找案主的哥哥寻求更多的帮助。

1929 年 10 月 7 日

我们在案主哥哥的办公室见到了案主的哥哥，把案主的经济状况如实告诉了他。

哥哥的计划：

1. 让案主的妻子跟案主的哥哥一起居住，但是此后不再为案主一家提供任何钱财上的帮助。

2. 假如案主妻子不想和他们住在一起，案主的哥哥愿意每个月最多给 15 元。案主的哥哥请社会工作者把消息传达给案主。

后来，我们在病房见到了案主，案主的妻子也在那里。他们都非常愿意尽量节俭，希望哥哥每月能帮助他们 15 元，而不是让案主的妻子去和案主的哥哥一起居住，因为嫂子也是非常难相处的。据说，嫂子仅仅关心她自己的亲人，如她的兄弟姐妹。

案主的妻子告诉了我们有关先前预算的一些变化，收入：55 元（北平协和医学院）、13 元（和他们一起搭伙的谭（Tan）女士给的）、15 元（哥哥的帮助），共计 83 元。支出：租金 14 元、食物 24 元、煤火费 9 元、水电费 2 元、社会投资 3 元、会费 10 元、疗养院食宿费 20 元、牛奶和鸡蛋 10 元，共计 92 元。

家庭每月都短缺 9 元，但是案主仍然有独立的意识，不想得到医院的任何帮助。他认为尽管在他在疗养院的这几月可能会有债务，但是等他回来这些事将会很容易地解决。

1929 年 10 月 8 日

案主在这天下午将要去疗养院，他将在那里待 6 个月。

1929 年 10 月 12 日

案主的妻子来到社会服务部，说她想去看望案主，给他送去一些铺盖和衣服，因此想先支取半个月的工资。于是，她取走了 27 元。

1929 年 10 月 28 日

支付疗养院 10 月 8 日到 11 月 8 日食宿费 20 元，案主的妻子取走 8 元。

1929 年 11 月 16 日

案主的妻子取走 27 元。

1929 年 11 月 29 日

支付疗养院 11 月 8 日到 12 月 8 日食宿费 20 元，案主的妻子取走 8 元。

1931 年 6 月 13 日

霍尔（Hull）医生通知，案主应该到疗养院继续疗养。

疗养院费用：霍尔医生说，疗养费可以由医院来为他保证，因为案主为医院做出过良好的服务。

1931 年 6 月 20 日

行动介入：

1. 由霍尔医生开推荐信。

2. 到案主家进行家访，说明目前的状况，将推荐信给了案主。

弗雷泽医生：案主说，弗雷泽（Frazier）医生希望他（案主）

帮助他（弗雷泽医生）几个月，然后再休息。社会工作者告诉案主，社会工作者是这样理解的：霍尔医生希望案主立即休息。

计划：去咨询霍尔医生以了解他的建议。

1931 年 6 月 22 日

社会工作者见到了霍尔医生。霍尔医生说，案主可再等几个月然后去疗养院。

计划：案主离开他的工作时，让医院为案主写推荐信。

1931 年 7 月 22 日

社会工作者告知浦爱德女士医院给的特殊待遇。因为案主想几天后去疗养院，浦爱德女士同意日后将为疗养院的费用发推荐信。

案主妻子来到社会服务部，告诉社会工作者案主现在可以不去工作了。她还请求派车送案主去疗养院。社会工作者告诉她将尽力去试试（派车）。

1931 年 7 月 24 日

北平协和医学院为案主安排了单位的车。案主可以在 1931 年 7 月 25 日坐车去霍普金斯疗养院。

1931 年 7 月 25 日

案主将要去疗养院，他的妻子将和他一起去。（社会工作者 8 月份度假，所以推荐信要在 9 月送去）

1931 年 9 月 2 日

拜访案主的妻子，但是她没有在。她的父亲在家，说她不太舒服。案主让她去西山。在疗养院的山下有个空着的房间，可以短期居住。

1931 年 9 月 14 日

案主的妻子从西山回来了，她给案主要些零用钱。妻子被告知，推荐信还没有准备好。

1931 年 10 月 1 日

拜访了案主的妻子，发现她已经还了 34 元的债务。案主的妻子说，她将尽可能节省一点，以便省下一些钱来还债。

1931 年 10 月 12 日

推荐信已经送达。

1931 年 10 月 23 日

案主从西山回来检查身体，霍尔医生建议他在疗养院再多休息 3 个月。

和案主讨论家人（妻子和岳父）的经济预算：租金 12 元、妻子和岳父的食物开支 20 元、还债 10 元、会费 17 元、社会投资 3 元、煤火灯以及冬天炉火费 6 元、狗粮 2 元、人际交往（礼物、人力车、茶叶、拜访亲戚朋友）4 元，共计 74 元。

案主的会费：案主一共参加了三个钱会，一个每月 4 元，主要是用来当他去疗养院的时候为他提供衣服，这个会四个多月后到期。另外一个会是每月 3 元，主要是用来当案主在疗养院时妻子去看望案主。这个会一共是 30 元，两个多月后到期。另外一个 10 元的会，没有用过，这个会本应还有六个月。

会首：这些会是由案主妻子的叔叔打理的，他叫赵（Chao）某某。地址：四里市营××号。赵某某是一家珐琅珠（Fa Lan Chu）的主人，这家店铺叫作泽泰城。

1931 年 10 月 24 日

收到了哈耐得（Harned）先生的通知，他说他将会给案主 32 元来帮助他这额外多休息的 3 个月。

1931 年 10 月 25 日

案主由北平协和医学院的车送到了疗养院。

浦爱德女士的建议：浦爱德女士建议说，案主的妻子最好停止所有的会，用 10 元的会费来补充另外两个已经用完的会的费用。

1931 年 10 月 30 日

已经给了刘（Liu）先生 128 元，用作支付案主在 8 月、9 月、10 月、11 月的疗养费。其中，80 元用作疗养院的费用，另外 48 元用作案主蛋奶和其他零用的费用。

1931 年 11 月 4 日

要求案主的妻子来社会服务部，告知她社会工作者的计划。案主的妻子说，不可能停止所有的会，但是案主的妻子答应用 10 元的会费来还债，这样他们再也没有债务了。

财务审计单 1

社会服务：1929 年 10 月 17 日

审计员：戚某某

病案号：H. 25×××

北平住址：东城马家庙××号

老家住址：南京汉西门卡卡祠

哥哥：戚医生，东安门东河沿东岸。

职业：弗雷泽医生（皮肤科主任）的秘书。

家庭成员：妻子赵氏，25 岁，在北平；哥哥戚医生，内科医生。

住房：一家人住四间房，租金 9 元。哥哥单独居住。

房产：在南京有几套住房，由继母居住。

亲属：哥哥戚某某，安徽安庆邮局主任；嫂子；六个孩子；弟弟戚某某，在上海读书。

经济状况：案主月收入 55 元，并且在崇外花市四条一个珠宝店教英语。

问题：

1. 收入拮据。

2. 慢性疾病。

日常预算：收入55元（北平协和医学院）、25元（教学），共计80元。支出租金9元，储蓄3元，会费10元，米5元，面4元，蔬菜16.5元，公交费和报纸6元，煤火费4元，水电费2元，人际交往4元，衣服、鞋袜15元，岳父的赡养费4元，共计82.5元。

患病期间的预算：收入55元（北平协和医学院）、13元（和他们一起搭伙的谭女士给的）、15元（哥哥的帮助），共计83元。支出包括租金14元，食物24元，煤火费9元，水电费2元，社会投资3元，会费10元，疗养院的食宿费20元，牛奶和鸡蛋10元，共计92元。

家庭每月都短缺9元，但是案主仍然有独立的意识，不想得到医院的任何帮助。他认为尽管在他在疗养院的这几月可能会有债务，但是等他回来这些事将会很容易地解决。

财务审计单2

社会服务：1931年10月9日

审计员：哈耐得先生 戚某某

病案号：25×××

职员戚某某，弗雷泽医生的秘书。由于肺结核病的反复，霍尔医生建议他在西山霍普金斯疗养院疗养3个月，从7月28日（戚先生去的那天）到1931年10月28日。

经济状况：从1931年7月1日起，案主开始每月收入75元。他的妻子和岳父靠他的收入生活。

教学：3 个月前，案主在崇外花市四条一个珠宝店当老师，一个月收入 20 元，用来维持家用和偿还一些债务。自从感觉不太舒服之后，案主便停止了教学。

案主的债务：案主在 1929 年在疗养院时借了债务。还有 123 元的债务，是他从珠宝店借的，他在那里当过老师。

为案主准备的铺盖和衣服：案主的妻子说，她花了 22 元为案主准备单子、衣服还有一些其他的必需品。那些旧的已经基本上不能用了。

患病期间的预算：每月收入 75 元。支出包括租金 12 元，会费 14 元，食物 20 元，水电费 3 元，煤油费 12 元，人际交往 4 元，支付债务 5 元，家庭零用支出 5 元，疗养费 20 元，蛋奶和其他食物支出 12 元，总共 107 元。

根据这个预算，此家庭每个月亏空 32 元。

医生的建议：去疗养院疗养 3 个月。

建议：社会服务部建议案主接受每月 32 元的帮助，让他在西山疗养院疗养 3 个月。

疗养院疗养的预算：疗养费 20 元，蛋奶和额外的食物 12 元，共计 32 元。

霍尔医生的建议

由于案主为医院做出的优良服务，案主每月 32 元的疗养费将由医院来支付 3 个月。

社会服务部也建议，当案主待在疗养院时这样安排，如此他可以经济自理。

批准：

社会服务部主任　　　　社会工作者

　SMK：DC　　　　　　SM/Cad

出院记录：1929 年 10 月 7 日，案主回家。

案例 34

首　页

病案号：42×××

病房：H—2　　　　科室：内科　　　婚姻状况：未婚

姓名：赵某某　　　年龄：21 岁　　　性别：男

北平地址：西直门内马相胡同　　　　　永久住址：同上

职业：工人　　　　原籍：河北　　　国籍：中国

出生地（省份）：唐县

入院时间：1933 年 11 月 20 日　　　出院时间：1933 年 12 月 18 日

病例概要

诊断结果：

　　1. 伤寒发烧

　　2. 风湿

出院结果：痊愈

社会服务记录①

病案号：42×××

姓名：赵（Chao）某某

年龄：21 岁　性别：男　婚姻状况：单身　原籍：河北

接案记录：

北平地址：德胜门内积水潭东岸×号

老家地址：通州八里桥

职业：护理部工作，每月收入15元。

家庭成员：父亲赵某某，47 岁，平绥路徐照园总段的路警；母亲赵杨氏（Chao Yang Shih），47 岁，在北平住址；妹妹13 岁，学生，随父亲居住。

亲属：姑父李（Li）某某，平汉铁路长辛店工人；表弟李某某，9 岁；表弟李某某，8 岁；表妹李某某，4 岁；李，婴儿。

住房：全家住 3 间北房，免租金，因为房东是案主父亲的盟兄弟。

朋友：邢（Hsing）某某，北平协和医学院某部稽查员。

家庭收入：父亲每月30 元，案主每月15 元，共45 元。

每月将15 元送给姑姑家过日子。案主从朋友王（Wang）某某处借有100 元的债务。王某某是北京使馆区李通饭馆的经理。因为二人是朋友，所以这笔债务没有利息。

案主的饮食：案主早上五点半起床，去北平协和医学院上班，

---

① 此案例中案主的年龄、入院时间、随访日期、案主亲属的年龄有矛盾现象。

早上不吃东西。建议案主喝豆奶。他在员工食堂吃午饭，在家中吃晚饭，月底时案主开始喝牛奶。

娱乐活动：当前案主无娱乐活动。建议案主在家中看书，或在下学期上夜校。

经历：案主在第五中学上过一年学，学校坐落于安定门内方家胡同。

印象：案主目前无问题。

1933 年 6 月 9 日

到案主北平地址家访，见到案主的母亲和妹妹。

住房状况：案主全家住北边三间屋，这房子是属于他朋友的，没有房租。西边的房间是案主父亲居住，房间中有张木床，干净的被子在东北角叠放着。在南面窗子下面有两个凳子和一张麻将桌子，桌上放着小钟表和两个瓷杯。案主父亲有病，中药就放在桌子上。院子里养着蜂，有梨树、桃树和李子树。房间空气清新，日光可以照进屋子。房间不脏乱，也不潮湿，四人居住。屋内配备有电和简单的家具，很干净。

父亲的陈述：父亲在平绥线上做检查员，每月收入 40 元，他开了一间名为天花园的花店，因为士兵骚乱生意失败。他是海淀中国自立教会的热心基督教徒。在父亲失去工作后，情况每况愈下，他不得不将家庭搬离自己工作的地方——位于前门的平绥铁路局。他能支付孩子上学的费用。在朋友帮助下，案主在北平协和医学院找到工作，案主将其工资中的 10 元交给其母亲，剩下 5 元作为午餐费。还有案主的其他亲属（如案主的姑姑）每月需要 6 元。

妹妹的病状与诊断：案主妹妹赵某某，患有慢性咽炎和扁桃腺炎。妹妹曾于 1932 年 12 月 30 日在母亲的陪同下去医院让金

（King）医生给做检查。妹妹讲话声音低沉嘶哑，从外表来看，妹妹强壮健康。如果不知道其年龄，根本看不出她仅 13 岁，她看起来像十八九岁。社会工作者劝父母带妹妹去医院看医生。

父亲给出的家庭预算：面粉、玉米面和大米 6 元，蔬菜 6 元，照明 1.4 元，案主午餐费 5 元，父亲饭费 20 元，杂项 12 元（包括给姑姑的 6 元），共计 50.4 元。

注：服装费用未纳入预算。

1933 年 6 月 28 日

从出纳处拿到 30 元。这钱是提前为案主支取的，将来要还给社会服务部的特殊基金。

家庭成员：案主赵某某，22 岁，护理部苦力，每月 15 元，于 1933 年 1 月 1 日来此工作；母亲赵梁氏（Chao Liang Shih）（与前文不符），49 岁，管理家务；妹妹赵某某，16 岁，在公立学校接受四年教育。

地址：西直门陆春大学钱场公园（Lu Chun Ta Hsueh, Chien Chang Kung Yuan）×号。

亲属：已婚姑姑李太太。李先生是平汉铁路工作人员，每月薪水 20 元，加上每月小费 10 元。地址：张绥线杨庄××号。

朋友：邢（Hsing）某某，北平协和医学院检查员，是他推荐案主来此工作的；吴（Wu）某，使馆区警察。

住房：三间房，每月 5.3 元。

经济状况：收入包括案主薪水 15 元。支出包括房租 5.3 元，粮食 2.5 元，蔬菜及配料 3 元，照明 0.9 元，煤 1.2 元，案主午餐费 2 元，社交支出 3 元，还其他人 1 元，共 18.9 元。赤字 3.9 元。

父亲在世时每月挣 15 元，家庭总收入是每月 30 元，日子过得很舒适。父亲生病休假的 5 个月，公司付给了他 2 个月的病休工资，之后就将他辞退了。在父亲生病期间，已婚的姑姑每月帮助他们 5 元，给了两个月。后因公公生病，她也拿不出钱来，就不再给案主资助。

债务：

债 权 人	数 目	原 因
房子，三个月 房东同案主居住在同一栋房子里	15 元	由于父亲生病和家庭赤字
煤，2000 斤	8.4 元	同上
粮店（东四隆福寺）	4.8 元	同上

典当票：因为父亲生病，大约 50 元。

目前状况：根据案主描述，其父亲由于胃溃疡于昨天去世。案主说自己没钱安葬父亲，他通过朋友吴某在西直门外借了一块坟地。

埋葬父亲的预算：棺材 26 元，抬棺人 15 元，僧侣 5 元。

租借的丧服（3～4 天）1 元，杂项支出 2 元，总计 49 元。

钱的来源：从医院借款 30 元，6 月份薪水 15 元，份子钱 20 元，总计 65 元。

埋葬父亲计划支出 49 元，剩下的 16 元将用在下一个月的家庭支出和紧急应用。

重新计划家庭预算：收入：案主工资 15 元。支出：房租 2 元（将搬到一间更小的房子里），粮食 3 元，蔬菜及配料 2 元，照明 0.7 元，水免费，煤 1 元，案主午餐费 2 元，还社会服务部 3 元，还其他人 1 元，累计 14.7 元。

案主诉求：

1. 从员工贷款基金会中借 30 元，每月还 3 元。

2. 提前领取 6 月份薪水。

印象：案主看起来非常诚心，应更快地采取行动。天气太热，案主父亲的尸体应尽快放进棺材，越快越好。

行动介入：

1. 安排财务室今天支付案主薪水。

2. 已经为案主从医院社会服务特殊基金借款。

建议：社会工作者建议案主从员工贷款基金会借 30 元，从 1933 年 7 月起每月还 3 元，分 10 次还清债务。

批准：社会服务部领导已批准。

外　科

案例35

首　页

病案号：10×××

病房：K—0　　　　科室：外科　　　　婚姻状况：未婚

姓名：张（Chang）某某　　年龄：30 岁　　　性别：男

北京地址：齐外集市口三条××号　　　　家庭地址：

职业：清洁工　　　　原籍：直隶　　　　国籍：中国

亲属：张某某　　　　何种关系：兄弟

亲属地址：同上

入院时间：1925 年 3 月 24 日　　　　出院时间：1925 年 4 月 1 日

病例概要

诊断结果：右大脚趾疼痛

预后：好

出院结果：改善

社会服务记录

病案号：10×××

姓名：张某某

性别：男　婚姻状况：已婚

接案记录：1936 年 6 月 11 日（喂养案例）

北平地址：齐内豆嘴胡同××号

家庭地址：同上

职业：护理部裹伤员，每月收入 23 元，包食宿。从 1923 年 2 月一直在本院工作。

北平住址家庭成员：妻子张王氏（Chang Wang Shih），30 岁；女儿张某某，7 岁；女儿张某某，5 个月，住院号 52×××。

住房：2 间西屋，每月租金 3 元。

外面的家庭成员：母亲 60 岁，哥哥张某某（下文称呼有变化），嫂子，两个侄女，一个侄子，弟弟张某某。

住址：齐内把台大人胡同东口蔡家大院×号。

现状：案主妻子说，她感觉不舒服但也说不清病情。她似乎有些精神抑郁。儿科医生建议每天喂案主的婴儿 1 磅牛奶、粥和青菜，推荐给社会工作者安排，并就此事与案主的妻子面谈。

经济状况：收入：案主的薪水 23 元；支出：房租 3 元，妻子和女儿的伙食费 6 元，赡养母亲的费用 6 元，煤和燃料费 2 元，水电费 1 元，共 18 元。

妻子说他们没有会费和债务。

妻子说她不确定案主是否有能力支付牛奶费用。

1936 年 6 月 12 日

社会工作者与案主面谈（案主作为答话人）。他说可以挤出 1 元或者 2 元来买牛奶。问题是夏天牛奶容易变质，所以这个量不够婴儿吃。

他认为最好继续用他原来用的老办法：用小米面做成糊糊。社会工作者建议上午牛奶变坏之前喂婴儿牛奶，下午喂粥。案主说，即使这样也行不通。社会工作者让他试几天，而他不想试。最后，他说他会仔细考虑这个问题，之后会告诉社会工作者。

护士赵（Chao）女士也告诉社会工作者，似乎案主不想尝试。赵女士说，他们不配合，每次请他们家人来做体检都要费些周折。

印象：既然婴儿体检结果显示正常，我们就先把这个案例搁置起来。如有需要，再重新启动这一案例。

1939 年 5 月 9 日

案主来见社会工作者。他说他妻子遭遇变故，大约 10 天前生了个婴儿，住在 K—3 病房，并于昨天出院。新出生的婴儿还在病房，因为他妻子奶水不足。案主请求医院提供牛奶给婴儿吃，之后他才能将婴儿带回家。从案主那里获取了有关他家的一些信息。

目前家庭情况：自从妻子遭遇变故，案主请他已婚的姐姐（大概 50 岁）来照顾这个家。案主说他有两个兄弟，哥哥叫张某某，E 楼食堂的服务员，每月薪水 18 元，加上 6 元的津贴；弟弟张某某，银行苦力，每月薪水 16 元，不包食宿。案主的两个兄弟都已成家，单独过。案主的母亲与案主的哥哥住在一起，案主每月给母亲 5 元的赡养费。

经济状况：案主说他家经常入不敷出。自从有了津贴，案主的家庭状况好多了。

家庭经济预算：收入包括案主的薪水 23 元，案主的津贴 4.6 元，总共 27.6 元；支出包括房租 2.6 元，粮食和做饭材料 15 元，煤和燃料费 1 元，案主零花钱 1 元，孩子零花钱 1 元，赡养母亲的费用 5 元，钱会 1 元，总共 26.6 元。

钱会：20 人，每月会费 1 元，已经交了 8 个月，到 12 个月就结束。

参加钱会的原因：去年，案主的弟弟张某某失去了工作，弟弟一家就住在案主家里，靠案主供养 4 个月。因此，案主参加这个会，以应对家庭的额外开支。

债务：欠张王氏（妻子的姐姐）30 元，无利息。

借债的原因：案主没有津贴前，每月的收入不够开销。因此，案主借债以弥补家庭经济的短缺。

1939 年 6 月 10 日

家访以了解案主目前的经济状况。见到了案主的妻子和已婚的姐姐。妻子似乎有点精神不正常，坐在屋里什么也没有做，直接和社会工作者说话。已婚的姐姐看起来人很好，且能干。她说她过去在一些家做过保姆。由于案主妻子有病，她被案主请过来帮助照顾这个家。

住房：小院内有两间房。里间是卧室，有炕和一张桌子，炕上有被褥。外间用来做饭和吃饭，有一张桌子、一个木床和一些做饭用的材料。总的来说，两间屋对案主来说够大了，但不很干净，也杂乱。

社会工作者对此案例的看法：从对案主的访谈以及家访，社会工作者有这样的印象：案主通情达理，而且可靠。他尽心地照料自己的家。由于妻子目前患病，案主也许很难为婴儿弄到牛奶，社会工作者认为值得帮助案主。

与王（Wang）医生商量此案例：社会工作者向王医生汇报了案主家的经济情况和案主的孩子需要牛奶的问题，以求获得他的帮助。王医生同意给案主的婴儿每天提供 1 磅的牛奶，期限为两个月。

婴儿从病房 K—3 出院回家。

1939 年 6 月 11 日

从今天开始，从泰和奶场为案主的婴儿定了每天 1 磅的牛奶。

1939 年 9 月 11 日

社会工作者到北平住址家访以了解案主婴儿的情况，见到了案主的妻子、三个孩子及案主已婚的姐姐。案主的妻子仍然脑子不清楚，但可以做家务、做饭，不能照料婴儿。婴儿一直由案主已婚的姐姐照看。根据案主姐姐所说，婴儿的牛奶不够，婴儿总是哭，案主的妻子一点奶水都没有。有时，婴儿哭得厉害，她就给婴儿喂一些水喝。

社会工作者的建议：既然孩子已经 4 个月大了，可以每天喂两勺大米汤。下周三，应该带孩子到医院接受检查。

案例 36

首　页

病案号：17×××

病房：K—O　　　　科室：外科　　　　婚姻状况：已婚

姓名：苏荷拉科夫·N.P.　年龄：30 岁　　　性别：男

家庭住址：天津围墙道逸清里××号

职业：记账员　　　　国籍：俄国

亲属：苏荷拉科夫太太

亲属住址：同上

入院时间：1927 年 7 月 8 日　　　　出院时间：1927 年 7 月 16 日

病例概要

诊断结果：

1. 下颚骨左侧患慢性骨髓炎

2. 颈部的左侧区域被遮蔽

手术情况：切开颈部左侧区域的脓肿，排去脓液

出院时愈合的情况：2 厘米见方的伤口粒化并结疤

入院时主要症状：

　　下巴左侧突角处疼痛并出现肿胀，白血球数量达到 16000 个

出院时主要症状：肿胀及触痛几乎完全消失

治疗期间并发症：无

对未来治疗的建议：回到天津后定期找医生检查治疗

随访时间：1927 年 9 月 14 日

　　应在治疗后多久进行？两个月

在复诊时须注意事项：视病情进展而定

预后：良好

出院结果：好转

社会服务记录（第一次）

病案号：17×××

姓名：尼奥拉斯·苏荷拉科夫（Nicholas Soohorokoff）

年龄：29 岁　性别：男　婚姻状况：已婚　国籍：俄国

接案记录：

通讯地址：天津 C/O 区阿沃斯特邮局 IO 信箱

配偶地址：天津英租界围墙道逸清里××号公寓

家庭成员：妻子尼奥拉斯·苏荷拉科夫夫人，24 岁，住院号 19×××，职员，每月薪水 40 元。

住房：案主与妻子住一间房，每月租金 18 元。

工作及教育等情况：第一次世界大战之前，案主是俄国西伯利亚托木斯克的俄罗斯商学院的学生。开战之后，案主入伍成为一名军官。战争期间，案主于 1921 年受了重伤。1922 年，案主偕妻子离开俄罗斯来到中国，并于同年到达天津。案主有一名兄弟在天津，起初，案主与妻子跟其兄弟一起住。之后，他获得了一份职员的工作。

他的薪水是每月 40 元。从那时开始，案主与妻子就靠着薪水生活。

案主 6 个月前来到北平协和医学院准备手术，但是那时没有三等病床，所以案主返回了天津。

问题：没有社会问题。

出院记录：1927 年 7 月 16 日，案主出院回家。

社会服务记录（第二次）

病案号：17×××

姓名：尼奥拉斯·苏荷拉科夫·尼克里

年龄：37 岁　性别：男　婚姻状况：已婚　国籍：俄国

接案记录：1934 年 7 月 25 日

目前地址：使馆街 3 号北洋印刷厂

家庭地址：西伯利亚托木斯克

再次接案记录：

案主在 1934 年 7 月 25 日入住病房 G—2，治疗脑部肿瘤。

案例 37

首 页

病房：H—3　　　　科室：外科　　　　婚姻状况：未婚

姓名：周（Chou）某某　　年龄：9 个月　　性别：女

北京地址：前内六部口××号　　　　　家庭地址：同上

职业：儿童　　　　原籍：直隶①　　　国籍：中国

亲属：杨某某

亲属地址：同上

入院时间：1928 年 2 月 11 日　　　　出院时间：1928 年 5 月 26 日

病例概要

诊断结果：①多指症；②急性咽炎；③麻疹

手术：多指症切除术

入院时主要病症迹象：在原来的手指上长出多余手指

出院时主要病症迹象：多指症切除术伤口愈合

出院结果：痊愈

---

① 原档案中有时用"原籍"，有时用"出生地"，此处"直隶"应为"出生地"。

社会服务记录

病案号：19×××

姓名：周某某

年龄：9 个月　性别：女　原籍（省）：江苏

接案记录：1928 年 2 月 16 日

家庭地址：六部口南口××号

父亲地址：西城绒线胡同西口天和祥饭店

养母地址：西单前牛肉湾××号

生母将其送往医院，生母和养母一同来看望她。以下信息来自生母。见到养母。

家庭成员：父亲周某某，25 岁，饭店经理助理；母亲周丁氏（Chou Ting Shih），24 岁，案主是夫妻二人唯一的孩子；祖父周某某，45 岁，饭店总经理；继祖母 40 岁；有三个叔叔，父亲在家排行老大。

养母家庭成员：王杨氏（Wang Yang Shih）：丧偶，28 岁（她是丈夫的第二任妻子），有两个继子，都 20 多岁。

现状：案主有一个 17 天的堂弟（叔叔的儿子）。继祖母认为，案主的拇指对她堂弟来说是一种不祥的预兆，所以她令案主的父母把案主送走，在手术后案主将被送到养母家。在病房看到案主的生母，她因不得不送走孩子而很难受。

备注：案主只有 9 个月大。挂号时她母亲觉得院方不会为一个 9 个月大的孩子手术，所以谎称案主 3 岁。

问题：无社会问题。

1928 年 3 月 20 日

养母来到社会服务部。养母表示非常希望给案主做手术。她说，如果让案主继续住院，她将无力支付案主的费用。社会工作者了解到，她丈夫去年去世了，两个继子一个 21 岁，一个 20 岁，仍在上学。家庭开支完全依靠出租一处房屋，收入租金大约 20 至 30 元。

养母请求尽快给案主安排手术，并且计划周六（1928 年 3 月 24 日）安排案主出院。情况已经向医生反映说明。

1928 年 4 月 26 日

养母来到社会服务部。养母说医生让案主住院时间过长，她无力支付医药费，请求减少费用。

家庭史：历史记录显示，她是丈夫的第二任妻子。丈夫是与她结婚后一年去世的，现在她与第一任妻子住在一起。丈夫在通信管理部门任职多年，收入可观。

第一个继儿媳丧偶，第二个继子在唐山大学求学，有奖学金。第三个继子在交通大学读大学二年级，有奖学金，在家里住。

经济状况：养母说，家里除了每月 28 元的房屋租金外，没有其他收入。

住房：据说，一家住 6 间房，其余房产出租可收入租金 16 元。

和养母制订的计划：再出租 1 或 2 间房来增加租金收入。养母说那不可能，因为暑假时儿子们要回家，得给他们留出房间。

收养：据说，养母还没有将案主带回家，因为丈夫的第一任妻子和儿子们都反对收养案主。

家务管理：养母解释说，他们没有请佣人，所有家务活都是他们自己做。

1928 年 4 月 27 日

家访。见到丈夫的第一任妻子和养母。第一任妻子是位漂亮温和的家庭妇女，但没什么能力。

住房：一家住有 6 间房，自己的房产。房间里的家具陈设相当不错，看得出这一家经济条件不错。

家庭史：丈夫的第一任妻子告诉我们说，她的寡妇儿媳在祥山孤儿院打工谋生。自从父亲去世，三儿子边在交通部做临时工当秘书，边在交通大学上学。已故的养父曾任交通部主管和科长，死于心脏病。

经济状况：通过出租闲置的房间，每月收入 16 元的租金。三儿子每月收入 48 元。

家务佣人：家里有一个保姆和一个 14 岁的女佣。

关于收养案主的意见：丈夫的第一任妻子和三儿子建议，由于目前家庭情况不佳，养母不应收养这个孩子。

现状：三儿子仍不知道案主住院的事情。因此，他必然会拒绝支付案主的医药费。

1928 年 4 月 30 日

见了吴（Wu）医生，他说案主身体状况良好，准备安排她转到外科进行手术。

情况说明报告交给汤姆（Tom）女士，她同意减少案主费用。

1928 年 7 月 26 日

信件寄往西单地址，告知案主 1928 年 8 月 23 日下午来复查。

1928 年 10 月 23 日

到家做随访。

汤姆女士：周某某，住院号 19×××，住在病房 H—3 准备多指症的手术。但由于内科医生认为案主身体状况并不适合手术，所以仍未给案主做手术。家里人多次请求院方能够马上给案主安排手术。他们解释说，如果案主继续住院，他们将无力支付费用。由于检疫和手术尚未准备就绪，案主仍需留院观察。家访调查时发现，案主入院前不久被收养。家庭成员包括养母（妾）、丈夫的第一任妻子，还有两个儿子（一个 21 岁，一个 23 岁）和一个寡妇儿媳。尽管家里每月有 64 元的收入，但是有一个相当棘手的问题，全家人尤其是两个儿子反对收养案主，养母没有能力独自支付案主的医药费。家里已经支付了一个月的医药费。由于案主在医院观察了很长一段时间，我认为院方减免一部分医药费，家庭支付另一个月的费用，这对双方是公平的。希望此方案能获准。

案例 38

首 页

病案号：19×××

病房：K—O　　　　科室：外科　　　　婚姻状况：已婚

姓名：贾（Chia）某某　　年龄：39 岁　　　性别：男

北京地址：崇外细米巷××号　　　　　　　家庭地址：同上

职业：人力车夫　　　原籍：直隶　　　国籍：中国

亲属：贾太太

亲属住址：同上

入院时间：1928 年 3 月 21 日　　　　出院时间：1928 年 4 月 10 日

病例概要

诊断结果：臀部有脓肿；接触性毒性口炎

手术：臀部脓肿引流和切除术

出院伤口情况：非常干净，但未完全康复

入院主要症状：有两个交叉切口（9cm×6cm），疼痛，痛苦

出院主要症状：伤口清洁（8cm×6cm），无疼痛

并发症：某些皮肤病

复查日期：1928 年 4 月 11 日

预后：非常好

出院结果：好转

社会服务记录

姓名：贾某某

年龄：39 岁　性别：男　婚姻状况：已婚

接案记录：1928 年 3 月 27 日

北京地址：前外打磨厂细米巷××号

家庭成员：妻子 39 岁，在北京地址；女儿 9 岁，住在外祖母家（内宫街××号朱宅）。

职业：案主原是崇外兴隆街徐宅的司机，现在是个人力车夫。

工作经历：案主曾在徐宅工作。每月挣 9 元，大约工作了 8 年。但是 4 个月前失业，因为徐宅不再需要司机。

经济状况：案主每天挣 70～80 个铜板。

住房：一家人住一间房，租金每月 1.5 元。

案主计划：出院后案主将会回家，然后每天回门诊换药。

困难：①贫困；②暂时腿瘸。

社会服务计划：案主不能拉人力车。在他不能拉人力车期间，社会服务部将会资助他。

出院记录：1928 年 4 月 10 日案主出院回家，每天回医院换药。

社会服务随访表

病案号：19×××

姓名：贾某某

性别：男　年龄：39 岁　北平住址：前门外打磨厂细米巷××号

1928 年 9 月 19 日

到通信地址家访，没有找到案主。当地居民说他们不认识此人。

1929 年 9 月 5 日

信件邮寄到案主的北平通信住址，要求案主 1929 年 9 月 9 日来随访。

1929 年 9 月 7 日

信件被邮局退回，称上述地址查无此人。

1929 年 9 月 14 日

信件邮寄到案主的北平通信住址（前外细米巷），要求（案主）1929 年 9 月 18 日来医院。

1929 年 9 月 25 日

拜访案主北平住址（细米巷），这里大概住着 10 户人家，没有人知道案主。

1929 年 10 月 4 日

信件邮寄到案主北平住址（内宫街），要求在案主 1929 年 10 月 7 日来医院随访。

1929 年 10 月 8 日

信件被邮局退回，称上述地址查无此人。所以没有找到案主。

结案。

案例 39

首 页

病案号：19×××

病房：G—1　　　　　科室：外科　　　　婚姻状况：未婚

姓名：郑（Cheng）某　　年龄：23 岁　　　性别：男

北京地址：东华门东河沿××号　　　　　家庭地址：同上

职业：储蓄银行职员　　原籍：广东　　　国籍：中国

亲属：郑某某

亲属住址：同上　　　　何种关系：父亲

入院时间：1928 年 3 月 26 日　　　出院时间：1928 年 4 月 28 日

病例概要

诊断结果：①急性阑尾炎；②腹腔脓肿

手术：阑尾切割术，腹腔脓肿清除术

收治时的症状表现：急性腹痛，持续 24 小时

出院时的症状表现：血液酸碱度正常，无症状

并发症：骨盆脓肿

预后：良好

出院结果：恢复良好（①②）

社会服务记录

病案号：19×××

姓名：郑某

年龄：24 岁　性别：男　婚姻状况：未婚　原籍（省）：广东

接案记录：1928 年 3 月 27 日

北京地址：东华门东河沿××号

家庭住址：广东香山

家庭成员：父亲郑某某，61 岁，农商银行的职员；母亲 58 岁；姐妹；弟弟 21 岁；弟弟 15 岁。（都在北平地址）

职业：中法储蓄银行职员。

经济状况：案主每月收入 40 元，他父亲每月收入 60 元。

住房情况：一家住 6 间房，每月租金 16 元。

案主的计划：出院后回北平地址。

问题：无社会问题。

出院记录：1928 年 4 月 28 日，案主回到北平的住址。

1928 年 7 月 13 日

信函发给案主，请其回来复查。

1928 年 7 月 20 日

案主来复查。

新地址：乃兹府关东店××号

社会服务随访表

病案号：19×××

姓名：郑某

摘要：性别：男　年龄：23 岁

北平地址：东华门东河沿××号

家庭住址：广东香山

新住址：乃兹府关东店××号

1928 年 7 月 13 日

信函发往案主东华门地址，请他 1928 年 7 月 20 日过来复查。

1928 年 7 月 20 日

案主来到医院，接受了关医生的检查。

1928 年 10 月 18 日

信函和随访表发往案主北平住址，请他过来或者是请他填写随访表。

1928 年 10 月 29 日

收到案主的回信。

1929 年 4 月 13 日

信函发往案主北平的新住址，请他 1929 年 4 月 18 日过来。

1929 年 4 月 19 日

案主来随访复查。

1930 年 4 月 25 日

信函发往案主北平的新住址，请他 1930 年 4 月 28 日过来。

1930 年 4 月 28 日

案主来到医院，在随访科见到。

案例 40

首　页

病房：G—1　　　　　科室：外科　　　　婚姻状况：单身

姓名：赵（Chao）某某　　年龄：17 岁　　　性别：男

北京地址：西直门内南顺城街×号　　　　家庭地址：同上

职业：军人　　　　　原籍：直隶　　　国籍：中国

亲属：赵某某

亲属地址：同上

入院时间：1928 年 4 月 24 日　　　　出院时间：1928 年 6 月 11 日

病例概要

诊断结果：枪伤

出院结果：好转

社会服务记录（第一次）

病案号：20×××

姓名：赵某某

年龄：17 岁　性别：男　原籍：直隶

接案记录：1928 年 4 月 24 日

北京地址：西直门内南顺城街×号

家庭成员：母亲，48 岁；妹妹，13 岁；妹妹，10 岁；父亲赵某某，49 岁，福音传道者，在西四牌楼北神召会，职业军人。

收入：父亲每月挣 4 元，案主每月挣 3.5 元。

住房：一家人住在一间房，租金 1 元。

工作经历：案主原先是名学生。因为他家经济困难，所以案主去当兵了。

现状：案主的父亲来到社会服务部说，他唯一的儿子现在后防医院接受治疗，而且非常严重。因此，案主到北京协和医学院接受治疗，请求社会服务部让案主免费接受治疗。

行动介入：社会工作者找孟（Meng）医生商量后，同意案主免费住院。

出院记录：1928 年 6 月 11 日，因为案主的家离医院很远，所以允许他住招待所，每天来换药。社会服务部为案主买了一副拐杖，花了 1.60 元。

社会服务记录（第二次）

病案号：20×××

姓名：赵某某

年龄：18 岁　性别：男　婚姻状况：已婚

接案记录：1928 年 9 月 29 日

案主地址：西直门内南顺城街×号

备注：要了解其社会历史，请阅读有关以前的住院情况的黄色的表格。

社会服务记录（第三次）

病案号：20×××

姓名：赵某某

1929 年 10 月 26 日，案主再次住院。

家庭状况：案主说他父亲现在没工作。他患病不能工作，请求社会工作者为他父亲找份工作。

出院记录：1929 年 12 月 6 日，案主出院回家了。四周后应回医院。

1930 年 1 月 25 日

案主回医院换膏药。

医生的建议：张（Chang）医生说，案主应该每天回医院换药。

案主的诉求：案主说，他住得离医院太远，而且他也没钱坐人力车。他父亲没工作，请求社会服务部帮助他。

社会服务计划：

1. 送他去招待所。

2. 给他父亲找一份工作。

送案主去招待所，以便每天换药。

1930 年 2 月 8 日

社会工作者告诉案主，让他父亲来检查，因为医院有一个岗位。

1930 年 2 月 10 日

案主的父亲来了。由于已经有人为得到这一职位做了检查，社会工作者告诉案主的父亲，等另有岗位给他安排。

1930 年 3 月 1 日

社会工作者带案主去让朱（Chu）医生做检查。然后，病人再次住院，住在 K—0 病房。

1930 年 3 月 21 日

案主出院回北京住址，社会工作者帮助（案主）支付人力车费用 0.10 元。

1930 年 8 月 13 日

帮助支付人力车费用 0.40 元。

1930 年 8 月 25 日

帮助支付人力车费用 0.25 元。

他父亲每天在平则门外卖茶水谋生。因此，他请求社会服务部帮他做打算。

行动介入：推荐案主去向关（Kuan）太太①的办公室求助，被告知明天来体检。

1930 年 9 月 1 日

社会工作者查看了案主的病历，发现他身体非常健康。

---

① 应是关先生，在当时的社会条件下，男人开公司的可能性更大。

备注：关先生让案主等等，有空缺的话会通知他。

1930 年 10 月 20 日

案主来到社会服务部说，他现在北平协和医学院工作。但是，他每天回家太远。因此，他请求让他住在招待所。他不在招待所吃饭。

社会服务计划：社会工作者告诉案主和王（Wang）某（门诊的一个苦力）商量能否和他住在一起，这样可以少付房租，而且也离家近。告知案主，他不能住在招待所。

1930 年 10 月 21 日

案主来了。他说现在和门诊的苦力王某住在东帅府胡同。

问题：慢性疾病、被遣散的士兵、经济困难、住院安排、救济、没工作、没钱。

1930 年 11 月 27 日

案主来到社会服务部说，关先生的公司不需要那么多人了，因此，他被解雇了。但是，他还是有病，每天必须来换药。他担心如果回家了，他的状况会变得更糟糕。因此，他还想住在目前的地址，请求社会工作者给他一些帮助。

行动介入：社会工作者给了他 1 元钱买食物。

1930 年 12 月 2 日

案主来到社会服务部说，住在现在地址的其他人搬走了，因此，他没地方住了。

社会服务计划：给案主找一份工作，给案主找一住处。

郑（Cheng）太太的声明：郑太太曾是社会工作者。我们曾经让一名叫孟（Meng）某某的男孩求助于她。此男孩的腿疾又犯了，而且不能工作了。她询问是否有人接替他（孟）的工作。

案主被推荐给郑太太：社会工作者推荐案主见郑太太，让案主代替（孟某某）。案主能去燕京大学换药。郑太太给案主车费，并让案主去她家。

1930 年 11①月 18 日

案主来到社会服务部说，因为孟某某回到郑太太家，所以他回来了。他依然需要每天换药。

1930 年 11②月 27 日

案主来到社会服务部说，他现在暂时住在东城，这样可以每天来换药。但是，他没钱买吃的，社会工作者给了案主 1 元。

1931 年 1 月 3 日

由于案主必须每天换药，社会工作者和矫形外科医生商量给案主做植皮手术。有空床，案主住院了。

社会服务计划：痊愈后，案主可以当一名警察，或者当一名商贩，或者找一份工作。

1931 年 1 月 17 日

医生建议案主回医院换药。

1931 年 1 月 17 日

送案主去招待所。

1931 年 2 月 6 日

社会工作者和案主谈话。案主说，如果去当兵，他不得不站岗训练。他腿的状况使他不能跑了，因此这份工作不适合他。而且，也不能蹲下擦地板，所以他也不能做苦力了。

改变计划：

1. 让案主学做皮鞋。

①② 两处的月份记录错误，都应为 12 月。

2. 让案主学理发。

3. 让案主学厨师。

拜访北平协和医学院的李（Li）师傅，并请求安排案主在皮鞋店做学徒。

李师傅的陈述：李师傅说，因为生意不好，所以皮鞋店目前不收学徒。

1931 年 3 月 11 日

为案主支付人力车费用，案主出院回家了。

社会服务计划：再一次给案主找工作。

1931 年 3 月 27 日

见到卢（Lu）医生，询问西山疗养院是否愿意雇佣案主。卢医生说愿意。因此，通知案主去西山疗养院工作。

1931 年 5 月 6 日

案主来到社会服务部说，他现在西山疗养院工作，每月挣 5 元，包食宿，额外还有 2~3 元，他一个月总共能挣到 7 元，他非常喜欢他的工作。

社会服务随访表

病案号：20×××

姓名：赵某某

地址：西直门内南顺城街×号

1929 年 5 月 30 日

信件发往案主北平地址。

1929 年 9 月 5 日

信件发往案主北平地址，要求案主 1929 年 9 月 9 日去做后续检查。

1929 年 9 月 9 日

今天下午案主来做后续检查。

1930 年 3 月 1 日

随访科的朱医生给案主看病。

1930 年 5 月 17 日

案主去做随访。

1930 年 12 月 16 日

信件发往案主北平地址，要求案主 1930 年 12 月 19 日来医院。

1930 年 12 月 19 日

案主去做随访。

1932 年 4 月 8 日

信件发往案主北平地址。要求案主 1932 年 4 月 11 日来医院。

1932 年 4 月 15 日

收到案主的信件，获知案主的新地址：西山八大处疗养院转交。

1934 年 12 月 6 日

结案。

案例 41

首 页

病房：G—1　　　　科室：外科　　　　婚姻状况：单身

姓名：胥（Hsu）某某　　年龄：17 岁　　　性别：男

北京地址：粮食店，万顺店　　　家庭住址：天津西开福安里×号

职业：学生　　　　原籍：直隶　　　　国籍：中国

亲属：胥某某

亲属地址：同上

入院时间：1928 年 4 月 24 日　　　　出院时间：1928 年 5 月 23 日

病例概要

诊断结果：腹壁窦道

手术：检查腹壁窦道

入院时的主要症状：之前患过腹壁窦道，现在离上次出院一年半了

治疗期间的并发症：没有

预后：良好

出院结果：好转

社会服务记录

病案号：20×××

姓名：胥某某

年龄：17 岁　性别：男　婚姻状况：单身　原籍：直隶

接案时间：1928 年 4 月 24 日

家庭地址：天津西开福安里×号

家庭成员：母亲，47 岁；叔叔胥某某，25 岁，职员，天津东门里石桥胡同酒厂；叔叔胥某某，46 岁，职员，天津发杰和人祥泰木行。

职业：学生。

经济状况：叔叔有不错的收入，家庭有一些存款。

朋友：李（Li）先生，北京崇内马皮场北郊，香台牧场。

住房：家有 10 间住房（私有）。

问题：出院后的护理问题。

出院记录：1928 年 5 月 23 日案主回到招待所，每天换药。1928 年 6 月 18 日再次住院。

社会服务随访表

病案号：20×××

姓名：胥某某

性别：男　年龄：17 岁

北平地址：粮食店，万顺店。

家庭地址：天津西开福安里。

1928 年 8 月 28 日

案主前来检查。

1929 年 1 月 3 日

信和调查表被寄往案主的天津地址。

1929 年 1 月 10 日

信件被邮局退回。因为在提供的地址处没有找到案主，也没有叫案主的名字的人。

1929 年 1 月 31 日

杨打电话给万顺店，问了些关于案主的事，称无此人。

1929 年 4 月 29 日

案主来治疗皮肤病。门诊的万（Wan）医生进行外科随访。

案例42

首　页

病案号：20×××

病房：G—11　　　　科室：外科　　　　婚姻状况：未婚

姓名：陈（Chen）某某　　年龄：18 岁　　性别：女

北京地址：安内沙络胡同××号　　　　家庭地址：同上

职业：学生　　　　原籍：直隶　　　　国籍：中国

亲属：陈某某

入院时间：1928 年 5 月 8 日　　　　出院时间：1928 年 5 月 23 日

病例概要

诊断结果：疝气

预后：好

出院结果：痊愈

社会服务记录

病案号：20×××

姓名：陈某某

年龄：18 岁　性别：女　婚姻状况：未婚　原籍：直隶

接案记录：1928 年 5 月 8 日

家庭地址：安定门内沙络胡同××号

职业：学生。

家庭成员：父亲陈某某，40 岁，曾是教师；母亲，36 岁；叔叔陈某某，36 岁；姨丧偶；三个弟弟分别是 11 岁，6 岁，2 岁。

房产：8 间房屋，自己所有。

财产：家庭拥有水浇地和房子，家庭境况富裕。

问题：没有社会问题。

案例 43

首　页

病案号：20××××

病房：K—O　　　　科室：外科　　　　婚姻状况：单身

姓名：王（Wang）某某　　年龄：16 岁　　　性别：男

北京地址：东四北山老胡同×号　　　　　家庭地址：同上

职业：学生　　　　　原籍：山东　　　　国籍：中国

亲属：王某某　　　　与患者关系：哥哥

亲属地址：同上

入院时间：1928 年 5 月 17 日　　　　　出院时间：1928 年 5 月 28 日

病例概要

诊断结果：不完全单边唇裂，可以对裂唇进行手术

入院时的主要症状和迹象：不完全单边唇裂

出院时的主要症状和迹象：修复

治疗过程中的并发症：无

复查时间：1928 年 7 月 19 日

出院结果：好转

社会服务记录

病案号：20×××

姓名：王某某

年龄：16 岁　性别：男　婚姻状况：单身　原籍：山东

接案记录：1928 年 5 月 17 日

北京地址：东四南剪子巷山老胡同×号

家庭地址：山东德州城外南关

家庭成员：父亲王某某，57 岁；母亲，57 岁；哥哥王某某，35 岁，农民，住在北京地址；哥哥王某某，28 岁，学生，在北京某校读书，法科。

职业：案主是一名山东的学生，在北京没有工作。

经济状况：案主的家庭在山东老家，有 200 亩地。

住房：一家住 4 到 5 间房，案主不清楚租金。

案主的计划：案主打算回到北京住址。

问题：没有社会问题。

目前的状况：由于山东的战乱，案主一家来到北京，将在战争平息后回到山东。

出院记录：1928 年 5 月 28 日案主回到北京住址。

社会服务随访表

病案号：20×××

姓名：王某某

性别：男　年龄：16

目前北平地址：东四北山老胡同×号

家庭地址：山东德州城外南关

1928 年 7 月 31 日

发往北平地址一封信。

1928 年 8 月 16 日

案主前来复查。

1929 年 5 月 23 日

信件发往案主目前北平地址，希望案主于 1929 年 5 月 25 日来医院复查。

1929 年 6 月 14 日

到案主目前北平地址探访。见到案主的哥哥，他说案主参加学校的期末考试后将去医院复查，案主的哥哥承诺日后将和案主一起去。

1929 年 7 月 1 日

案主来了。在随访科见到案主。结案。

案例44

首 页

病案号：21×××

病房：G—2　　　　科室：外科　　　　婚姻状况：已婚

姓名：孟（Meng）某某　　年龄：41 岁　　　性别：男

北平地址：无　　　　　　　　　家庭地址：河北曲阳县西朱谷

职业：军人　　　　　原籍：河北　　　　国籍：中国

亲属：孟甄氏（Meng Chen Shih）　　　　何种关系：丈夫

亲属地址：同上

入院时间：1928 年 10 月 3 日　　　　出院时间：1929 年 2 月 28 日

病例概要

诊断结果：

1. 子弹在伤口深处，病情较为严重

2. 小腿蜂窝织炎

3. 膝关节急性化脓性皮炎

手术：

1. 在小腿处插三个引流管

2. 在膝关节急性化脓性皮炎处插引流管

3. 此病例有第三条

4. 在小腿的脓肿处插两个引流管

5. 膝关节以下截肢

6. 皮肤移植，雷维尔丹手术，把小腿的皮肤移植到损伤的部位

7. 输血

出院时的主要症状：伤口清理干净并且痊愈

关于进一步治疗的建议：进一步观察

复查时间：1929 年 6 月 22 日

预后：良好

出院结果：好转

社会服务记录

病案号：21×××

姓名：孟某某

年龄：41 岁　性别：男　婚姻状况：已婚　原籍：河北

接案记录：1928 年 12 月 10 日

家庭地址：河北曲阳县西朱谷（Hsi Chu Ku）。

职业：直鲁联军的退役军人。

家庭成员：母亲；妻子孟甄氏；儿子 17 岁；叔叔 49 岁。

经济收入：5~6 亩土地，还有一家油铺，由叔叔经营。

房屋：5 间

问题：取决于出院时的状况。

工作经历：7 年前，案主去了东三省。在这之前，他在家务农。5 年前，他当了兵。他曾经是一个小军官。今年夏天，当国民党军队将他们缴械的时候，他在火车上受了伤。

家庭关系：案主已经离家 7 年，一直没有和家人通信。

现在的情况：案主被北平协和医学院的救护车接到医院，他的一件外套和另外一些衣物存放在医院里。

行动介入：带案主去见万格达（Vancordor）医生，医生建议案主作为一般外科病例再次住院。

事故：案主在出院的那个晚上在招待所摔了一跤。

1929 年 3 月 25 日

案主再次住院准备皮肤移植手术。

1929 年 4 月 16 日

案主出院住进招待所，每天换药。

之后的行动：带案主去见万格达医生。医生说同意案主回家，让案主四个月后再来复查。

社会服务随访表①

姓名：孟某某

婚姻状况：已婚　年龄：41 岁

地址：河北曲阳县西朱谷

1929 年×月 18 日

在随访科见到案主。

1929 年×月 5 日

信件和调查表发往案主在曲阳的地址。

1929 年×月 6 日

案主再次住院，病房 G—1。

1929 年×月×日

案主从 G—1 出院。

1929 年×月×日

信件和调查表发往案主在曲阳的地址。

1929 年×月×日

信件被邮局退回，因为在曲阳没有这样一个地址（西朱谷）。

结案。

1931 年 5 月 23 日

案主在社会服务部说，他在家可以通过制作石像挣钱。他挣的钱只能维持生计。这假肢（假腿）太旧了，不能再用了。所以他到

---

① 随访表由于字迹模糊，部分日期不详。

这里请求换个新的。

他原来只有足够来这里的费用，现在没有钱了。

社会服务部给了案主0.2元，让他买饭，并告诉他1931年5月25日来见医生。

建议：医生说安装一条腿，需要支付5元①。

陈述：案主向社会服务部寻求特殊帮助，给他安装一条假肢（木腿）。但是，他最多只能支付25元。

王医生的陈述：案主找王医生看病，催促安装假肢，说稍后他会把这部分钱带过来。王医生同意。

安装假肢：由李（Li）师傅制作，这条假肢（木腿）需要2个月才能做好。

获得这笔钱的计划：案主说他可以通过制作石像，然后卖掉它们来挣些钱。之后，他可以支付这笔钱。

火车票费用：案主没有回家的火车票费用。王医生同意让案主从社会服务部那里支取4元帮助。案主回家。

1931年×月×日

案主从老家来到社会服务部，他带来几尊石像。他急着卖掉这些艺术品。他的侄子陪伴他来这里，他们借的钱已经用光了。

1931年6月16日

案主借了2元，用来支付小旅馆的费用和饭费。

行动介入：

1. 社会工作者想要帮助案主卖石像。在卡片上打印了英语注释，并告诉案主带着卡片去南院和北园去卖石像，但是没有人买

---

① 此处记录可能有误，应为50元。

石像。

2. 社会工作者到灯市口青石行。见到费（Fei）先生，并与之商量，但他不想要这尊石像。

3. 社会工作者去了东四牌楼的古董店，获知这些古董店也不想要这尊石像。

4. 见到罗（Lo）先生，他在北平协和医学院的电话办公室工作。他说这尊石像本可以放在北平旅馆，但目前卖不出去。

1931 年 6 月 19 日

由于这些石像没有在上述地址卖出去，所以给案主 8 元路费。案主和他的侄子回家。

出院记录：1929 年 2 月 28 日，案主出院住进招待所，给案主一副拐杖。

案例 45

首 页

病案号：21×××

病房：G—1　　　　科室：外科　　　婚姻状况：未婚

姓名：唐（Tang）某某　年龄：22 岁　　性别：男

北平地址：（无）　　　　　　　　家庭地址：江苏砀山县唐庄

职业：军人　　　　原籍：江苏　　　国籍：中国

亲属：唐某某

亲属地址：同上

入院时间：1928 年 10 月 3 日　　　出院时间：1928 年 11 月 10 日

病例概要

诊断结果：大腿枪伤，钩虫病，蛔虫病

手术：丙硫咪唑（肠虫清）；病人的枪弹伤

入院时的主要症状：

　　病人的枪伤已经伤到了神经末梢，子弹的碎片分散在病人的伤口周围

出院时的表现：

　　没有其他痛苦，肠虫清发挥了药效，病人枪伤的伤口处已经愈合，情况良好

并发症：病人的伤口处留下了一个疤痕

复查时间：1928 年 12 月 3 日

预后：良好

出院结果：好转

社会服务记录

病案号：21×××

姓名：唐某某

年龄：22 岁　性别：男　婚姻状况：未婚　原籍：江苏

接案记录：1928 年 10 月 8 日

通信地址：北平无住址

家庭地址：江苏徐州砀山县唐庄

职业：直鲁联军的士兵

收入：每月 4.2 元，包食宿。但是已经拖欠了四个月（除了食宿）。

家庭成员：父亲唐某某，40 多岁；三个妹妹年龄分别为 16 岁、14 岁和？（案主忘了），两个被送去做童养媳。最小的妹妹现在和父亲在一起。

财产：没有土地，没有房。

经济状况：案主和他家的经济情况不好。案主的父亲靠卖馒头之类维持生计，抚养案主最小的妹妹。

住房状况：2 间，每月租金 1.3 元。

个人简历：案主在江苏砀山县出生长大。案主小时候仅学了一点语文，长大后，他开始卖烟，也卖馒头。一年半以前，案主当了兵，并在军队中升职。案主跟随他的部队从山东撤退，来到滦河东，在此受了伤。他被军队的指挥官带到这座城市。他没有钱支付医药费，已经安排他在我们医院接受免费治疗。

社会问题：取决于出院时的情况。

1928 年 10 月 2 日

社会工作者拜访了王（Wang）医生，并询问了有没有人负责直鲁部队中的伤员，王医生说目前还没有。

1928 年 10 月 4 日

社会工作者从报纸上得知，直鲁部队中的伤员是由郭（Kuo）某某第四师从滦州送到了北平。于是社会工作者计划去直内舅爷府第四师商量伤员医治的事情。

1928 年 10 月 11 日

社会工作者去第四师并从军官（副团长）处获知，转移处负责伤员的事情。

1928 年 10 月 12 日

社会工作者去了直内北小街 10 号，见到了郭某某第四师转移处的军官曹（Tsao）某某，为伤员制订了以下三个计划：

1. 如果案主愿意回家，他可以自行离开，办公室为他安排有关事宜。

2. 如果案主出院后仍然需要换药，他可以被送往北平六条的收容所。可以在那里换药，也可以在这里换药。

3. 如果案主治愈，可以将案主送往西安门内×××办事处，他们会送案主回原籍。

通信地址：安徽凤台县西北四十五里马营李（Li）某某转交唐某某。

1928 年 11 月 11 日

案主来换药，说收容所很冷，没有棉被。

1928 年 11 月 19 日

到六条的收容所去调研，情况如下：

1．人口数量：在收容所仍然有八十多名伤员。

2．饮食：一天两顿饭，馒头和小米粥。

3．居住条件：收容所有许多房间。但是二十多个或十多个伤员住在一间房间里。屋子里没有炕或床，他们在草上睡觉。没有床上用品，也没有火，屋内十分冷，伤员仅靠身上穿着的衣服御寒，但是那些没有足够衣服的人就要挨冻。

4．治疗：药物并不充足。虽然北平协和医学院的医生去了，但是他们只待了很短的时间。

5．遣送：那些已经被治愈或者想回家的人会被送到前门站回家。

6．社会服务部：社会工作者认为，在收容所，案主不需要担心食物，但是他没有棉被。告知案主当他来换药时，到社会服务部去。

7．经费：因为经费不足，所以收容所不能为伤员提供他们需要的东西。

问题：

1．贫困。

2．暂时的行动不便。

3．此处没有熟人。

4．没有御寒的衣物。

社会服务计划：

1．带案主去找医生检查。

2．帮助筹集衣物。

1928 年 11 月 20 日

案主来换药，社会服务部给了他棉衣和一床大被单（带里子的）。

1928 年 11 月 28 日

案主来到社会服务部。他说现在想回家，社会工作者要求案主周五去征求医生的意见。

社会工作者带着案主去找朱（Chu）医生检查。朱医生说，案主可以回家了，于是社会工作者把案主从后防医院送回了家。

出院记录：1928 年 11 月 10 日，案主出院被送去收容所，并告知他每天回来换药。

案例 46

首 页

病案号：25×××

病房：G—1　　　　　科室：外科　　　婚姻状况：丧偶

姓名：黄（Huang）某某　年龄：25 岁　　　性别：男

北平地址：燕京大学文学院　　　　家庭地址：河北遵化县马兰峪

职业：职员　　　　　原籍：河北　　　国籍：中国

亲戚或朋友：杨（Yang）某某

亲属地址：同上

入院时间：1929 年 9 月 13 日　　　　出院时间：1929 年 9 月 23 日

病例概要

诊断结果：①肌炎（急性腰椎肌炎）；②蛔虫病

手术：无

并发症：无

复查时间：1929 年 11 月 23 日

预后：良好

出院结果：改善（①）；未治愈（②）

社会服务记录

病案号：25×××

姓名：黄某某

年龄：26　性别：男　婚姻状况：丧偶　原籍：河北

接案记录：1930 年 7 月 25 日

北平地址：海淀营房××号

家庭地址：遵化县马兰峪裕大村

职业：燕京大学文学院秘书，每月收入 40 元。案主和他的朋友林（Lin）先生同住在北平住址。

家庭成员：父亲黄某某，45 岁，在矿业公司工作；母亲 49 岁，家庭妇女，在家庭住址；妻子两年前去世。妹妹黄某某，16 岁，在家乡读小学；妹妹黄某某，14 岁，与姐姐在同一所小学读书；弟弟黄某某，21 岁，在家务农；弟媳 23 岁，家庭主妇；弟弟黄某某，14 岁，在离家 60 里的学校读书；弟弟黄某某，7 岁，在家。

案主住房：住两间房，朝东。案主和他的朋友吃住在一起，每月租金 12 元。

家产：全家在老家住 25 间房，自己的家产。家里种着 30 亩地，还有 50 亩用来出租。

收入：案主将自己的收入寄回家，再加上 80 亩地所得。

问题：慢性病。

计划：案主经人推荐来见社会工作者，希望为他安排去疗养院。社会工作者说，霍普金斯疗养院现在没有床位，还有很多病人也在等床位。社会工作者向案主询问他的经济状况。案主说，几个月前他在骨科就诊，医生建议他做手术，但他手术后需要一年的休养。
因此，骨科的医生写信给燕京大学医生说明情况。案主认为他们燕
京大学已经为他在休养期间做了经济安排。现在案主知道，他要因
为肺结核病休养，所以就来和他们商量经济问题。肺结核科的医生
建议他至少卧床休息 3 个月。案主计划在海淀租个大房子，以便可
以让别人照顾他的饮食起居。他觉得在方便就诊的地方住更好。如
果燕京大学不能帮助他解决经济问题，案主将会写信给他父亲寻求
帮助。如果疗养院没有床位，他准备在海淀休养。他不准备回老家，
因为乡下没有医生。只要这些安排就绪，案主会将这些事情告诉社
会服务部的工作人员。

1930 年 10 月 31 日

寄信函给案主，询问他最近的打算。

1930 年 11 月 8 日

信函被退回，据说案主已故，没人接收信函。

结案。

社会服务随访表

病案号：25×××

姓名：黄某某

摘要：性别：男　年龄：25 岁

北平地址：燕京大学文学院

家庭地址：河北遵化县马兰峪

1929 年 11 月 30 日

信函发给案主（燕京大学），要求案主 1929 年 12 月 3 日回医
院，内附调查表。

1929 年 12 月 3 日

收到调查表。

1930 年 3 月 29 日

将信函和调查表寄往案主在海淀的住址。

1930 年 11 月 21 日

将信函和调查表寄往燕京大学。

1930 年 11 月 26 日

收到燕京大学的来信，告知案主于 1930 年 10 月 17 日在老家（遵化）去世。

结案。

案例 47

首　页

病案号：25××××

病房：G—2　　　　　　科室：外科　　　　　婚姻状况：已婚

姓名：张（Chang）某某　年龄：25 岁　　　性别：男

北平地址：达智营亚陆公寓　　　　家庭住址：河北藁城县表灵村

职业：学生　　　　　　原籍：河北　　　国籍：中国

家属或朋友：张某某

地址：太仆寺街甲××号

入院时间：1929 年 9 月 18 日　　　　出院时间：1929 年 9 月 21 日

病例概要

诊断结果：急性阑尾炎

手术：无

并发症：无

复查时间：1929 年 10 月 21 日

预后：良好

出院结果：痊愈

社会服务记录

姓名：张某某

年龄：25 岁　性别：男　婚姻状况：已婚　原籍：河北

接案记录：1929 年 9 月 19 日

北平地址：西单大木仓中国大学达智营亚陆公寓，电话：W. O. 2368。

亲属：张某某，在教子胡同的救济院工作；张某某，国立法律培训大学一年级学生，太仆寺街××号。

家庭地址：河北藁城县表灵村。

通信地址：藁城城内敬和永。

职业：中国大学四年级学生，主修法律。

家庭成员：父亲张某某，40 多岁；母亲 40 多岁；弟弟张某某，23 岁；弟媳；侄子 6 个月；妻子 23 岁；女儿 3 岁；妹妹 15 岁。

财产：有土地，案主不清楚自己家总共有多少亩地。

住房：有 100 多间房。

经济状况：案主每年学费高达 4 万元，由父亲支付。案主不清楚自己家里有多少土地，因为他从小就一直在上学，没有询问过这些。他知道家庭很多收入是通过父亲放贷所得，父亲主持家事。

案主的计划：出院后会再回到学校上课。

社会问题：没有社会问题。

出院记录：1929 年 9 月 21 日，案主出院到北平住址。

社会服务随访表

病案号：25×××

姓名：张某某

摘要：性别：男　年龄：25 岁

现北平地址：西单达智营亚陆公寓或中国大学

家庭地址：河北藁城县表灵村

1929 年 11 月 25 日

信件寄往案主的北平现地址，让他 1929 年 11 月 27 日来医院。

1929 年 12 月 5 日

再次给案主寄信（中国大学），让他在 1929 年 12 月 9 日来。

1929 年 12 月 18 日

家访。到了公寓。李（Li）经理说，案主在一个月前就回了老家，到 1930 年 1 月份才能回来。

1929 年 12 月 23 日

信件和调查表寄往案主在藁城县的家里。

1930 年 1 月 13 日

收到案主寄回的调查表。

结案。

社会工作学术文库

本书得到教育部人文社会科学研究项目"本土社会工作研究—北京协和医院医疗社会工作实践经验及其推广"（编号：10YJA840057）资助

中国社会工作教育协会规划整理

北平协和医院社会工作档案选编
（1921~1950）

下

主　编　张岭泉

副主编　陈俊彦　林顺利

河北出版传媒集团

河北教育出版社

下　卷

耳 鼻 喉 科

案例 48

首 页

病房：H—1　　　　科室：耳鼻喉科　　　婚姻状况：已婚

姓名：鲁（Lu）某某　　年龄：26 岁　　　　性别：男

北京地址：丹华火柴公司

职业：工人　　　　　原籍：直隶　　　　国籍：中国

亲戚：周（Chow）某某　何种关系：朋友

朋友地址：同上

入院时间：1923 年 9 月 17 日　　　　出院时间：1923 年 9 月 22 日

病例概要

诊断结果：上颌牙槽突裂（左侧）

手术情况：对牙槽突部分进行切除手术，去掉牙槽突中的死骨片

出院时伤口状况：伤口表面粒化结疤，开口愈合

入院时主要症状：

能张口协调呼吸，但上颌左上部区域出现疼痛、肿胀

出院时主要症状：出院前经检查，牙槽突左侧愈合

治疗期间并发症：无

出院时开具药物：无

进一步治疗建议：门诊部

预后：良好

出院结果：治愈

社会服务随访表

病案号：60××

姓名：鲁某某

接案记录：

目前地址：崇外清化寺街××号

工作地址：崇外后池丹华火柴公司

备注：要求案主到门诊牙科复查。

1933 年 2 月 17 日

赴案主家庭地址、工作地址两处访问，发现查无此人。这个病案可以暂时结案。如有需要，将重新启动此案。

案例 49

首　页

病案号：90××

病房：H—3　　　　科室：耳鼻喉科　　　婚姻状况：未婚

姓名：罗（Lo）某某　　年龄：12 岁　　　性别：男

北京地址：东四五条北堂

职业：学生　　　　　　　　　　　　　　国籍：中国

亲属：罗某某　　　　何种关系：父亲

亲属地址：同上

入院时间：1924 年 9 月 25 日　　　出院时间：1924 年 9 月 28 日

病例概要

诊断结果：肥大的腺组织（指小儿扁桃腺而言）

预后：良好

出院结果：好转

社会服务记录

病案号：90××

姓名：罗某某　年龄：23 岁　性别：男　婚姻状况：未婚

接案记录：

家庭住址：东四北中心大院××号

调查原因：应布兰德·菲尔德先生要求

职业：寄生虫学部勤杂人员，每月收入 18 元，已经在此工作了大约 7 年。

案主的哥哥罗科长曾是本院的技术员。案主的哥哥去世后，同事们同情案主的家庭，并帮案主在这里找了工作。案主不记得是谁介绍他来的，也不知道是谁为他写的保证书（据说是蓝色的卡片）。

经历：案主是北平本地人，在这里长大。1~7 岁：在家。7~16 岁：学习。期间案主多次转校。案主 17 岁开始，跟着哥哥的朋友王某某在姜将军的第一师修理电灯和其他小电器，每月收入 10 元，不包食宿。他在此部队仅仅工作了半年，后因部队转移到南京，案主离职。这一年的后半年案主来到北平协和医学院。他先去了动物部门喂养动物，后因做得不好就换了现在的工作。

案主有关调换工作的陈述：原来做实验室工作，现在送信。领导让他换工作的原因是他和他的领导吵架了。领导说他没有保持动物住所的卫生，但是案主认为那不是他的责任。

案主对现在工作的态度：案主非常喜欢现在的工作，认为比喂养动物干净得多。

住在同一地址的家庭成员：母亲，59 岁，管理家务。

住在外面的家人：妹妹，18 岁，育婴堂保育员。在那里工作大约一年，还没有薪水。地址在养蜂夹道育婴堂。

住房：两间。一间东屋，一间南屋。每月租金 3 元。

经济状况：一家人仅靠案主的薪水生活。案主每月收入 18 元。家庭支出：租金 3 元，粮食、蔬菜和佐料 4.5 元，水和煤费 5.5 元，给妹妹 1 元，会费 3 元。家庭支出累计 17 元。

钱会：案主说在两个钱会。

1 元会费：会首李（Li）某某是总务室的人力车夫，再有 4 个月就结束了。2 元会费：会首是邻居，12 个月后（1936 年 3 月）结束。这些钱用于做衣服，还家人借雷（Lei）太太的钱。雷太太是个外国人，在通州。借这钱原来是为了供妹妹上学。案主不确切知道母亲还了雷太太多少钱，并说自己没有其他债务。

案主父亲的经历：案主的父亲于几年前去世。在世时曾在北平一个教堂工作，每月挣 8 元。案主的教育费用是教堂资助的。

亲属：姐夫唐（Tang）某某，潞河中学教师，每月挣 60 元。

休闲时间：下班之后或星期日，案主有时拜访同事，有时在家读小说。他从 A 楼的俱乐部借书。

印象：案主似乎很坦率。他给社会工作者讲了有关他换到现在工作的真正原因。徐（Hsu）医生说案主现在的工作表现很好。徐医生是案主部门的主管。

心理测试结果：智商，67（智力年龄：十年零十个月）；社交能力，部分独立；神经质得分，24；协调能力好。是由宋先生测试的。

目前状况：案主母亲在姐姐家住了两个月。案主于 4 月结婚。妻子娘家的家庭成员：父亲王（Wang）某，40 岁，农民；妹妹，15 岁；弟弟，7 岁。地址在通州东。

债务：欠姐夫唐某某（典当一件皮大衣）12 元，欠东四西大街某餐馆 2.5 元，欠马市大街某布店 3.6 元，典当自行车 7 元，总计 25.1 元。借张（Chang）某某会费 11 元。张是朋友，在马市大街某车行。此会于 1936 年 3 月结束。

经济状况：从 7 月份开始案主的薪水每月提高了 1 元。

案主的诉求：案主请求借 25 元钱还债，并赎回自行车。

1935 年 9 月 20 日

家访，案主母亲去了案主姐姐家。案主的妻子回了娘家。门锁着。之后，社会工作者去了邻居龚（Kung）太太家聊天，以了解有关案主更多的情况。

龚太太的陈述：案主过去的名声不好，喜欢赌博，找妓女。但自从搬到目前地址，案主表现一直很好。龚太太认识案主的姐夫，案主的姐夫特别请求龚太太帮助案主。有关案主的债务问题，龚太太不太清楚。但是，她认为案主表现得似乎他没有债务。

印象：案主只有 25.1 元的债务。要紧的是餐馆和布店的债务，6.10 元。案主可以随后分期还他姐夫的债。案主的家离医院并不远，所以目前不必赎回自行车。

1935 年 9 月 23 日

在社会服务部见到案主，并向他解释说，不可能给他贷款，建议案主每月至少节省出 5 元来还账。

1936 年 1 月 7 日

案主来到社会服务部。他说他母亲得了胃病已有三个月，并在崇外抽分厂的普仁医院住院已有三周。住院费每天 0.5 元。但是医院已经减到了每天 0.3 元。

案主的诉求：案主请求借 20 元，用于他母亲的住院治疗。

案主的妻子：目前，案主的妻子没有在家。她脚上长了许多口子，在家没有人为她做饭，所以她就回娘家治疗去了。

婚姻生活：案主似乎不太喜欢妻子。他抱怨说，妻子不太爱说话，不知道如何招待客人。他说妻子家务做得很好。

去普仁医院拜访：在医院，卜（Pu）女士见到了案主的母亲，还有一位社会工作者。案主的母亲现在好多了，不久将出院，但现在还很虚弱。

1936 年 1 月 17 日

20 元借款得到批准。今天将钱给了案主。要求案主还了债务之后，将所有收据拿来给社会工作者看看。

1936 年 1 月 27 日

在内科见到案主的母亲，发现案主的母亲患有慢性痢疾，劝她住院治疗。

行动介入：与住院部安排案主的母亲住院，床位免费。入住病房 G—3。

1936 年 1 月 30 日

去病房探望案主的母亲。她人很好，温柔，直率。她现在病情好转。她非常遗憾，因为她第一次生病时没有入住北平协和医学院。她告诉社会工作者，她儿媳很好，节俭勤快。她女儿在育婴堂的学习期满，很快可以挣钱了，大约 4 元。她希望女儿能找个好工作，那样家里的经济状况就会好转。

她告诉社会工作者，案主有大约 9 元的黑会费。

1936 年 2 月 20 日

案主准备搬家，因为此处房租太高。

新住址：东四八角××号。

住房：三间南屋，与吕（Lü）某某家同住。吕和案主在同一部门工作。案主和吕家每家支付房租 1.75 元。

母亲的状况：案主的母亲可能会在周一出院。案主已经给妻子写信，让她回来。

1936 年 12 月 3 日

案主已经还清债务。

家访，想核实目前案主的状况，并劝其家人过日子要有预算。发现案主搬家了。邻居知道他搬到了东城遂安伯胡同，但不知道具体门牌号码。

1936 年 12 月 19 日

新地址：东城大牌坊胡同××号①。

1936 年 12 月 24 日

到新地址家访，见到案主的母亲，她患有甲状腺肿大。社会工作者原来没有注意到她曾患有此病，问及此事，她说，她曾得过此病，但没有这么大过，最近甲状腺长得很快。

问及案主的妻子，案主的母亲说，案主的妻子 4 月回了娘家再也没有回了。娘家状况很好，不想让案主的妻子在案主家里受穷。此外，案主的妻子有个特别的脾气：不喜欢说话。这使案主很生气，所以，他们关系不好。案主的妻子怕出去买东西或做什么事情。

案主的母亲大部分时间住在案主的姐姐家。但她在那生活得很艰难。她像保姆一样工作，但案主姐姐的孩子们经常训斥她，因为他们认为案主的母亲是由案主的姐姐家供养，所以他们认为想怎样对她就怎样对她。

---

① 新地址是正确的，原文中有汉字标注。上文的"东城遂安伯胡同"应是询问中某种原因导致的笔误。

案主的妹妹去了育婴堂，每月挣 3 元，包食宿。

案主的母亲说案主已经三个月没有回家住了。他说他在为他单位的徐医生看房子。

案主每天只给母亲 10 分，这些钱包括一切费用。最近他给了母亲 5 元，是分两次给的。

母亲知道他去不好的地方，也赌博。她说案主没有为婚姻做出任何付出。所有的债务都是为他自己的事借的。母亲不知道他现在还有多少债务或会费。

母亲说，这个院子的二掌柜（另一个房东）姓王（Wang），也在北平协和医学院工作，是个好人。他在内科，每月挣 45 元。但是她不记得王医生的全名。她希望案主向王医生学习，慢慢变好。

印象：母亲这个人非常好，说话直率真诚。

1937 年 10 月 25 日

地址：王府大街黄土岗花园后门×号。

薪水：19 元。

家庭成员：妻子、母亲、儿子。

经济状况：有 50 分的会费。案主说他没有债务。

诉求：案主想从员工贷款基金中借 10 元钱。他说，原来冬天穿的衣服洗了之后缩水太多了。现在这衣服太小了，他穿不下了。

1938 年 9 月 27 日

案主来到社会服务部，请求借 10 元以支付饭费和会费。

新地址：灯市口乃兹府黄土岗花园后门×号。

目前情形：案主说他母亲现在病了。因为家里拮据，大概两个月前，妻子带着孩子回娘家了。因此，家里没有人给他做饭，他只得在外面买吃的。花了 20 分在这个医院给母亲买药。他的薪水（一半）已经付了房租 3.3 元和两个黑会费 4 元。

钱会：案主说，他有三个钱会：①1.5 元，医院的会，会首关（Kuan）某某，于六个月之后（1939 年 3 月）结束。②2 元，医院的会，会首付（Fu）某某，于 1938 年 11 月结束。③2 元，医院的会，会首袁（Yuan）某某，再有八个月于 1939 年 6 月结束。

案主说，1938 年 3 月花了 8.5 元买了自行车，其中 2 元是会费，自行车已经被盗。他从另一个 2 元的会中得到 13 元，他用这钱还债了。另外 1.5 元的会费用了 17 元，用于买食品，因为他的亲戚逃难住在他家。

债务：典当了一件冬季礼服 1.7 元，食品店（北平协和医学院东院）2.778 元，欠蛋糕小贩（北平协和医学院北门）1.7 元，总计 6.178 元。

诉求：案主请求从社会服务部的员工贷款基金中借 10 元，来偿还购买食品的债务，赎回冬天的衣服，以求生存。

印象：在社会工作者看来，案主似乎在花钱方面有一些不良习惯，而且他也说不清：①会费用于何处；②会费多长时间结束；③在哪个月他能得到会金。因此，他不说实话，没必要帮助他。

1938 年 9 月 29 日

到案主的北平地址家访：东城乃兹府黄土岗花园×号。

住房状况：他们住三间西屋。同一院子还有两家住着。房屋很旧，但很干净。在北边的一间，他们用来放杂物，比如箱子、炊具等。在中间的房间，他们放了一张桌子和两把椅子，用作客厅。卧室是南边的那间屋子，土炕占了四分之三的地方。屋里的家具很旧，但很干净。

案主母亲的陈述：

1. 案主的情况：母亲说，案主现在好多了。他今年没有去赌博；通常回来吃晚饭，在家睡觉。

2. 关于经济状况：母亲说，案主现在过得很艰难，因为他大概有 5 元的会费。此外，他应该支付 3 元的房租，剩下的薪水不足以生存。他买了自行车，但是为了生存又卖了。案主的薪水每月 20 元，每月支出包括房租 3.3 元，粮食、蔬菜和其他做饭材料 7 元，水 0.4 元，煤和油 1.8 元，灯油 0.6 元，会费 5.5 元，杂项 1 元。月支出共计 19.6 元。

3. 母亲的计划：母亲说，到年底（农历年）他们还清会费的时候，他们就好了。案主现在没有不良习惯，所以他也不会再从别人那里借钱。她女儿现在育婴堂工作，每月给她 1 元用于生活。

4. 有关母亲目前的病情：母亲说，仅仅依靠案主的薪水，他们无法生活，因此，案主的妻子带着儿子回娘家住了大概两个月。即使如此，他们还是没有足够的钱生活，所以，她决定为他人工作。她给邻居王家当保姆仅仅十天。一天，女主人给了她一元钱买东西，但是男主人把钱要走去买鸦片了，因为男主人吸食鸦片。为此女主人抱怨她半天，所以，她很激动因而病了。这样，她也失去了这份工作。现在，她的手指移动不是很方便。1938 年 9 月 26 日，她去神经科看了病，并拿了药。她现在感觉好多了。

邻居丁（Ting）太太的陈述：丁太太说，她丈夫丁（Ting）先生经常劝案主做个好人。丁先生在东安市场开了个台球馆，几乎每天邀请案主去打球，为了让案主打发时间。案主现在确实没有钱，但是还有钱会，所以，他不会去其他的地方做不必要的消遣。她反复说，案主现在好多了。

食品店的信息：又到食品店拜访，以了解案主的债务情况。见

到了店员。店员给社会工作者看账本，案主欠 2.778 元。案主从 4
月到 6 月一直在那里吃饭。他们想让案主在节前（农历八月十五前）
还账。节日快到了。

从会首那里得到的信息：付先生、关先生和袁先生所述与先前
案主所说一致。

印象：在社会工作者看来，案主现在确实有债务。交清会费后，
应该矫正其行为。这一案例应该时不时地随访。

1938 年 10 月 3 日

在拿到薪水前这几天，案主借本单位的韩（Han）先生 2 元以
维持日常生活。案主已经花了大概 0.6 元，手上还剩 1.4 元。案主
说，家里每天需要 2 斤米。水费每月 0.4 元。夏天每月大概用 200
斤煤，现在家里没有煤了。

其他债务：

1. 欠赵（Chao）先生 5 元。赵先生与案主住在同一个院子里，
住北屋。

2. 欠杨（Yang）某某 1 元。杨先生是东四马市大街的理发师。

3. 欠朱（Chu）某 2 元。朱先生是尸体解剖室的技术员。

4. 欠房东刘（Liu）某 2.8 元。刘先生是细菌学部 I—213 的技
术员。

5. 欠运水夫三个月的水费 1.2 元和小费 0.2 元，共计 1.4 元。

总负债：典当衣服 1.7 元，欠食品店 2.778 元，欠蛋糕小贩
2.15 元，欠赵先生 5 元（已还 4 元）、杨先生 1 元、朱先生 2 元、刘
先生 2.8 元、运水夫 1.4 元、韩先生 2 元。总计 16.828 元。

社会服务计划：

1. 可以让案主先还了比较急的债务，再留些钱生活。

案主需要：2 元，还韩先生；1.2 元，用于 1938 年 10 月 13 之前的生活费；1.4 元，还三个月的水费。总计 4.6 元。

2. 可以从现在开始控制案主的预算。

1938 年 10 月 6 日

社会工作者去见蛋糕小贩和食品店的经理，告诉他们，案主随后还他们的债务。

行动介入：

1. 从社会服务部的特殊基金中支取 4.6 元给案主，以清理紧急债务。

2. 打电话从东单火神庙福聚城煤店为案主要了 100 斤煤球。电话：E. 2662 C/O。

3. 通知财务室这个月不要给案主薪水，等待通知。

1938 年 10 月 11 日

案主进来，说他妻子和孩子周日（1938 年 10 月 9 日）回来了。他想要些钱买食品。给案主 0.3 元。

1938 年 10 月 13 日

社会工作者今天拿了案主的薪水，以便控制他的家庭预算。

案主的计划：

案主说，他们每天只花 0.4 元买食品。每天预算 0.23 元（3 斤小米）粮食，0.08 元蔬菜，0.02 元灯油，0.1 元煤和水。总计 0.43 元。

社会服务计划：

1. 让案主吃玉米面，以减少每月的费用。

2. 让案主住两间房，可以节省下来钱还债。

行动介入：给案主 6.1 元，用于买 1938 年 10 月 25 日之前的食品。

从房东处获得的信息：刘（Liu）先生是案主的房东，他是细菌部的技术员。他来见社会工作者，说他想要案主欠他的房租2.8元，因为案主告诉他社会工作者负责案主的预算。社会工作者向刘先生解释了案主目前的困境，并请他等等再要钱。请他为案主找个两间房的地方住。他告诉社会工作者，案主的妻子和孩子确实回来了。

1938 年 10 月 18 日

今天为案主订购了 100 斤煤球，又加了 50 斤煤。

1938 年 10 月 21 日

到案主目前地址家访，想见见他的妻子和孩子，也想看看他们的生活如何。这次见到了所有家庭成员，包括案主。

目前的情形：妻子看来很健康，孩子看着也是营养很好。他们穿着干净。社会工作者进家的时候，他们刚刚吃饭，吃的是小米窝窝头和白菜。

计划：请母亲尽快找个便宜点的房子。

1938 年 10 月 25 日

案主进来说，他用社会工作者给的钱日子过得很好。他说，他现在一直找哈德门外的房子，但还没有找到。

他说，妻子从娘家回来的时候，已经还了他们的邻居赵先生4元钱。因此，他们仍然欠赵先生1元钱。

目前债务：典当衣服 1.7 元（1938 年 11 月赎回），食品店2.778 元，蛋糕小贩 2.15 元（1939 年 2 月还清），赵先生 1 元（1939 年 1 月还清），理发店 1 元（1938 年 12 月还清），朱先生 2 元（1939 年 3 月还清），刘先生 2.8 元，社会服务部 4.6 元。共计18.028 元。

下半月的预算：案主的薪水 11 元，支出：食品 6.46 元，会费 4

元，房租3.30元，煤费0.55元，水费0.40元。支出预计：14.71元。

上半月的支出：食品6.40元，煤费1.25元。总计7.65元。

结余：收入20元，支出（预计）22.36元。多花2.36元。

行动介入：今天给案主14元，用于这半个月的生活支出，包括会费、房租、水费和食品。因此，社会服务部特殊基金暂时支付2.36元。

计划：让案主尽快找房子，以减少开支。而且，下个月案主不用再付会费了，因为本月到期。案主曾于1935年从雇员贷款基金中借钱来支付他急需偿还的债务。他希望再次借钱办理母亲的葬礼。

1939 年 9 月 8 日

地址：东城乃兹府关东店花园×号。

目前北平地址的家人：妻子，23岁，家庭主妇。妹妹罗某某，22岁，护理部护工，每月15元，包饭。儿子罗某某，4岁。

住房：北平地址租房三间，每月房租5元。

借款的原因：案主说，他母亲昨天下午4点在家去世。他只有8元的积蓄，所以他想从雇员贷款基金中借30元为母亲办理丧事。

母亲去世后的经济状况：收入包括案主的薪水19元，津贴5元；妹妹的薪水15元（在医院吃饭），津贴3元。收入总计42元。支出包括房租5元，粮食18元，蔬菜及佐料9元，煤和油2.5元，水费0.5元，照明1元，杂项3元。支出总计39元。结余3元，还回雇员贷款基金。

葬礼预算：棺材20元，寿衣10元，抬棺人和挖坑8元。计38元。

核实信息：打电话到警察局核实，证明案主所说属实。

印象：案主急需此借款。

1939 年 9 月 8 日

将案主借款的推荐信送给鲍文先生。

1939 年 9 月 8 日

借款获批准。

1939 年 11 月 1 日

收到学院保健科的通知，称案主现在有肺结核病，建议案主休息三个月。

社会服务计划：或许可以将案主送到肺结核招待所休息，这样可以将他同其他家庭成员隔离开。

行动介入：打电话将案主叫来，与之商量后续护理。他同意社会工作者的计划。他想明天去招待所。他说他只能支付 8 元的饭费。

1939 年 11 月 2 日

今天，案主住进雇员肺结核招待所。为案主订了半磅牛奶、鸡蛋和豆奶。

1940 年 8 月 28 日

收到学院保健科的通知，称案主从 1940 年 9 月 1 日开始可以上半天班。

1940 年 8 月 31 日

案主离开肺结核休息室回家，明天上班。

1940 年 10 月 1 日

案主从今天开始全天上班。

1941 年 10 月 21 日

收到尚（Shang）医生的通知，称案主因身体不适被辞退。

1941 年 10 月 22 日

面见案主，询问其有关保险金的计划。详情见推荐信。

1941 年 10 月 24 日

推荐信发往鲍文先生。

1941 年 10 月 28 日

推荐信获得通过。

1941 年 10 月 29 日

将 648 元保险金交给案主。

案例 50

首 页

病案号：19×××

病房：K—O   科室：耳鼻喉科   婚姻状况：已婚

姓名：于（Yu）某某   年龄：43 岁   性别：男

北京地址：东便门外水莲庄①   家庭地址：同上

职业：工人   原籍：直隶   国籍：中国

亲属：于太太   何种关系：妻子   亲属地址：同上

入院时间：1928 年 3 月 20 日   出院时间：1928 年 3 月 22 日

病例概要

诊断结果：鼻息肉   手术：切除鼻息肉   出院时伤口情况：好

入院时主要症状：由于鼻涕导致呼吸不畅已多年了，而其实是鼻孔
中鼻息堵塞导致

出院时主要症状：鼻息肉割除，呼吸通顺

治疗期间并发症：嗅觉减弱、略微迟钝

进一步治疗建议：出院转到门诊部

预后：好

出院结果：好转

---

① 此处原件有误，应为"东便门外水南庄"。

社会服务记录

病案号：19×××

姓名：于某某

年龄：42 岁① 性别：男 婚姻状况：已婚 原籍：河北

日期：1937 年 9 月 24 日

接案记录：

推荐人：李（Li）某某，曾是（北平协和医学院）B 和 G 楼的工人。

职业：（北平协和医学院）B 和 G 楼铁匠，每月挣 19 元。

北平地址：东便门外水南庄××号。

北平地址家庭成员：母亲，82 岁；哥哥于某某，57 岁，退役士兵；妻子，46 岁；三个儿子，分别为 14 岁、9 岁、5 岁；女儿，19 岁。

住房：拥有两间房。

履历：案主从未上过学。当过 12 年兵，每月挣 7 元。已在北平协和医学院工作 15 年。

财产：拥有 8 亩地。

经济状况：案主的家庭经济来源全靠案主薪水。因为薪水不足以支付家庭开销，所以有 24 元债务。没有参加任何钱会。

1939 年 1 月 17 日

贷款申请：由于家庭地址与单位地址相距太远，案主请求从员

---

① 此案例中案主及其家庭成员的年龄多处出现前后矛盾现象，可能是询问中有误，也可能是不同家庭成员用了同一病案号导致信息错误。

工贷款基金处借 18 元买一辆二手自行车。

现家庭住处家庭成员：弟弟于某某，36 岁，农民①；妻子于任氏（Yu Ren shih），47 岁，家庭主妇；女儿于某某，20 岁，帮忙做家务；儿子于某某，15 岁，农民；儿子于某某，12 岁；儿子于某某，8 岁。

财产：在家庭所在地拥有 9 亩地和 3 间房。

履历：案主说自己没上过学。曾在清朝当过兵，一个月挣 4.5 两银子。36 岁时进入北平协和医学院当工人。

经济状况：收入包括案主的薪水 19 元，津贴 1 元，农产品 10 元，计 30 元。支出包括粮食 20 元，蔬菜及做饭佐料 3 元，案主在外吃饭 3 元，煤费 1 元，照明费 1 元，计 28 元。结余 2 元用于返还职工贷款基金。

备注：案主说，他们一年可以从他们农田中得到价值 120 元的农产品。因此，他们平均每月可得到价值 10 元的农产品。

申请借款的原因：案主说他母亲于 1937 年 12 月去世，举办母亲葬礼欠债 30 元，直到这个月他才刚还清所有债款。他去年有一辆自行车，但在去年冬天回家路上被盗贼抢走了。而由于之前的债款，他已没钱再买一辆自行车。从他家（一个村）到北平协和医学院实在太远了，为了节省时间他想买辆自行车。日前他的朋友介绍他去买一辆价值 18 元的二手自行车，他认为那辆自行车不错。因此，他想从员工贷款基金借 18 元买下那辆自行车。

员工的评估：张（Chang）先生说，案主是机械部的一名老工人，值得信赖。

---

① 英文原版中与前面叙述不一致。

　　社会工作者的评估：案主的家确实离北平协和医学院有 4 英里之遥。并且他已上了年纪，为了节省时间和精力，最好有辆自行车。

1939 年 1 月 24 日

　　将申请 18 元借款的推荐信送至鲍文先生处，以获得批准。

1939 年 1 月 27 日

　　贷款得到批准。

案例51

首　页

病案号：19×××

病房：H—3　　　　科室：耳鼻喉科　　婚姻状况：未婚

姓名：邵（Shao）某某　年龄：15 岁　　　性别：女

北京地址：崇内神街路甲××号　家庭地址：直隶密云县城内四眼井

职业：儿童　　　　原籍：直隶　　　　国籍：中国

亲属：邵某某　　　何种关系：父亲

亲属地址：同上

入院时间：1928 年 3 月 21 日　　　　出院时间：1928 年 4 月 3 日

病例概要

诊断结果：乳突炎

预后：好

出院结果：好转

社会服务记录（第一次）

姓名：邵某某

年龄：15 岁　性别：女　原籍：直隶

接案记录：1928 年 3 月 22 日

北京地址：崇内钱局前身神路街甲××号

家庭地址：京北密云县城内四眼井

祖父的家庭地址：西城护国寺东口仓夹道×号

姨家的家庭地址：西城新街口苇坑××号

家庭成员：父亲邵某某，36 岁，汇文高中老师；母亲邵陈氏（Shao Chen Shih），35 岁；三个弟弟分别 13 岁、10 岁和 6 岁①；祖父邵某某，慕贞中学老师（上述地址）；祖母邵陈氏（Shao Chen Shih）；姨许陈氏（Hsu Chen Shih）（上述地址）。

经济状况：非常富裕。

住房：家里人住五间房。另一个家和他们住在同一个院子里。房子归学校所有，不用付房租。

问题：没有社会问题。

出院记录：1928 年 4 月 3 日，案主回家了。

---

① 此处三个弟弟年龄有误，可能是虚岁。后文中提到大弟弟 13 岁，读小学，此年龄应是真实的。

社会服务记录（第二次）

病案号：19×××

姓名：邵某某

年龄：18 岁　性别：女　籍贯：河北

接案时间：1931 年 1 月 19 日

备注：到北平地址家访，见到父亲，并获知以下信息。北平地址：崇内神路街甲××号。家庭地址：河北密云县城内四眼井。

家庭成员：父亲邵某某，40 岁，北平汇文高中老师，每月收入 40 元；母亲陈氏，39 岁，住在北京，处理家务；大弟弟邵某某，13 岁，汇文小学学生；二弟弟邵某某，9 岁，汇文小学学生；小弟弟邵某某，6 岁，在北平住址；小妹妹邵某某，2 岁，在北平住址。

祖父的家庭成员：祖父邵某某，63 岁，慕贞女子学校退休教师，现在没工作；继祖母沈（Shen）氏，51 岁；姑姑邵某某，12 岁。祖父家地址：西城护国寺仓夹道×号。

备注：案主的父亲每月供给祖父家 10 元以上。

财产：无。

住房：在北平租有 5 间房子（北平地址）。每月租金 11 元，包括税款。

朋友：赵（Chao）某某，是汇文小学的老师，住在麻皮厂××号。

与沃克（Walker）女士商量：免去案主 26 元的医院费用。

出院记录：1932 年 2 月 16 日，案主不遵医嘱自行出院。

案例52

首　页

病案号：20×××

病房：H—1　　　　科室：耳鼻喉科　　婚姻状况：已婚

姓名：赵（Chao）某某　　年龄：39 岁　　　性别：男

北京地址：东城无量大人胡同　　　　　　家庭地址：同上

职业：北京协和医学院职员　　原籍：直隶　　国籍：中国

亲属：赵太太

亲属地址：同上

入院时间：1928 年 4 月 24 日　　　　出院时间：1928 年 4 月 25 日

病例概要

诊断结果：鼻窦炎倾向

手术：延期　未手术

入院时主要症状：

　　经常头痛，鼻涕呈脓状物，嗅觉减退，同时影响肺部功能

出院时主要症状：病情好转

治疗期间并发症：无

预后：很好

出院结果：未医治

社会服务记录（第一次）

病案号：20×××

姓名：赵某某　年龄：42 岁　性别：男　婚姻状况：已婚

接案记录：1932 年 12 月 30 日

家庭地址：西总布胡同甲××号

职业：会计室会计，每月挣 110 元

家庭成员：妻子赵太太，42 岁；儿子赵某某，19 岁，化工职业学校的学生；儿子赵某某，16 岁，小学生；儿子赵某某，14 岁，小学生；儿子赵某某，8 个月；女儿赵某某，18 岁，小学毕业；女儿赵某某，11 岁，学生；女儿赵某某，9 岁，学生；女儿赵某某，8 岁，学生；女儿赵某某，4 岁。

住房：5 间北屋，每月租金 18 元。

财产状况：两处房的房租收入仅够支付北平地址的房租。

生活状况：整个家庭靠案主的收入生存。他们没有保姆。案主说，他想要培养所有的子女工作，每一个孩子都有自己的工作。这样，他们可以节省开支，同时培养他们养成良好的习惯。

目前状况：案主是结核病的案例。他被准许食用豆浆，只支付 20 分票的费用。案主问是否能够让他的孩子也喝豆浆。他希望能再买两张票，每天早上他会派人去医院取。

社会工作者的解释：告知案主，豆浆是为那些工资在 25 元以下的结核病人准备的。考虑到案主孩子多，孩子需要更多的营养。通知案主去买两张票给孩子们用，买一张给自己用，仅限本月。已通知负责这项事务的王某某。

1933 年 9 月 4 日

案主请求预支 1933 年 9 月上半月的工资 55 元。他想要用这些钱为孩子们交学费:

1. 大儿子的学费 20 元。

2. 二儿子的学费和住宿费 30 元。

3. 另外三个孩子的学费 45 元。

收入:每月 110 元。

案主的计划:做完会计部的工作后,再做一些零工挣钱。

支出:案主说全家每月大约花费 100 元。几乎没什么剩余去积蓄。他说他没办法给出一个具体的支出明细。

案主对这预支的半个月工资的预算规划:案主说可以通过赊账来解决吃饭问题,并在 9 月底归还这些钱。同时,他会努力去节省家庭开支。

1933 年 9 月 5 日

浦爱德女士同意签订协议。

社会服务记录(第二次)

病案号:20×××

姓名:赵某某　性别:男　婚姻状况:已婚

接案记录:1933 年 9 月 9 日

住址:西总布胡同甲××号

职业:记账员,每月挣 110 元,1926 年来到这里。

家庭成员:妻子,46 岁;儿子赵某某,22 岁,高职职业学校的学生;儿子赵某某,18 岁,本司胡同预科学校的学生;儿子赵某某,17 岁,和二哥同所学校的学生;儿子赵某某,4 岁;女儿赵某某,

20 岁，初中三年级的学生；女儿赵某某，14 岁；女儿赵某某，13 岁，新开路小学的学生；女儿赵某某，12 岁，新开路小学的学生；女儿赵某某，6 岁。

住房：租住 7 间房，每月房租 20 元。

经济状况：案主自述家庭月消费大约每月 100 元。他没有债务，但是有人向他借走了钱。

张（Chang）先生（会计部主任）的陈述：说案主是位可信的好员工。

案主的诉求：案主要求预支他 9 月份的工资，为孩子们交学费。

行动介入：预先支付案主薪水的协议已经签订。

案例 53

首 页

病案号：20×××

病房：H—1　　　科室：耳鼻喉科　　婚姻状况：已婚

姓名：孟（Meng）某某　　年龄：27 岁　　性别：男

北平地址：顺外米市胡同××号　　　家庭地址：山东武城县孟家庄

职业：裁缝　　　原籍：山东　　　国籍：中国

亲属：孟某某　　　何种关系：兄弟

亲属地址：同上

入院时间：1928 年 6 月 21 日　　　出院时间：1928 年 11 月 27 日

病例概要

诊断结果：

1. 自杀

2. 多处创伤

手术：1928 年 8 月 22 日

入院时主要症状：颈部有切割的伤口，出现感染并流脓，脓液变干

出院时主要症状：出院时，总体状况趋好

治疗期间并发症：无

预后：良好

出院结果：好转

社会服务记录

病案号：20×××

姓名：孟某某

年龄：27 岁　性别：男　婚姻状况：已婚　原籍：河北

接案记录：1928 年 8 月 15 日

住址：顺外米市胡同××号

家庭地址：山东武城县孟家庄

职业：裁缝

家庭成员：父亲，67 岁；母亲，45 岁；弟弟，分别为 20 岁和 18 岁，在学习；妻子；两个儿子，分别为 8 岁和 1 岁；三个女儿，分别为 12 岁、4 岁和 3 岁。

经济状况：案主说他把钱都寄到了家里。

备注：案主不能说话，信息是写下来的；案主只能写一些简单的字。

问题：家庭不和。

备注：因为无法了解到案主的更多情况和经历，准备要见他的家人。

1928 年 8 月 20 日

家访做调查。见到了案主的妻子、大妈（案主父亲哥哥的妻子）和婶子（案主父亲弟弟的妻子）。社会工作者问及案主自杀的原因。

案主自杀的经过：那是阴历五月初四。外出给顾客裁剪服装之后，案主去了一个地方（家人都不知道哪里），喝了很多酒。之后，大概夜间 2~3 点回到家。案主的妻子 6 点之后起床，到婶子的房间打扫卫生。妻子回到自己房间的时候，看到案主躺在床上，到处都是血。然后，叫来了其他人帮忙，但他们谁也找不到伤口在哪儿。

案主的性格：通常，案主有一些朋友，但家人也不知道那些人的名字。案主经常和他们出去喝酒，或者去嫖娼。家里人谁也不敢问案主去哪儿或者去干什么，但他们只知道案主在外面花了很多钱。

案主自杀之后：家人发现案主受伤之后，叫来几个苦力帮忙把案主送医院，大概上午9点到了这里。案主一天都醉着，下午8点醒了。

婶子的态度：婶子（案主父亲弟弟的妻子，这个叔叔是裁缝店的老板）说他们知道案主的性格，但是，他们没有办法。

目前医院的情况：案主现在医院状况很好，但给家人打了几次电话。几天前，案主想回家，但是家人想让他在这里多住几天，因为伤口还没有好。妻子来看案主，向他解释说他最好住在医院，恢复后就出院。案主给家人写信，主要意思是案主知道以前错了，之后他会做个好人。其他的事情就是直到医生让案主出院，案主才能回家。

问题：家人担心什么时候案主的伤口才能好。社会工作者许诺，如果明天家里有人来看案主，问明情况后就告诉家人。妻子说她明天来。

1928年8月21日上午

到病房探访。案主说他好多了。社会工作者问及何时处理他的伤口，回答是明天。社会工作者将日期告诉案主的弟弟，并请他转告其他家庭成员。

出院记录：1928年11月27日，案主出院回到北平住址。

案例 54

首 页

病案号：25×××

病房：H—1　　　　科室：耳鼻喉科转外科　婚姻状况：已婚①

姓名：张(Chang)某某　年龄：50 岁　　　　性别：男

北平地址：　　　　　　　　　　家庭地址：定县清风店老爷庙前

职业：无　　　　原籍：河北　　　　国籍：中国

亲属：

亲属地址：

入院时间：1929 年 9 月 20 日　　　出院时间：1929 年 11 月 20 日

病例概要

诊断结果：食道癌，肺炎

手术：内镜治疗

出院时伤口状况：愈合

随访日期：1929 年 11 月 22 日

出院结果：好转

---

① 原文记录错误。从社会服务记录看，案主应为未婚。

社会服务记录

病案号：25×××

姓名：张某某

年龄：50 岁　性别：男　婚姻状况：未婚　原籍：河北

接案记录：1929 年 9 月 26 日

家庭地址：定县清风店老爷庙前

职业：做苦力，两个月没有工作

主人：陈（Chen）某某，天津河东小街××号

家庭成员：未婚。案主已经三十多年没有回过老家了，记不起在老家任何亲戚的名字。他现在一点都不知道老家的状况。

工作经历：曾当过兵，1913 年开始在天津当苦力。

针对疾病的治疗方式：得病之后，人们建议他到北平协和医院接受治疗。主人陈某某给了他 10 元，之后他来到了北平。拍 X 光片花去 5 元，路费花去 2.3 元，剩下的用来吃饭。之后他没有钱支付医药费了。他免费入院。

社会问题：

1. 案主在北平没有熟人。

2. 出院后没钱支付必要的开支，需要出院安排。

3. 问题取决于出院时的身体状况。

1929 年 9 月 20 日

案主住到了医院的耳鼻喉科，后被转到外科进行手术治疗。

1929 年 11 月 20 日

社会工作者询问了董（Tung）医生，医生说如果案主病情危险，

他将再次入院。

1929 年 11 月 20 日

社会工作者为案主买注射器花了 0.7 元。

将奶粉送到（案主所住的）招待所。之后，招待所将为他买奶粉。

1929 年 11 月 23 日

由于案主病情危险，案主被送往医院，再次接受治疗。社会工作者支付了 60 个铜板的雇人力车费。

1929 年 12 月 3 日

案主于病房病逝。

妇　科

案例55[①]

首　页

病案号：23××

病房：K—O　　　　科室：妇科　　　　婚姻状况：已婚

姓名：徐（Hsu）某某太太　　年龄：36 岁　　　　性别：女

住址：西城邱祖胡同××号

职业：家庭主妇　　　　人种：黄种人　　　国籍：中国

亲属：

亲属地址：

入院时间：1922 年 5 月 18 日　　　　　　出院时间：

病例概要

病症陈述：

　　案主32 天前开始有阵痛感，3 天前分娩；32 天前开始，案主一

[①]　协和医院早期的病案中，案主的基本信息格式与中后期的差别较大。

直有阵痛，但案主只有最近两天连续阵痛，且其下腹中部有疼痛感

月经：

　　17 岁开始，每次隔 24 至 35 天，每次持续 5 至 6 天；案主于 19 岁结婚，育有 5 个孩子（全是男孩）

流产：在生育这些男孩之后，案主还流产了两次（女孩）

家族史：

　　父亲：去世已有二十余年，病因不详

　　母亲：在世，境况较佳

　　丈夫：在世，境况较佳

社会服务随访表

病案号：23××

姓名：徐张氏（Hsu Chang Shih）（徐某某太太）

性别：女　年龄：42 岁　原籍：浙江

住址：西城邱祖胡同××号

目前住址：西长安街双栅栏×号

家访：去请案主来见金（King）医生。到案主在西城的住址进行家访。一个女仆来开门。女仆说他们现在这个家是在几个月之前搬进来的，她不清楚徐家（案主家）的新住址。

邮差告知案主的新住址：恰好此时来了一名邮差。我们就问邮差案主的家庭情况。邮差说，案主家大概是三年前搬走的。他们家的新住址是西长安街双栅栏×号。

到西长安街住址家访：见到案主。案主说，她觉得 1923① 年的手术非常成功，她已经痊愈。但是她偶尔会觉得有点虚弱。她答应 1928 年 11 月 9 日，也就是周五那天下午，回到医院做相关检查。

1940 年 2 月 14 日

到西长安街双栅栏×号进行家访，此地址现在是个小杂货铺。杂货铺的老板说，他从来没有听说过有案主这么一个人。没有找到案主。

---

①　案主可能把时间记错了，应是 1922 年。

案例 56

首 页

病案号：26××

病房：E—2　　　　　　科室：妇科　　　婚姻状况：丧偶

姓名：金（Kin）医生　　年龄：58 岁　　　性别：女

住址：方中巷××号

职业：内科医生　　　　　人种：黄种人　　国籍：中国（宁波）

接诊医生：麦克斯韦（Maxwell）医生

入院时间：1922 年 7 月 6 日　　　　　出院时间：1922 年 8 月 12 日

治疗结果：治愈

病例概要

诊断结果：子宫颈部上皮出现鳞状病症

历次入院情况：

1. 时间：1922 年 10 月 29 日至 1922 年 10 月 31 日

科室：妇科

诊断：复发

2. 时间：1923 年 4 月 16 日至 1923 年 4 月 18 日

科室：妇科

诊断：复发

3. 时间：1923 年 7 月 13 日至 1923 年 7 月 14 日

科室：妇科

诊断：子宫颈部上皮出现鳞状病症（宫颈糜烂）

4. 时间：1923 年 10 月 15 日至 1923 年 10 月 31 日

科室：妇科

诊断：中度宫颈糜烂，病症有所缓解，使用杀结核菌素

术后记录：

　　检查发现，案主有一个明显的肿瘤，伴随溃疡，出现这些症状的时间并不长；我们对患者施行子宫切除手术，将子宫从患者身体上去掉；案主得到较好的康复，伤口愈合良好

社会服务随访表

病案号：26××

姓名：金医生　　性别：女　　年龄：65 岁

接案记录：

北平地址：东单东裱褙胡同××号

1929 年 8 月 15 日

信件送往案主现北平住址，请其 1929 年 8 月 19 日返院做随访复查。

1929 年 8 月 29 日

到案主家随访。案主允诺，有时间，她下周一个下午（14：30 以后）返院复查。

案例 57

首　页

病案号：82××

病房：G—2　　　　　科室：妇科　　　婚姻状况：已婚

姓名：陈姚氏(Chen Yao Shih)　年龄：29 岁　　　性别：女

北京地址：西城大成巷××号　　　　　　　　家庭地址：

职业：家庭主妇　　　　人种：黄种人　　国籍：中国

亲属：陈（Chen）先生　　何种关系：丈夫

亲属地址：同上

入院时间：1924 年 6 月 16 日　　　　出院时间：1924 年 7 月 3 日

病例概要

诊断结果：子宫后倾

出院结果：好转

社会服务记录

病案号：82××

姓名：陈太太　年龄：40 岁　婚姻状况：已婚

接案记录：1935 年 10 月 14 日

北平地址：后门外李广桥东街×号（临时住所，两周后搬家）

家庭地址：京东武清县杨村镇河东

通信地址：德胜门内市立医院德胜门诊疗所（市立医院德胜门诊所）。

职业：家庭主妇。

北平地址的家庭成员：丈夫陈某某，42 岁，市立医院（德胜门诊所）的男护士，每月 16 元，不包食宿；儿子陈某某，8 岁，私立学校学生。学校地址：德内大翔凤莫德惠私立小学。

丈夫的朋友：夏（Hsia）某某，42 岁，桌球（台球）俱乐部的经理。地址：西四红楼球社。

北平地址的住房：两间，每月（租金）1 元。

老家的房子：有 11 间房，但是 8 年前已经抵押了 300 元。

目前状况：案主目前的疾病已有一个月，两周前去德胜门诊所做了检查。胸部的情况不是很清楚，转到北平协和医学院检查。

经历：案主 19 年前结婚。18 年前生了个女儿，但不到一个月女儿就夭折了。1924 年，案主在这里做了手术，并住院。之后，她生了两个儿子，但只有一个儿子活了下来。案主的丈夫学习了十多年，但仍没有高中毕业。之后，案主的丈夫去了一家部队医疗训练机构学习护理，一年半完成学业。十年之内，他在几家医疗机构当过医疗经理，挣（每月）30～60 元。这之后，三年没有工作。去年 3 月，他来到市立医院。

经济状况：案主的丈夫在市立医院工作，每月收入 20 元。但实际上交各种捐（税）后，他每月能拿到 14～16 元。此外，家里没有其他经济来源。

行动介入：向住院部建议，案主 X 光片费用降到 1 元。

1935 年 11 月 20 日

社会工作者去案主现在北平地址探访，发现她家已经搬到了后门外李广桥羊房胡同××号居住。所以，又去新住址探访。在新住址见到了案主。

家访目的：建议案主去肺结核科检查，但案主从未去过。因此进行家访随访。

住房：此家住两间西屋，每月租金 2 元。这两小间房屋的装饰如下：里屋有个炕，炕上有几件寝具，但放得不太整齐。四个箱子放在当桌子用的板凳上，箱子上有许多衣服。外屋用作起居室和餐厅。有个方桌，桌子摆放着茶壶和茶杯，还有一些药瓶子。有的药瓶子是空的，有的是满的。除了那个方桌外，还有张带着三个抽屉的长桌子，上面有很多碗、盆、筷子和一袋子麦子面粉。这个桌子对面，有个火炉和一个水瓮。这两间屋子收拾得不太整齐，可能是因为案主现在病了。

经济状况：这个家庭有两个成年人和一个孩子，每月收入14 元。

支出情况预算：米和面每月 7 元，蔬菜和肉每月 7.5 元（每天 25 分），煤 1 元，水 0.5 元，租金 2 元，总支出每月 18 元。

上个月，他们典当了两件毛外套和其他的衣服，典当了 20 元。案主说，这也是为什么她没有钱支付医药费和人力车费的原因。

目前状况：案主说，她最近病重，有些时候不能说话，且呼吸困难。我们医院的内科医生建议案主去肺结核科，但是案主说她没钱支付人力车费、药费和挂号费，所以她没有来。市立医院的负责人说，建议案主住市立医院，仅要她支付每天 0.3 元的饭费。即使这样，案主发现她都没有这么多钱，所以，她没有住院。案主说，她要在家等死。这几天，案主的孩子咳嗽得厉害。案主认为，可能是孩子也有了肺结核病，所以她很难过。

问题：①孩子咳嗽得厉害。②收入不足。③没有钱支付人力车费、药费和挂号费。

行动介入：

1. 实习社会工作者建议案主与孩子和丈夫分开睡，并且建议案主使用自己的茶杯、碗、筷子、盆和毛巾。案主很合作，她许诺会立即这样做。

2. 实习社会工作者要求案主和孩子于 1935 年 10 月 22 日去我们医院的肺结核科。实习社会工作者要求她尽量筹人力车的钱，而实习社会工作者也会尽力帮助她支付挂号费。案主许诺来。

1935 年 11 月 22 日

案主、孩子和丈夫都来到社会服务部。

1. 实习社会工作者向住院部提交了此问题，批准为案主和孩子免费挂号。

2. 实习社会工作者带案主的孩子去儿科，带案主去肺结核科。

3. 实习社会工作者将此案例转给肺结核科的社会工作者，并请她通知实习社会工作者案主的检查结果。

4. 孩子的门诊号是 342××× ，转给儿科社会工作者戴（Tai）女士做进一步关注。

1935 年 12 月 10 日

　　看了孩子的记录，孩子应该在 11 月 25 日来，但案主没有来。此案例交予戴女士随访。

　　此外，社会工作者安排，让案主 1935 年 12 月 6 日来妇科检查。建议案主每周六来烤电，持续三周。然而，直到 12 月 10 日，案主一直没有来。

　　计划：需要随访。

案例 58

病房：G—2　　　　科室：妇科　　　　婚姻状况：单身

姓名：金（Chin）某某　年龄：25 岁　　性别：女

北京地址：海淀陈府书铺胡同　　　　　家庭地址：同上

职业：手工业者　　　原籍：直隶　　　国籍：中国

亲属：金某　　　　　何种关系：父亲

亲属地址：同上

入院时间：1928 年 5 月 9 日　　　　出院时间：1928 年 5 月 21 日

病例概要

诊断结果：子宫积脓

入院时主要症状：子宫积脓，在经期期间尤其严重

治疗期间并发症：无

预后：良好

诊断结果：好转

社会服务记录

病案号：20×××

姓名：金某某　　年龄：25岁　　性别：女　　婚姻状况：未婚

原籍：直隶

接案记录：1928年5月11日

家庭地址：海淀陈府书铺胡同×号

职业：在吴（Wu）太太经营的工厂做刺绣工

家庭成员：父亲金某，47岁，全国官产署署长，月收入30元；母亲，46岁；哥哥金某某，30岁，清华大学职员，月收入20元；弟弟金某某，23岁，军人；弟弟金某某，13岁，学生；嫂子，30岁；妹妹，20岁，和案主在同一工厂做刺绣工；妹妹，17岁，学生；侄女，4个月。

问题：

1. 容易生气。案主说，她的哥哥和妹妹经常说一些事情来反对她。人们聊天时，案主经常生气烦恼。她常待在自己的房间里，尤其是在心情沮丧时。

2. 每个月在月经期间，案主会出现痉挛的现象。

备注：医生想知道案主会出现痉挛多久。案主在医院时没有出现痉挛，但经常头晕。

1928年5月11日

家访：见到了案主的母亲和嫂子。和她母亲交谈，并获得以下信息：

房子归自家所有，有个大院子。他们住其中的5间，其他的11

间出租了。房间整洁有序。案主和她的妹妹们住在一个房间里。案主经常和她们发生争吵。

教育：案主只在学校上了几年学。她在学校里不顺利。她母亲认为是因为她们经常换老师。每次换老师，学生的成绩都会下降。因此，她们似乎都是复习知识，没按期学习。现在，案主在工厂每周学习 2～3 个小时。

案主的母亲认为其病因是：三年前，陈府到处是军人，案主的家也被军人们占领着，家人都逃跑到其他地方了。案主被寄养在朋友或亲戚家里。在那里，月经期间她似乎住得特别不舒服。在和她母亲谈话时，社会工作者感觉，案主可能被士兵骚扰过，这让她很害怕。从那之后，案主在下次月经前两周会情绪不稳。

案主痉挛的情况：每次在月经期间，案主都会感到下腹疼痛，逐渐地这种疼痛发展到小腹上部，之后开始出现痉挛。其他人看起来，她每次都把手臂放在同一位置，且手臂也不动。每次案主都说感觉手臂在抽动，这种痉挛要持续两个小时，然后她会感觉好一点。痉挛开始后她会失去意识。每次月经期间，她都有一次失去意识。

案主父母对医院治疗的态度：因为案主月经期间会感到疼痛和痉挛，建议案主的父母送案主去医院，但是他们都拒绝那么做，因为他们害怕手术，尤其是案主羞去做妇科检查。最后，他们接受了李（Lee）太太和刘（Liu）女士的建议。

在工厂的生活：案主不是工厂的师傅。她在那里工作，大概每周得到 2 元的收入。她挣的钱都花在自己喜欢的东西上。案主每天早上去工厂上班，下午五六点到家。案主在工厂的生活很快乐，对同事们很友好。她很想学，总是说她年龄太大了不适合学习，学习的最佳时间已经过去了。她的一个老朋友说，大家都知道案主在月经期间性情就变了。同事们同情她，并尽力让她开心。

　　出院记录：1928 年 5 月 21 日案主出院回家，要求她出现相同状况时回来复诊。

案例 59

首 页

病案号：20×××

病房：G—11　　　　科室：妇科　　　婚姻状况：已婚

姓名：李（Li）太太　　年龄：42 岁　　　性别：女

北京地址：打磨厂天达店　　　　家庭地址：无极县东侯坊村

职业：家庭主妇　　　原籍：直隶　　　国籍：中国

亲属：李某某　　　　何种关系：丈夫

亲属地址：同上

入院时间：1928 年 5 月 21 日　　　　出院时间：1928 年 5 月 24 日

病例概要

诊断结果：子宫癌

预后：差

出院结果：好转

社会服务记录

病案号：20×××

姓名：李太太

年龄：42 岁　性别：女　婚姻状况：已婚　原籍：直隶

接案记录：1928 年 5 月 21 日

备注：以下社会记录来自案主和其丈夫。

北平地址：前门外打磨厂天达店

家庭地址：无极县郭庄镇上元斋（商店）转交

家庭成员：丈夫李某某，37 岁，在老家经营钱庄。

住房：一家住 20 间房，属个人财产。

经济来源：似乎很好。

现状：遵照翁（Wong）医生建议，社会工作者带案主住院。案主来北平治疗，丈夫和她一起来的。他现在住北平地址。由于疾病，案主吸食鸦片多年。丈夫说，家里供得起案主吸食鸦片。

问题：目前无社会问题。

出院记录：1928 年 5 月 28 日案主出院到北平地址。建议每周回门诊三次。

1928 年 7 月 19 日

接到案主来函，全文如下：

亲爱的周（Chou）女士敬启

我妻子曾患有腹痛和白带异常。她曾在妇科就诊。王（Wang）医生说，她子宫有肿瘤，必须做手术。她住院三天。从出院以来，她一直很好，没有腹痛过。但是仍有白带，气味异常。她已有三个

月没有来月经。以上是回答您发给她的第一份调查表。请您询问王
医生如何治疗此病，了解后烦请转告于我。

　　贾（Chia）某某是我们商店的职员。他已病了很长时间。我认
为，他得了肺结核。他想到贵院治疗。如能告知贵院夏天是否给病
人治病，我将非常感激。

您非常真诚的　李某某

　　另我妻子一直用凉开水和仪器清洗，但不见好转。她的病案号
是20×××。

1935 年 4 月 16 日

　　到案主北平地址家访，没有找到案主。

社会服务随访表

病案号：20×××

姓名：李太太

年龄：42 岁　性别：女　婚姻状况：已婚　原籍：河北

北平地址：前外打磨厂天达店

家庭住址：无极县郭庄镇上元斋（商店）转交东侯坊村

社会经历：见之前的住院记录

备注：1928 年 6 月 19 日，案主遵医嘱定期来门诊检查。案主准
备今天或明天与丈夫回家庭住址休息。

医嘱：翁医生告诉案主，从现在起四周后回来复查。

案主和丈夫的态度：如有可能就回来复查，因为家庭住址与北
平相距大概 200 公里。

1928 年 7 月 26 日

　　收到丈夫的来信，汇报了案主目前的病情，并询问进一步治疗

方案。

1928 年 7 月 26 日

请教医生。社会工作者见到李（Lee）医生，让李医生看了丈夫的来信，并请教治疗方案。医生说，案主应该回来检查，之后方能告知治疗方案。

1928 年 7 月 30 日

信函发给案主丈夫，告知医生的建议。

1939 年 12 月 15 日

信函发给案主的丈夫，询问案主的现状。

产　科

案例 60

首　页

病案号：192××

病房：K—3　　　　科室：产科　　婚姻状况：已婚

姓名：曾（Tseng）太太　年龄：33 岁　　性别：女

北京地址：西城石碑胡同　　　　　　　家庭地址：同上

职业：家庭主妇　　　　　原籍：湖南　国籍：中国

亲属：曾某某

亲属地址：同上

入院时间：1928 年 1 月 27 日　　　　出院时间：1928 年 2 月 4 日

病例概要

诊断结果：生产，分娩

预后：好

出院结果：健康

社会服务记录

病案号：192××

姓名：曾太太

年龄：33 岁　性别：女　婚姻状况：已婚　原籍：湖南

接案时间：1928 年 2 月 1 日

联系电话：W. 1045

家庭地址：西四北石碑胡同××号

老家地址：湖南浏阳县文家市某药店

北京地址家庭成员：丈夫曾某某，34 岁，西城农商部实业科科员。收入：每月 150 元。同时，在家里开设慈惠牛奶厂制作乳制品，收入不错。女儿，13 岁，学生；儿子，11 岁，学生；儿子，8 岁，学生；男婴，在医院，193××号。

其他亲属：大伯哥曾某某和他 9 岁的女儿，住址：香山慈幼院。大伯哥在香山慈幼院教书，公公、婆婆和其他亲属都在老家。

住房：一家人有 12 间住房，每月租金 20 元。

经济来源：老家有房子和地。

经济状况：家庭条件还可以。

出院记录：1928 年 2 月 4 日出院，案主回家。

现状：案主 18 岁时结婚，这次是她第五次怀孕。之前怀孕产下的孩子有三个活着，很健康。案主将自己喂养婴儿。

问题：没有社会问题。

1932 年 2 月 8 日

再次入院：案主再次入院。生一男婴，编号为 347××。

新住址：西城受壁胡同××号。

1932 年 2 月 16 日

社会工作者尚未进行新的记录，案主和婴儿已出院。

案例61

首　页

病案号：193××

病房：K—33　　　　　科室：产科　　　婚姻状况：已婚

姓名：梁（Liang）太太　年龄：32 岁　　　性别：女

北京地址：顺外永光寺西街×号　家庭地址：广东西关荣华东街×号

职业：家庭主妇　　　　原籍：广东　　　国籍：中国

亲属：梁先生

亲属地址：同上

入院时间：1928 年 1 月 29 日　　　　出院时间：1928 年 2 月 16 日

病例概要

诊断结果：梅毒

预后：好

出院结果：健康　好转

社会服务记录

病案号：193××

姓名：梁太太

年龄：32 岁　性别：女　婚姻状况：已婚　原籍：广东

接案记录：1928 年 2 月 2 日

电话：S.1120（借的电话）顺记煤厂

家庭地址：顺外永光寺西街×号顺德南馆

老家地址：广东西门荣华东街×号

家庭成员：丈夫梁某某，44 岁，职位：西直门京绥铁路车站行李房主任。收入：每月 30～40 元，不定期支付。1921～1927 年，丈夫是梅毒门诊的老患者，门诊号：17××；儿子，11 岁，学生；刚出生的小儿子，病案号 193××。

其他亲属：原配，40 多岁，在老家；公公的妾，50 多岁，在老家；其他成员，在老家。

住房：全家住 4 间房，免租金。

经济来源：老家有 1 所房子。一些房间由在老家的成员居住着，其余租出去了。

经济状况：案主和她丈夫都说丈夫没有固定收入，但家庭条件看起来不错。

现状：案主是丈夫的妾。案主从小就在丈夫的朋友家做女仆，对自己的家也没有什么印象了。案主在 17 岁时嫁给了她现在的丈夫，这已是她第六次怀孕。她在前五次怀孕中有一次流产，而其他四个孩子中，现在只有一个活着（就是她 11 岁的儿子）。对于这个刚出生的小儿子，案主将亲自给婴儿喂奶。

备注：

1. 案主的（梅毒）瓦瑟尔曼反应报告为阳性。案主和婴儿都在医院进行了注射（治疗）。

2. 遵照医生的建议，1928 年 2 月 28 日，案主的丈夫在梅毒科做了检查，检查结果显示其血液中携带瓦瑟尔曼病毒。

问题：梅毒的病后护理和治疗。

社会服务计划：

1. 让儿子去做梅毒检验。

2. 密切随访全家对梅毒的病后护理和治疗情况。

行动介入：建议案主的丈夫带儿子去做梅毒检查。案主的丈夫允诺稍后带儿子去做检查。

安排：让案主待在社会服务部，边做自己的针线活，边等着在上午9：30、下午 1：30 和 5：30 这三个时间点去给孩子喂奶。

1928 年 2 月 17 日

案主的丈夫带案主去给婴儿喂奶。

1928 年 2 月 21 日

案主每天过来给婴儿喂奶，今天又来了。她说 1928 年 2 月 18 日她跟丈夫都没有去梅毒科进行治疗，因为丈夫没有挂号（一次 1 元）和治疗（一次 10 元）的费用。案主说，丈夫告诉她以后再去治疗，因为现在没钱。案主的丈夫有这样的性情，为养家糊口他可以做任何事情，但是没有给过案主任何钱，所以案主也不清楚丈夫的经济状况。这些天，丈夫忙他的工作，直到今天晚上才回家。案主非常担心没有钱治疗，她在社会服务部哭了。另一个社会问题也出现了。

问题：治疗费用。

社会服务计划：去见许（Hsu）医生（接诊医生），看看是否可以让案主先在梅毒科挂号接受治疗。明天再让案主的丈夫来商量支付计划。

行动介入：

1. 带案主去见许医生，许医生让案主挂号去梅毒科。

2. 给案主社会服务部卡，通知案主的丈夫明天（1928年2月22日）来见社会工作者。

1928 年 2 月 22 日

案主的丈夫在社会服务部，社会工作者与之商量治疗费用问题。丈夫说，由于他的薪水减到每月 25 元，且不定期支付，他支付不起案主的抗梅毒治疗的全部费用，以及出院后的费用。即使减少费用，他也没法立即支付。因此，他现在不想去治疗，等他赚到支付的钱后再说。丈夫说了有关他治疗的困难。第一，他没有时间每周定期去治疗，因为他必须与其他三个工人轮流值班。其中两个工友是新来的，工作两天，休息两天。而案主的丈夫和另一老工人工作三天，只休息一天。因此丈夫两个月后才有空闲时间，因为两个月后，两个新工人才会更多地了解工作，多做一些。第二，经济困难。丈夫坚决地说这两个月内，即使医院做出收费调整，他也不计划去治疗。因为很难改变他的日程安排，让他现在抽空治疗。

印象：

1. 案主的丈夫确实很难支付全部治疗费用。

2. 案主的丈夫似乎很倔强，很难说服。

社会服务计划：

1. 案主的让丈夫找许医生（接诊医生）谈案主和婴儿的治疗费

用问题。

2. 去问梅毒科医生关于案主丈夫这件事的建议。

1928 年 2 月 22 日

带案主的丈夫见许医生（接诊医生）谈费用支付问题。是这样安排的：现在先付一半即 5 元用来给案主治疗，以后再付 5 元治疗婴儿。每次 1 元逐渐付清。

1928 年 2 月 23 日

找梅毒科的穆（Mu）医生谈案主丈夫的病。医生说，案主丈夫的梅毒检查还未完成，因此他需要做完检查，然后看是否需要进一步治疗。如果案主的丈夫没有时间定期去门诊，他可以在任何一天去梅毒科或者下午去皮肤科找穆医生。

1928 年 2 月 23 日

案主去给婴儿喂奶，社会工作者让她转告丈夫听从医生建议回来检查。

1928 年 3 月 2 日

案主每天来给婴儿喂奶，而且今天又来了。案主说她已经定期去梅毒科治疗，且在 1928 年 2 月 28 日支付 1 元。

从案主那了解到，她的丈夫下周一（1928 年 3 月 5 日）休息。社会服务部通知卡已给案主，卡上有给案主丈夫的通知，要求案主的丈夫下午来做检查。

出院记录：1928 年 2 月 16 日，案主出院回家了，但是婴儿仍留在 K—3 病房。让案主每天回病房给婴儿喂奶。史（Shih）医生说婴儿大概在三周之后可以出院回家。案主丈夫允诺，从明天即 2 月 17 日早晨开始，让案主来给婴儿喂奶。

案例 62

<h2 style="text-align:center">首 页</h2>

病案号：193××

病房：G—2　　　　　科室：产科　　　　　婚姻状况：已婚

姓名：时（Shih）太太　　年龄：30 岁　　　　性别：女

北京地址：旧鼓楼大街大黑虎胡同×号　　　家庭地址：同上

职业：家庭妇女　　　　原籍：直隶　　　　　国籍：中国

亲属：时某某

亲属地址：同上

入院时间：1928 年 2 月 3 日　　　　出院时间：1928 年 2 月 20 日

病例概要

诊断结果：慢性肺结核

预后：好

出院结果：改善

社会服务记录

病案号：193××

姓名：时太太

年龄：30　性别：女　婚姻状况：已婚　原籍：直隶

接案记录：1928 年 2 月 7 日

住址：北京西城旧鼓楼大街大黑虎胡同×号

老家地址：京东迁安县

家庭成员：公公，59 岁，西餐厨师，目前没有工作；丈夫时某某，29 岁，外交部街公益联合会秘书；儿子时某某，21 天，和案主一起在医院；儿子时某某，8 岁。

住房：全家住两间北屋，房租 2 元。

收入：丈夫每月挣 30 元。

目前情况：案主被刘（Liu）先生（公益联合会主管）叫的救护车送来。目前，案主的公公没有工作，在照看小男孩。

相关个人：刘先生（公益联合会主管），外交部街 56A，电话：4526E。

问题：

1. 肺结核病护理。

2. 人工喂养婴儿问题。

印象：

1. 经济状况不太好。

2. 案主显得无知。

3. 案主有慢性疾病。

社会服务计划：

1. 跟案主的丈夫接触以了解情况。

2. 调查该家庭的具体境况。

1928 年 2 月 8 日

今天上午与案主丈夫的雇主刘某某见面，将报告交给他。

1928 年 2 月 9 日

社会工作者打电话给案主的丈夫，他很快来到社会服务部。案主的丈夫声称他只是公益联合会的临时秘书，每个月收入只有 20元。自从案主生病之后，他在典当行典当了约 20 元，又借了 7 元。案主的公公是个西餐厨师，已经近一年没有工作了。如果案主的公公能有工作，他们认为还了 7 元的债务并赎回那价值 20 元的东西就不是困难的事情了。

案主丈夫的计划：关于案主病后的护理问题，案主丈夫不知道该如何去做。出院之后，如果案主依旧无法哺乳婴儿，将喂食婴儿奶粉。

社会服务部为婴儿制订的计划：向陈（Chen）女士提出此案例可以进行豆奶喂养实验，此案例交给陈女士。

1928 年 2 月 10 日

问陈女士婴儿是否可留在医院。陈女士说，婴儿也许可以留下进行豆奶喂养实验。

下午，婴儿可以留在医院，这可以减轻这个家庭的负担。

社会服务部为母亲制订的计划：社会工作者认为，案主可以去菲利普斯医生的诊所接受为期 6 个月的治疗，如此一来便会使案主与其 8 岁大的儿子完全隔离。

社会工作者将情况汇报给了浦爱德女士。她认为案主的公公可以去招待所男部当厨师。如果案主的公公有工作，他便可以帮一下这个家庭，便可以送案主去菲利普斯医生的诊所。

行动介入：给案主的丈夫打电话，让他明天带着他父亲去见浦爱德女士。

1928 年 2 月 11 日

案主的丈夫和公公来到社会服务部，为案主的公公安排体检。

案主的公公将在周一即 1928 年 2 月 13 日来体检。

1928 年 2 月 13 日

案主的公公来了，齐(Chi)医生为他体检。让案主的公公在周三也就是 1928 年 2 月 15 日下午过来。

案主的丈夫列出了该家庭的花销清单：收入 20 元。支出：房租 2 元，食物 9 元，丈夫的零花钱（午餐）2.5 元，社交费用 2 元，鞋子 1.7 元，袜子 0.5 元，共计 17.70 元。此外，典当 20 元，借入 7 元，共计 27 元。

1928 年 2 月 15 日

案主的公公过来。社会工作者看了他的体检报告，显示瓦塞尔曼呈阳性（他有可能是梅毒感染者）。他不适合这份工作。建议他在周六（1928 年 2 月 18 日）来进行抗梅毒治疗。

1928 年 2 月 18 日

案主的公公来了，但是由于来得太晚已经无法挂号了，因此让他下周四（1928 年 2 月 21 日）再过来。

社会工作者见到刘先生，给他报告。刘先生承诺将为案主承担诊所的住宿一半的费用 6 元，同时他还会借给案主的公公 30 元当资金，让他可以买卖废品。

之后，浦爱德女士给菲利普斯医生打了电话，菲利普斯医生想在周一见见案主，然后她将决定是否接收案主。同时，希望案主的丈夫能够今天下午去找菲利普斯医生签协议。

社会工作者给案主的丈夫打电话，要求他今天下午去菲利普斯医生的诊所去见菲利普斯医生。

1928 年 2 月 20 日

菲利普斯医生在北平协和医学院 G—2 病房看望了案主。在门诊部把协议给了案主的丈夫。安排案主的丈夫签署协议和提交商铺抵押，并在今天下午带着案主去看菲利普斯医生。

出院记录：1928 年 2 月 20 日，案主被丈夫带去菲利普斯医生（Dr. Phillips）的诊所。

1928 年 2 月 28 日

去菲利普斯医生的诊所看望了案主。案主看起来比较高兴，说她感觉很好，看起来对目前所在的地方很满意。

1928 年 3 月 21 日

案主的丈夫说，他似乎再也借不到钱了，并且诊所的保姆对案主的照顾也非常不好。他想带案主回家。

详细地解释了案主留在诊所的益处和刘先生所给予的帮助，案主的丈夫答应从刘先生那里借钱，然后马上送这些钱去菲利普斯医生的诊所。

1928 年 3 月 22 日

钟（Chung）女士（菲利普斯医生的诊所）和案主在社会服务部。钟女士说，因为案主的丈夫一直没有支付其这个月另一半的伙食费，菲利普斯医生决定不再收留她。

社会服务部给案主的丈夫打电话，让他带 6 元来社会服务部找他妻子（案主）。案主的丈夫说，他会尽力凑钱。一旦凑够之后他会马上来社会服务部找妻子。

　　社会工作者一直等到 6 点，案主的丈夫都没有出现。社会工作者找了一辆人力车将案主送回家。

1928 年 3 月 24 日

　　社会工作者再次给案主的丈夫打电话。案主的丈夫说，他这些天努力从周围的朋友当中借钱，但没有借到。他说，几天之内他会将钱直接给菲利普斯医生，并拿回商铺抵押。

1928 年 3 月 24 日

　　社会工作者去菲利普斯医生的诊所拜访，见到菲利普斯医生，并转告了案主丈夫的话。菲利普斯医生说没什么事。

1928 年 3 月 28 日

　　家访：社会工作者见到案主，她在从事一些轻度工作，她自己说感觉没什么问题。

　　住房：家具很好，但是由于两间屋子的前面没有什么空间，因此缺少空气和阳光。

　　案主的公公：已经贩卖小商品有三个星期了，有香烟、糖果、花生等。他可以挣 2.5 元。三分之一的收入来自于他的贩卖所得。

　　通知案主让她两周后去做检查。

　　浦爱德女士告诉社会工作者，医院不能再收留案主的婴儿了，因此社会服务部应该寻找其他方法帮助这个案例。

　　计划：社会工作者计划首先跟案主的丈夫谈谈，看看他们能为婴儿做些什么。社会工作者给案主的丈夫打电话 W. O2574——他说他明天上午来见社会工作者。

1928 年 5 月 25 日

　　案主的丈夫来到社会服务部。社会工作者告诉他，孩子不可能再在医院待着了。

案主的丈夫的陈述：案主仍然不能干重活，她一干重活就咳嗽。他目前帮着她做家务。案主只能干一些做饭炒菜和其他较省力的轻活。

案主的丈夫声称案主的母亲住在迁安县三屯营镇城东六宝峪。

案主的母亲已经超过 70 岁了，年龄太大，无法照顾婴儿。他们除了案主的母亲之外再没有任何其他的近亲属了。丈夫认为，他妻子和岳母都不适合照顾婴儿。

经济状况：案主公公现在挣的钱没有之前多了，因为那里又多了一些其他的小贩。他每天大概挣 100 个铜币。

安排：

1. 安排案主周三即 1928 年 6 月 6 日去看陆医生。如果案主的身体情况可以照看婴儿，我们将把孩子送到她家。否则的话，孩子可以安排在招待所。

2. 当案主来做检查的时候，社会服务部负责承担人力车费用。

1928 年 6 月 6 日

案主的丈夫给社会工作者打电话说，病人现在月经来潮感觉很不舒服。她今天不能来，将改到周五即 1928 年 6 月 8 日来肺结核科看病。

1928 年 6 月 7 日

婴儿今天出院到招待所。婴儿整夜都是由病房喂养的。

1928 年 6 月 8 日

案主来检查，她认为自己不能照看婴儿。所以，她希望婴儿能在此待一个月。

行动介入：婴儿目前在招待所。

1928 年 10 月 17 日

给案主的丈夫打电话，让案主于 1928 年 10 月 19 日来做检查。

1928 年 10 月 19 日

案主来做检查。

社会服务计划：让案主在家休息一个月后再回来做检查，婴儿还住在招待所。

行动介入：支付给人力车费 60 个铜板。

1928 年 12 月 27 日

儿子（H193××）死于医院，社会服务部安排了葬礼。

1930 年（月份不详）月 7 日

到西城旧鼓楼大街大黑虎胡同×号家访。社会工作者进了×号，一个小女孩出来了。她说，这个院子没有这样一位妇女。社会工作者又问了另一家，一个男士出来了，说这里没有这样一个人。

社会服务计划：给丈夫打电话 4526E. O.，以了解案主住在哪里。

案例 63

首　页

病案号：19×××

病房：K—3　　　　　科室：产科　　　　婚姻状况：已婚

姓名：张（Chang）太太　年龄：36 岁　　性别：女

北京地址：大理院左府胡同×号　　　　　家庭地址：同上

职业：家庭主妇　　　　原籍：江西　　　　国籍：中国

亲属：张某某

亲属地址：同上

入院时间：1928 年 2 月 5 日　　　　出院时间：1928 年 2 月 15 日

诊断结果：

预后：好

出院结果：健康

社会服务记录

病案号：19×××

姓名：张太太

年龄：36 岁　　性别：女　　婚姻状况：已婚　　原籍：江西

接案记录：1928 年 2 月 7 日

备注：以下社会记录是案主的丈夫提供的，因为案主在 1928 年 2 月 7 日第一次就诊的时候没有提供正确的信息。案主认为，如果说出自己住在雇主家里会很没面子，所以她把雇主的家说成了姨妈的家。电话：S.1256（丈夫雇主家的号码）。

目前家庭住址（丈夫雇主的家）：前内刑部街左府胡同××号

老家地址：江西南昌（那里没有亲戚）

家庭成员：丈夫张某某，57 岁，在目前住址的家中当仆人，每个月挣 6 元来养家糊口（丈夫、案主和儿子）；儿子张某某，15 岁，在石驸马大街的私立学校念书，目前住在丈夫雇主家里；小儿子在医院，病案号为 19×××；女儿，11 岁，在江西当童养媳妇。

丈夫的雇主：饶（Rao）先生和他的家人都来自江西，雇主是总统府国务部秘书长帮办。

住房：以前案主一家都住雇主家一间房，免费。当时雇主住在绒线胡同。当他们搬到现在的住址后，就没有多余的房间供案主家住了。所以案主和其他女仆住在一起，丈夫和儿子跟其他男仆住在一起。

出院记录：1928 年 2 月 15 日，案主和丈夫去了新地址。新地址和目前住址在同一个街道，××号。婴儿尚未接种疫苗。

经济来源：无财产。

经济状况：全家住在雇主家里，丈夫每个月挣 6 元，够儿子上学，以及一家的穿衣和其他开支。

目前状况：案主是丈夫的第二任妻子。丈夫的第一任妻子在案主来之前过世了，没有留下孩子。丈夫在雇主家里住了将近十年，案主在那里住了将近七年。案主也帮雇主家里做一些家务，没有薪水。雇主对案主一家都很好，即使案主又生小孩也会让他们继续住在家里。但是案主不能在出院后马上回到那里，因为按照案主的家乡（江西）习俗，案主不合适在那里坐月子。对案主的家庭来说，单独在外住一小段时间就已经很昂贵了。案主将会喂养孩子。

问题：出院后的住宿问题。

家庭计划：请求医院在案主分娩后继续让她住在医院里，直到满月。

社会服务计划：

1. 为案主的住宿问题去见她的丈夫，因为案主到了出院时间就不能继续待在医院。

2. 如果必要的话，去拜访雇主的家了解这一问题。如果需要，会为案主安排住宿。

1928 年 2 月 9 日

在社会服务部见了案主的丈夫，商量关于案主出院后的住宿问题。跟案主的丈夫解释，案主只能住到应该出院的那天。丈夫答应试着为案主安排住宿。社会工作者建议，在雇主家附近租一间房，为期一个月，或者让案主和孩子住在雇主家附近的旅馆，这样丈夫就能去那里照顾他们。

1928 年 2 月 14 日

案主的丈夫在社会服务部，说他在跟雇主家的同一个街道里为案主租了一间房子，租期一个月，3 元。他每天都可以去看案主，因为房子离雇主家很近，雇主家在××号，租的房子也在××号。

行动介入：

1. 探访了案主新租的家，新家非常小，但是对案主来说足够住了。

2. 探访雇主家，见到了雇主的妻子饶太太。有关案主家的情况，饶太太所述跟案主的丈夫所说一样。饶太太说案主的丈夫是他们家的老仆人，他一直很好，且很忠实可靠。他已经工作好多年了，并且案主分娩一个月后就把她接回来。

备注：案主现在会待在新家（出院记录里标明的），并且在一个月后会回到原来的住址。

1934 年 4 月 6 日（第二次住院）

1928 年 2 月 5 日案主因第三次怀孕住院。孩子因病死于北平协和医学院。有很多年没有怀孕直到上次。这次她生了个男孩。

新住址：一家住在西四宝禅寺胡同××号。

家庭成员：丈夫，苦力；儿子，22 岁，裁缝，每月 6 元，包食宿；女儿，已出嫁；婴儿，刚出生。

住房：一家住一间房，租金每月 1.3 元。

经济状况：丈夫薪水 4 元，儿子挣 6 元。案主工作时，每月挣 3 元。一家共收入 13 元。

第二次出院记录：1934 年 4 月 14 日。

案例 64

首　页

病案号：19×××

病房：K—3　　　　科室：产科　　　婚姻状况：已婚

姓名：朱（Chu）太太　　年龄：26 岁　　性别：女

北京地址：东城小雅宝胡同　　　　家庭地址：浙江绍兴斗门

职业：家庭主妇　　　原籍：浙江　　国籍：中国

亲属：朱某某

亲属地址：同上

入院时间：1928 年 2 月 6 日　　　出院时间：1928 年 2 月 21 日

病例概要

诊断结果：多胞胎，臀位分娩

手术：臀位收缩

入院时主要症状：

末次月经日期：1927 年 4 月

预产期：1928 年 2 月 6 日

预后：良好

出院结果：健康

社会服务记录

病案号：19×××

姓名：朱太太

年龄：26 岁　性别：女　婚姻状况：已婚　原籍：浙江

接案时间：1928 年 2 月 16 日

家庭地址：东城南小街小雅宝胡同××号

老家地址：浙江绍兴斗门

家庭成员：丈夫朱某某，28 岁，从南京大学毕业，现在北平协和医学院内科工作，当打字员。办公室：J—Ⅲ，313 室。电话：北平协和医学院 77。收入：每月 65 元。儿子，一岁多；双胞胎婴儿，大婴儿是男孩，病案号 19×××；小婴儿是女孩，病案号 19×××；小叔子朱某某，在北平协和医学院的病房 K—O 做护士。

婆婆和其他成员都在老家。

住房：全家住 5 间房，每月租金 13 元。

经济来源：案主说老家有财产，但是由于她从没有去过老家，所以对于这财产她不清楚。她的丈夫也没有在这财产中得到利益。她和她的丈夫有一些积蓄。

经济状况：以前，案主的丈夫每月能挣 200 多元，所以他们有些积蓄。但是现在丈夫在这里每月只能挣到 65 元，这还不够维持家庭的开销，而且得给老家寄钱。

去年，大概给老家寄了 100 元。由于每月收入 65 元，但支出 100 元，所以入不敷出。每月需用储蓄补其不足。尽管现在的经济状况还好，但是如果以后收入不提高，情况就会有问题。因为花费在增加，且没有为孩子的教育留下钱。

出院记录：1928 年 2 月 21 日，案主回家。

教育和工作经验：1922 年，案主从杭州的某女子中学毕业。案主从事了一年教学工作，做过一年的办公室工作，包括打字，还有其他工作。

现状：案主 23 岁结婚，这是她第二次怀孕，还是双胞胎。老大是儿子。案主的奶水不足以喂两个婴儿。

问题：

1. 迫切的问题：奶水不足以喂两个婴儿。

2. 将来的问题：经济不足。

案主的计划：

1. 根据医生的建议，给婴儿补充营养品。

2. 案主去办公室工作或从事教学，以提高家庭收入，以便为孩子将来的教育准备储蓄。

家中有两个很好的保姆。案主外出工作时，保姆可以照顾婴儿和做家务。

社会服务计划：

1. 见医生，以获得有关婴儿喂养的建议。

2. 如果可能，尽量帮助案主找工作。

行动介入：

1. 见李（Lee）医生以获得婴儿喂养的建议。他建议用奶粉。

2. 将医生的建议转达给案主，出院后她会让丈夫给婴儿买奶粉。

备注：

1. 1928 年 3 月 23 日，女婴（病案号 19×××）死于医院。

2. 1928 年 6 月 30 日社会工作者曾努力为案主找工作，但没有找到。

案例65

首 页

病房：K—3　　　　　科室：产科　　　　婚姻状况：未婚

姓名：张（Chang）某某　　年龄：17 岁　　　性别：女

北京地址：顺外半璧街××号　　　　　　家庭地址：同上

职业：学生　　　　　原籍：直隶　　　国籍：中国

亲属：萧（Hsiao）某某

亲属地址：同上

入院时间：1928 年 2 月 9 日　　　　出院时间：1928 年 2 月 18 日

病例概要

诊断结果：枕前分娩

入院时主要症状：足月

末次月经日期：1927 年 5 月初

预产期：1928 年 2 月中旬

预后：良好

出院结果：健康

社会服务记录

病案号：19×××

姓名：张某某

年龄：16 岁　性别：女　婚姻状况：单身　原籍：直隶

接案记录：1928 年 2 月 9 日

职业：在顺内旧帘子胡同第四小学上学，但是从去年秋天就不去学习了。

现地址：（已婚的姐姐家）顺内半壁街甲××号

家庭地址：顺外西草场内裴家街×号

家庭成员：女婴，今天早上出生，病案号 19×××；父亲张某某，63 岁，他与案主的叔叔共同经营一家棚铺（×号），地址在家庭地址的隔壁。收入：在冬天不是很好，但是在夏天好些。父亲住在铺子里。大哥张某某，30 多岁，他在××街财政部印刷处工作。收入：每月 30 元。大嫂，她有 6 岁的儿子和 12 岁的女儿，就读于师大平民学校；二哥张××，30 多岁，在父亲的棚铺工作；二嫂，有一个一个月大的儿子；三哥张某某，25 岁，与父亲一起在棚铺工作，并住在那里；二叔张某某，40 多岁，与父亲一起经营棚铺；二婶，有 3 个儿子和 4 个女儿；三叔张某某，30 多岁，与父亲一起经营棚铺；三婶，有 3 个儿子和 4 个女儿；四叔张某某，22 岁，在琉璃厂的电话局工作。收入：每月 25 元。四婶，有 6 岁的儿子和 2 岁的女儿；祖父，82 岁；继祖母，63 岁。

亲属成员：已婚的姐姐萧（Hsiao）太太，30 岁；姐夫萧先生，曾为北平交通部编译科科员。但是一年前由于他父母生病被叫回到湖南宁远县的家中。他现在正努力在那里找工作。如果在那里找不到工作，还会回到北平。外甥女，9 岁，在顺成根的二十小学上学。姐姐十年前嫁给她的丈夫，从未去过他家。因为他在这里工作已有数年，仅仅回家探望过几次。姐姐家现在的条件并不是很好，因为她丈夫没有工作，不能寄钱给她。有关姐姐婆家的详细状况不是很清楚，是不是他在家中还有一个妻子更无从得知。

住房：他们一家住 12 间房，商店占用了其中的 4 间。

经济来源：家中没有土地，但是有住房，并且经营着生意。

经济状况：家庭状况还好，案主的学费以前由父亲支付，但是后来由姐姐支付。

教育：案主在琉璃厂的师大平民小学学习了两年，之后辍学一年多。之后，去年（1927 年）的春学期，在第四小学学习了一个学期。案主在那上小学四年级。

案主怀孕的经历：案主就读的学校第四小学是男女同校，男女在一起玩耍学习。在学校的时候，案主学习很吃力，经常求助于同学（男女生都有）。

大概是去年 1927 年 6 月份，五月节（也就是龙舟节）的五六天前，放学后，教室里只剩下了案主和一个男生（叫刘（Liu）某某，17 岁）。此男生要求案主与他发生关系。当案主拒绝他的时候，他对案主说，他以后不会再帮助她做数学题。男生强制与她发生关系后，案主很生气，她去向老师求助，但是放学了没有找到老师。第二天，案主羞于去向老师报告这个事情，所以她想让这个事情过去。案主说她当时不知道这会导致她怀孕。

最近的情况：案主跟她的姐姐住了大概一年。因为姐夫不在家，姐姐喜欢让案主陪她和她的小女儿。而且母亲不在了，案主愿意和姐姐一起住。案主有时回家住。因为她没有意识到自己怀孕，所以她没有告诉姐姐或其他成员她怀孕的经历。因此，案主自己、姐姐和家中的其他成员都以为她病了，家里人送案主到中医那里看病，但是没有发现她怀孕了。直到今天早上案主的腹部出现分娩的疼痛时，姐姐才发现案主怀孕，所以赶紧送案主到医院。案主到达医院刚好为她分娩的时间。案主说那个男生（这个婴儿的父亲）不知道案主怀孕的事情。因为自从案主离开了学校，他们再也没有见过面，也没有通过信。

案主对他（婴儿的父亲）家里的事情一无所知，甚至在学校的时候，她也不了解他。

印象：

1. 此年轻女孩似乎头脑简单，不很聪明。

2. 她不知道未婚先孕的麻烦。

3. 案主看起来害羞，但并不是不自在。

问题：私生子。

案主的计划：她没有自己的计划，而是让姐姐帮助她。

社会服务计划：

1. 见姐姐以了解姐姐的计划。

2. 拜访案主现在的地址（姐姐家）去调查。现在这种状况不适合去拜访案主的家庭地址。

1928 年 2 月 9 日

在社会服务部见到案主的姐姐萧太太。姐姐看起来很真诚，穿着整齐。姐姐所说与案主所述相同。有关案主怀孕之事，姐姐说直到今天早上案主出现分娩阵痛她才知道的。在早上她匆忙送案主去医院之前她不知道案主怀孕的经历。那时她也没时间询问此事。其他家庭成员不知道案主怀孕的事情，姐姐只是通知他们送案主到这里接受治疗。关于这个事情，姐姐只告诉了案主的三哥张某某，因为不能让父亲知道此事。

姐姐的计划：

1. 如果她不能为这个婴儿找到个家，请求社会服务部帮助安置婴儿。

2. 如有可能，找到孩子的父亲，让案主与他尽快结婚。

姐姐的观点：姐姐很担心这个问题，很想帮助案主。

1928 年 2 月 14 日

到姐姐家（目前的住址）家访调查，见到了姐姐、小女孩和看起来十三四岁的婢女，还看见邻居张（Chang）太太在姐姐家。家中有三间房，且干净有序。邻居张太太似乎对案主怀孕的事一无所知，只知道案主住院治疗。姐姐和邻居都说，案主在学校学习很差，尤其是数学（这或许意味着与案主怀孕的经历有关）。邻居又说，由于疾病，案主放弃学业对她来说也不是坏事。

社会服务计划：由姐姐和家人负责婴儿的费用。如果不能为婴儿找到人家，他们想把孩子暂交社会服务部照顾。

行动介入：再次去姐姐家（目前住址）家访，让姐姐 1928 年 2 月 18 日来接案主出院。同时询问姐姐关于婴儿的计划。姐姐一直忙着做家务。她称，她与案主的三哥谈过，决定先将婴儿交由社会服务部照顾，因为他们不能为婴儿找到人家。

社会服务部将关于婴儿的计划告知姐姐。姐姐说，她和案主的三哥一共只能给婴儿支付每月 8～10 元的费用。姐姐承诺 1928 年 2 月 18 日接案主出院。

1928 年 2 月 18 日

姐姐来接案主出院。

文件协议由案主和姐姐签字。将婴儿留给社会服务部照顾。姐姐承诺，在婴儿找到人家前，她和案主的三哥每月支付 10 元用于婴儿的花销。

行动介入：

1. 与产科的医生安排婴儿临时住在病房 K—3 两个星期。

2. 与住院部安排，每月支付 10 元作为婴儿的住院费用。

备注：姐姐支付婴儿的住院费用 5 元，并承诺以后支付其余的费用。

1928 年 3 月 5 日

婴儿从病房出来住进招待所，案主的姐姐一共支付了婴儿花销 10 元，支付住院费 7 元，3 元给社会服务部支付招待所的费用。

1928 年 6 月 12 日

案主陪着姐姐萧太太去牙科治疗。（姐姐的门诊号：30×××）

姐姐和案主的陈述：案主仍住在姐姐家中，并且可能秋季学期继续上学。由于姐夫不给姐姐寄钱了，且哥哥的生意也不好，无钱支付婴儿的费用。姐姐许诺丈夫寄钱来后她会支付婴儿的费用。

1928 年 6 月 14 日

婴儿住院，并且死在医院（见婴儿病历）。

案例 66

病房：E—111　　　　科室：产科　　　　婚姻状况：已婚

姓名：吴（Wu）太太　　年龄：39 岁　　　性别：女

北京地址：禄米仓八宝胡同×号　　　　　家庭地址：同上

职业：家庭主妇　　　原籍：直隶　　　　国籍：中国

亲属：吴先生

亲属地址：同上

入院时间：1928 年 3 月 26 日　　　　　出院时间：1928 年 4 月 7 日

病例概要

诊断结果：分娩

预后：好

出院结果：健康

社会服务记录

病案号：19×××

姓名：吴太太

年龄：39　性别：女　婚姻状况：已婚　原籍：直隶

接案记录：1928 年 3 月 28 日

备注：下面的社会记录来源于她的父母和丈夫

家庭地址：东城南小街禄米仓八宝胡同×号

家庭成员：丈夫吴某某，41 岁，中餐厨师。曾工作于北平协和医学院的某食堂三个月。没有一份固定的工作，只能时不时打零工。现在没有工作。薪水：有工作时，大约每天 0.20 多元，包食宿。他现在正找工作。婆婆，74 岁；小叔子吴某某，34 岁，人力车夫，每月挣 17 元；妯娌吴张氏（Wu Chang Shih），28 岁，在东城南小街小雅宝胡同××号李宅当佣人。薪水：每月 2 元，包食宿。朋友陈（Chen）某某（陈太太的丈夫，陈太太是产科病人，病案号 19××
×），北京协和医学院洗衣房的领班。地址：东城前赵家楼××号。

住房：一家住一间房，每月租金 1.5 元。

出院记录：1928 年 4 月 7 日，案主回家。

经济来源：没有财产和储蓄。

经济状况：现阶段，家庭仅依靠小叔子每月 17 元和妯娌每月 2 元的薪水，因为丈夫没有工作。这些收入仅够维持家庭生活。

目前状况：案主 38 岁结婚，这是她第一次怀孕。婴儿死于难产。起初，案主在家里分娩，难产，产婆帮不上忙。然后，案主在公共卫生中心的帮助下住院。开始，因为这个家庭负担不起医院的费用，案主的丈夫不敢让案主去。但是，医生建议案主住院，说如果这个家庭真的负担不了，案主能够得到免费治疗。之后，丈夫把案主送来了。因为案主是急诊入院，医院的治疗费用没有得到解决。丈夫一直担心这个，所以他向朋友陈某某寻求帮助，希望他能带他去社会服务部，免去案主的费用。

印象：案主和丈夫都很友好和真诚。

问题：

1. 支付不了案主在医院的费用。

2. 丈夫需要一份工作。

社会服务计划：

1. 安排免去案主的床位费。

2. 尽量帮案主的丈夫找份工作。

1928 年 3 月 28 日

免去案主的床位费。

1928 年 7 月 6 日

帮案主的丈夫找到一份工作，去黄（Huang）宅当中餐厨师和男仆，在东城教蔚营二十四间房甲×号。让丈夫来社会服务部，通知其有关工作的事情。

之后，案主的丈夫来到社会服务部，他表示他很乐意接受那份工作，并且给了我们新的地址：西交民巷西头半壁街××号。

1928 年 7 月 7 日

案主的丈夫去黄宅上班了。

案例 67

首 页

病房：K—3　　　科室：产科　　　婚姻状况：已婚

姓名：赵（Chao）太太　　年龄：21 岁　　　性别：女

北京地址：海淀冰窖羊圈×号　　　老家地址：安徽芜湖大观山

职业：家庭主妇　　　原籍：直隶①　　　国籍：中国

家属：赵某某　　　　　　　家属地址：同上

入院时间：1928 年 5 月 9 日　　　出院时间：1928 年 5 月 11 日

病例概要

诊断结果：怀孕

入院时主要症状：

　　患者怀孕 8 个月，胎儿心跳右前侧胎位 160，血压 108/70。

末次月经日期：1927 年 9 月 4 日　　预产期：1928 年 6 月 14 日

治疗期间并发症：无

进一步治疗的建议：建议案主参加产前焦虑排除培训课程

预后：很好

出院结果：健康

----

① "原籍"原件前后不一致。

社会服务记录

病案号：20×××

姓名：赵太太

年龄：21 岁　性别：女　婚姻状况：已婚　原籍：安徽

接案记录：1928 年 5 月 10 日

家庭地址：京西海淀冰窑羊圈×号

老家地址：安徽芜湖大观山后腰村

出院记录：1928 年 5 月 11 日

备注：医生允许案主出院，并建议案主一周两次回到门诊复查（周一和周五上午 10 点）。之后可以来医院分娩。案主承诺采纳医生的建议。

婆家的家庭成员：丈夫赵某某，28 岁，庄河县私立中学教员。每月挣大约 50 元。祖父、伯伯还有其他家庭成员都在老家。

娘家的家庭成员：叔叔祝（Chu）某某，50 岁，东城煤渣胡同保安队官员，电话 E. O148；叔叔祝某某，47 岁，家庭地址：海淀冰窑××号。

朋友：张（Chang）某某太太，11 月份产科病人，病案号 186××。家庭地址：西单京畿道×号。王（Wang）先生，北平协和医学院医学系学生。地址：北平协和医学院温汉姆学生宿舍。林（Lin）先生，燕京大学中文系学生。地址：海淀燕京大学男校第三楼×××号。

其他相关人士：里特（Ritter）太太，北平京西海淀，燕京大学。里特太太希望社会服务部为案主在这个城市里提供一住处，如果案主现在不能入院待产。利尔蒙斯（Learmonth）太太，北平京西海淀，燕京大学。利尔蒙斯太太将案主带到门诊。

住房：案主住两间屋，租金每月 2.5 元。

经济来源：老家有房产和土地。

经济状况：案主的丈夫所挣的钱支撑着案主夫妇的起居生活。案主说，他们能支付得起日常费用。案主强调，他们已经得到了支付医院费用的钱。

教育和经历：案主具有中学学历，有两年教书的经历。

目前状况：案主 20 岁时结婚，此次是她第一次怀孕。案主想要这个孩子，打算亲自喂养他。案主在家有个女仆，可以在案主出门的时候照顾家庭起居。案主怀孕已经 8 个多月了，昨天（1928 年 5 月 9 日）入院待产。案主并不想在医院待产，不想整天被限制在病房内。案主说，以前不知道医院的生活原来是这个样子。案主非常想今天出院，她说如果再继续待下去她很可能会生病，因为她不能好好吃饭，并且感到不舒适。

问题：不想在医院等待分娩。

案主的计划：出院住在朋友张太太的家里（地址在前面已经给出），等到分娩时间再回医院。

社会服务计划：

1. 向案主解释并劝案主留下。

2. 万一案主不同意住院，问医生的建议。

行动介入：

1. 向案主解释并试图劝案主留在医院，但是案主仍然坚持出院。

2. 关于案主的案例向李（Lee）医生征求意见。李医生说，这个状况很难处理。因为案主昨天特想住院，而现在强烈要求出院。

明天医生会考虑如何处理案主的案例。

3. 社会工作者通知案主，医生明天会处理她的案例，并安慰案主，让案主耐心一点。

印象：案主看上去很友好，但似乎相当固执。

1928 年 5 月 14 日

写信给里特太太，告诉她案主在 1928 年 5 月 9 日入院，并于 1928 年 5 月 11 日出院。

案主并没有按承诺返回门诊。

1928 年 5 月 17 日

案主目前的状况：里特太太来到社会服务部，她说案主回到海淀是因为朋友的家里有麻疹。

离开病房的原因：案主对发生在病房里的某些事情恐惧，但是里特太太也不知道案主在怕什么。同时，案主也不喜欢病房里的食物。

里特太太的计划：里特太太希望案主留在招待所，这样当案主阵痛开始时可以离医院近些。如果医院有床位，里特太太准备劝案主来医院。

社会工作者告诉里特太太，让案主来。

来自燕京的赛勒太太将于周六（5 月 19 日）来到这里。她将带案主到社会服务部，并且准备去招待所。

1928 年 5 月 19 日

案主住进招待所，自费。

备注：案主于 1928 年 6 月 8 日住院。并于 1928 年 6 月 9 日产一女婴（病案号 206××）。

1928 年 6 月 18 日

案主带着婴儿出院回家了。她的朋友林先生来接案主出院，带着里特太太的信，感谢社会服务部对案主的帮助（林先生和里特太太在以前的记录中都提及过）。

备注：

1. 1928 年 6 月 18 日案主给社会服务部 6 元，作为住招待所的费用（20 天，从 1928 年 5 月 20 日至 1928 年 6 月 8 日）。

2. 案主说她在病房丢了 11 元（1928 年 6 月 18 日）。

案例 68

首 页

病案号：20×××

病房：K—111　　　　科室：产科　　　　婚姻状况：单身

姓名：左（Tso）某某　　年龄：19 岁①　　　性别：女

北京地址：德胜门外关厢××号　　　　　家庭地址：同上

职业：　　　　　　　原籍：直隶　　　　国籍：中国

亲属：左太太　　　　何种关系：母亲

亲属地址：同上

入院时间：1928 年 5 月 10 日　　　　出院时间：1928 年 5 月 22 日

病例概要

诊断结果：枕左前胎位

手术情况：难产，手术时间长

入院时主要病症：

　　术前出现炎症，分娩阵痛，镫骨移位，孩子出生正常

治疗期间并发症：无

预后：良好

出院结果：痊愈

————————————

　　①　此处年龄可能有误。从《社会服务记录》得知其弟 19 岁，故推测案主年龄应为《社会服务记录》中记录的 23 岁。

社会服务记录

病案号：20×××

姓名：左某某

年龄：23 岁　性别：女　婚姻状况：未婚　原籍：直隶

接案记录：1928 年 5 月 10 日

备注：从案主和她母亲得知以下社会记录。她们说，之前在门诊的记录不是真实的，是她们自己编的。

家庭地址：鼓楼西铸铜厂内小黑虎胡同××号

老家地址：安定门外花园西口路东第×门

家庭成员：父亲左某某，51 岁，之前经营旅馆。由于动乱他放弃了生意。两年前他外出库伦（Ku Lun）做生意。去年（1927 年）大概 11 月回到北平。但是回来后没有固定的工作。母亲左王氏（Tso Wang Shih），47 岁，从去年 6 月到 11 月在西城的一户人家做佣人，之后在家待业；弟弟左某某，19 岁，在西城皮库胡同的三四方面军汽车队当兵，每月收入 3.4 元；弟弟左某某，6 岁；妹妹左某某，8 岁。

父亲一方的亲属：一个叔叔和他的家庭，在老家地址；一个叔叔在张家口工作，他的家庭也在那；一个叔叔在东四六条语言学校教学（案主的母亲不知道确切号码）。

母亲一方的亲属：舅舅王（Wang）某某，52 岁，曾是哈达门外教堂的门卫，目前无工作；舅妈，54 岁；大表哥王某某，29 岁，在上海工作；二表哥王某某，27 岁，在前门外的邮局工作，每月收入 30 元；二表嫂，20 多岁，住在舅舅家崇外南大街拐棒胡同（没有给门牌号码）。

住房：一家人住两间房，每月租金 2.5 元。

经济来源：没有财产，没有存款。

经济状况：父亲没有固定工作，只能通过帮助朋友找生意或为朋友卖东西来获得点收入。自从去年 11 月回来以后，这几个月内他只成功了一次，通过帮朋友卖木材获得了 20 多元。父亲只为家庭带来很少的收入，所以家里的收入主要是靠案主每个月缝补衣服赚的三四元和弟弟每月赚的三四元。目前家庭状况很困难。

怀孕经过：案主和她母亲说，在门诊记录中所记录的怀孕过程是真实的。原来一家就住那个地址。但没有详细陈述。地址是德胜门外西村××号。此事之后不久，家就搬到了现在的地方。

分娩：案主在 1928 年 5 月 11 日下午 2：20 生一男孩，病案号 20×××。

1928 年 5 月 22 日

家访：社会工作者到家里进行调查，并让母亲来接案主出院。见到案主的母亲、父亲和弟弟左某某（最近刚辞职）。一家住两间房，房子整洁。似乎原先经济条件还好，但现在困难。

案主的母亲把社会工作者让到了里屋，在那里只有案主的母亲和社会工作者交谈。整个家庭（除了案主的母亲）似乎都不知道案主未婚怀孕和在医院分娩的事。案主的母亲说，她告诉家里人，现在案主住在舅舅王某某家，而不是医院。案主的母亲希望社会服务部帮助案主自己回家，因为母亲没有钱雇人力车把女儿从那么远接回家。

免费床位的安排：由于家庭无力支付案主的医院费用，医院遂免去此费用。

婴儿的接管：因为案主不能照顾婴儿（原因见门诊记录），婴儿被社会服务部接管。案主签字，但是案主的母亲没有签字，因为她没有来接案主出院。

免费治疗：案主获得免费治疗，因为她手里只有雇人力车回家的 40 个铜钱。

备注：在 1928 年 5 月 21 日采集案主的血液来检查血清，报告显示阴性。

1928 年 7 月 2 日

家访：目的是让案主填写产后报告。见到案主和她的母亲。案主在家里过得很好。

1928 年 8 月 31 日

婴儿被张（Chang）姓人家收养。养母张太太曾是本医院产科的病人，1928 年 4 月住院，病案号 20×××（见婴儿记录，病案号 20×××）。

1930 年 1 月 27 日

对案主位于小黑虎胡同的家庭地址探访。家庭已搬迁到新地址。下面地址来自于邻居。

新地址：鼓楼东鼓楼湾××号。

对新地址的探访：社会工作者探访了案主新家的地址，见了案主的母亲，了解到有关案主的目前状况。

案主的婚姻：全家搬到了这个地方一个月后，案主于 1928 年 12 月结婚。案主的订婚被安排在社会工作者于 1928 年 7 月 2 日最后一次家访之后。

案主婆家的家庭成员：丈夫田（Tian）先生，20 岁，铁道部警察，每月收入 10 多元。他偶尔回一次家，他人很好，很真诚。他的养母是岳母的妹妹（姓田），因此他现在姓"田"。他小的时候，他的养父母就去世了，因此他回到自己的生父母身边。公公申（Sheng）先生，40多岁，是郑州一所学校的校长，每月薪水大约50元；婆婆申太太，42岁，在家；小姑子申某某，12岁，在家。

其他亲属：已婚的大姑子和她的丈夫（军官），目前没有在职。没有说他们的姓名和情况。他们住在婆家。

婆家的家庭地址：后内辇儿胡同××号。经济状况：案主的丈夫和公公的收入足够使这个家庭过上体面的生活。家庭在安定门外的农村老家拥有土地，她丈夫的本家人现在住在那里。（具体情况不清楚）

案主在婆家的生活：案主的婆家人都不知道案主的秘密（她有个私生子）。丈夫和案主彼此都非常相爱。公公和婆婆都很喜欢案主，待她像他们自己的女儿一样。亲戚们对案主也很好。家务都是案主和其他家庭成员共同完成的。案主很喜欢她的婚姻生活。案主经常回娘家，她几天前才刚回去过。

出院记录：1928年5月22日，案主回家了，但是婴儿留在了医院，由社会服务部照顾。因为婴儿有皮肤病，临时住在K—3号病房。

案例 69

首 页

病案号：20×××

病房：K—3　　　　科室：产科　　　　婚姻状况：已婚

姓名：张（Chang）太太　　年龄：28 岁　　性别：女

北京地址：前外鸦儿胡同××号　　　　家庭地址：同上

职业：家庭主妇　　　　原籍：直隶　　　　国籍：中国

亲属：张某某　　　　何种关系：丈夫

亲属地址：同上

入院时间：1928 年 5 月 11 日　　　　出院时间：1928 年 5 月 28 日

病例概要

诊断结果：枕左前；梅毒感染；死胎

入院时主要症状：分娩阵痛

末次月经日期：1927 年 7 月 5 日

预产期：1928 年 5 月 15 日

仪器产检显示胎儿位置：枕左前；死胎

治疗期间并发症：无

进一步治疗建议：抗梅毒治疗

出院结果：痊愈

社会服务记录（第一次）

病案号：20×××

姓名：张太太

年龄：28 岁　性别：女　婚姻状况：已婚　原籍：直隶

接案记录：1928 年 5 月 18 日

家庭地址：前外赵锥子胡同××号

家庭成员：丈夫张某某，30 岁，在部队当了七年的军官（连长），一年前离开了部队。现在是海淀燕京大学公事房一名工作人员，每月收入 10 元，包饭。他在学校住宿，每月交 4.5 元伙食费①。

娘家的情况：父亲田（Tian）某某，55 岁，乡村私塾国文教师（在自家中教授小学生），每月收入 15 元；母亲，52 岁；弟弟田某某，22 岁，海淀燕京大学通信员，每月收入 12 元，包饭；妹妹，15 岁，在家中跟父亲学习国文。娘家有 70 亩地和一处七室的房屋。地址：齐外东霸北门中间路西。

亲属：已婚的姐姐张太太，35 岁，丧偶。家庭成员：公公、婆婆、小叔子（职员，每月收入 10 元）和侄子。地址：北新桥石雀胡同××号。

相关人士：杨（Yang）医生，地址：东城内务部街公共健康服务中心。杨医生希望社会服务部为案主提供免费床位，因为案主家中支付不起。

住房：全家人住两间房，亲戚的房子，无房租。

---

①　前后矛盾，与"每月 10 元，包饭"不一致。

经济来源：无财产，无积蓄。

经济状况：案主帮亲戚看护房子和收房租，每月收入7元。她的这位亲戚拥有一所房屋（案主住了其中两间）出租。全家靠案主和其丈夫的微薄收入能够维持生活。有时每月结余仅有两三元，因此家中无力支付案主的医药费。

受教育的程度：案主小时候跟父亲学过一些汉字，因此可以认一点字，但不会书写。

目前情况：案主17岁结婚，此次为其第三次怀孕，死胎，前两胎都流产。因此案主虽然已经怀孕三次，但未能留下一个孩子。案主为此感到非常伤心，并且案主夫妻俩都十分渴望从社会服务部收养一个孩子，无论男女都可以。案主打算用自己的母乳喂养孩子。

问题：

1. 无力支付医药费。

2. 孩子的收养。

印象：案主看起来很真诚、很礼貌，合作并且友好，也十分聪慧。

社会服务计划：

1. 为案主安排免费的床位。

2. 安排案主从社会服务部收养斯某某（一个五个多月大的女婴，病案号18×××），但先让孩子在案主家试住一到两个月，如果案主夫妇俩表现合格，并且孩子能够适应案主的家庭环境，则同意夫妇俩的收养。

3. 前往梅毒科寻求医生的意见，咨询如果案主的梅毒血清测试呈阳性，孩子是否能够食用案主的母乳。

1928 年 5 月 21 日

社会服务部给其丈夫写信，让他来医院见见医生。

1928 年 5 月 22 日

由于案主梅毒血清测试呈阳性，社会工作者见梅毒科的陈（Chen）医生，咨询了关于案主用母乳喂养孩子的事宜。陈医生说婴儿不能吃案主的母乳。

免费床位的安排：社会工作者向医院住院部说明了案主的家庭情况，获得了免费床位。

收养孩子的计划：社会工作者同案主及其丈夫（丈夫在收到社会服务部的信后来到了医院）商议关于收养斯姓婴儿事宜。案主和其丈夫都很想收养孩子，他们同意了社会服务部关于先让孩子寄宿再收养的计划。但是他们每月仅能花 2～3 元喂养孩子。

丈夫被送去看医生：社会工作者带丈夫去门诊见医生。抽丈夫的血进行梅毒血清测试。

对案主丈夫的印象：他看起来明智并且很合作。

问题：对案主夫妻俩梅毒的治疗（丈夫的梅毒血清测试也呈阳性）。

社会服务计划：

1. 申请对案主夫妻俩梅毒的免费治疗。他们希望接受治疗并承诺会按时来看病，但是无力支付医药费。

2. 密切随访。

3. 在寄养期间提供孩子全部的奶粉费用，但在收养过后也承担部分奶粉费用，因为案主夫妇俩无力承担抚养孩子的全部费用，需要社会服务部的帮助。

1928 年 5 月 28 日

给案主丈夫的信：寄信给案主的丈夫，让他于 1928 年 5 月 31 日来梅毒科看病。

对孩子的帮助：社会工作者王（Wang）先生给孩子买了一大瓶

奶粉和奶瓶等，并向儿科的大夫咨询了孩子的喂养注意事宜。将喂养注意事项向案主做了详细解释，因为今天案主将要带孩子回家寄养。（见孩子的相关记录，病案号：18×××）

1928 年 5 月 31 日

案主和其丈夫都来到了梅毒科。结果发现于三年前丈夫就在梅毒科接受了治疗，当时登记的是另外一个名字：张某某，门诊号：61×××。

丈夫的陈述：他说现在燕京大学庶务部的全（Chuan）先生是他的顶头上司，并且他得到了全先生的许可，可以一星期来诊室治疗一次。

案主及其丈夫被安排接受了免费梅毒治疗。

1928 年 8 月 22 日

案主十分配合，定期来门诊接受抗梅毒治疗。

案主的丈夫来到医院诊室接受抗梅毒治疗。（见丈夫的病历记录，门诊号：617×××）

婴儿——在社会服务部领养的孩子（孩子已经寄养在案主家中，并且得到了社会服务部的资助）将于 1928 年 8 月 28 日正式被案主夫妇收养。（见婴儿的记录，病案号：18×××）

1928 年 10 月 6 日

案主的丈夫来到了社会服务部，说他不能再来接受治疗了，因为他请的假到下个星期六也就是 1928 年 10 月 13 日就要结束了。

社会服务计划：社会服务部计划从全先生处取得正式的许可，让其允许案主的丈夫能够每周六来梅毒科接受治疗。

1928 年 10 月 9 日

给全先生写信，请求得到他的同意让案主丈夫每周六来诊室接受治疗。

1928 年 10 月 13 日

白先生，案主丈夫单位的另一位员工来到社会服务部，他带来了回信，信中全先生说同意案主丈夫每周来诊室接受治疗。

出院记录：1928 年 5 月 28 日。

社会服务随访表

病案号：20×××

姓名：张太太

年龄：30 岁

地址：前外赵锥子胡同××号

1929 年 11 月 23 日

案主的丈夫来到医院诊室进行注射。社会工作者告诉他，案主也应来医院诊室进行注射，要求丈夫周六把案主带来。

1929 年 11 月 30 日

在诊室见到案主的丈夫，但案主并没有来。社会工作者问其原因，丈夫说他的妻子不想来，他也无可奈何。

1929 年 12 月 3 日

社会工作者到案主家中家访，见到了案主和她的姑姑。案主说她太忙了，去不了（医院）。她得照看家和处理家务。社会工作者告诉她，在她注射的时候，姑姑可以照看家。案主答应在周六前往门诊。

社会服务记录（第二次）

病案号：20×××

姓名：张太太

年龄：33 岁　性别：女　婚姻状况：已婚　原籍：河北

接案记录：1933 年 8 月 22 日

目前住址：海淀燕京大学

职业：家庭主妇

家庭情况：丈夫张某某，35 岁，燕京大学新址门卫；女儿，从怀幼会收养，7 岁；儿子，3 岁；父亲田（Tian）某某，60 多岁，于家中教学，地址在东直门桥；母亲，50 多岁，地址同上。

住房状况：他们居住在大院的一居室内，无房租。

经济状况：丈夫每月收入 18.5 元。支出情况：照明费 0.4 元，粮食 10 元，女儿的学费 0.5 元，社会交际 3 元，衣服 3 元，孩子的零用钱 1.5 元，给娘家的资助 1 元，总计 19.4 元。

目前状况：谭（Tan）太太和案主的丈夫陪同案主来到医院。案主的丈夫说案主从昨晚就开始分娩阵痛，于是丈夫从乡下找来了一个产婆，但案主已经开始流血。丈夫到海淀布朗（Brown）医生门诊找助产士谭太太处寻求帮助。谭太太建议立即送案主到北平协和医学院。接着，燕京大学李（Lee）医生为案主丈夫提供了介绍信及一辆汽车，案主作为急诊住院。

行动介入：安排减免案主的医药费。

印象：之前案主的丈夫给人的印象是坦率真诚的，现在他十分担心他妻子的病情。他说昨天他没有送案主来医院，仅仅是为了省一些钱。除此之外，没有更大的问题。

1933 年 9 月 8 日

案主出院，状态良好。

案例 70

首 页

病案号：20×××

病房：K—3　　　　科室：产科　　　婚姻状况：已婚

姓名：郭（Kuo）太太　　年龄：26 岁　　　性别：女

北京地址：北城中剪子巷×号　　　　　　家庭地址：同上

职业：家庭主妇　　　原籍：直隶　　　国籍：中国

亲属：郭某某　　　　何种关系：丈夫

亲属地址：同上

入院时间：1928 年 5 月 11 日　　　　出院时间：1928 年 5 月 21 日

病例概要

诊断结果：枕前分娩自发性收缩

入院时主要症状：

　　　分娩比预产期提前一个月；腹部突起 21 厘米；胎盘位置：头；枕左前分娩；胎儿头部 160；阴道中部扩张；有贫血症状

出院时主要症状：贫血，病毒感染率 49%

治疗期间并发症：炎症引起发烧 38 度，持续三天

预后：良好

出院结果：好转

社会服务记录

病案号：20×××

姓名：郭太太

年龄：26 岁　性别：女　婚姻状况：已婚　原籍：直隶

接案记录：1928 年 5 月 18 日

家庭地址：北城中剪子巷×号

老家地址：直隶蠡县西百尺村

家庭成员：丈夫郭某某，30 岁，曾是部队军官，现工作；婴儿，男孩，7 天，病案号：20×××；儿子郭某某，丈夫与前妻（在案主与其丈夫结婚前已去世）所生。7 岁，儿科的患者，门诊号：126×××。案主说，这个孩子已经病了三年多了，在这个医院治疗了一个多月。医生诊断他患有结核病。

婆婆和其他家庭成员都在老家。

娘家的情况：父亲齐（Chi）某某；母亲和其他家庭成员。地址：北城南锣鼓巷福祥寺×号。

住房状况：一家人住七间房，房租每月 12 元。

经济来源：老家有房屋和田地，看起来家中有一定积蓄。

经济状况：案主说家中经济情况尚可。

受教育程度：案主在家学习过两三年，能够阅读和书写。

目前情况：案主 24 岁结婚，此次为她第一次怀孕。案主将自己喂养孩子。案主将会雇个保姆帮助她做家务和照看孩子。

印象：案主看起来很聪慧和友好。

问题：

1. 儿子（继子）的结核病护理问题。

2. 如果儿子（继子）患有结核病，应防止其传染给新生儿。

备注：儿子（继子）在儿科接受治疗和随访。

社会服务计划：

1. 查阅郭太太的儿子（继子）的病历。

2. 咨询儿科有关郭太太儿子（继子）的状况。

3. 将婴儿和儿子（继子）隔离，防止传染。

1928 年 5 月 19 日

查阅了郭太太儿子（继子）郭某某（门诊号：126×××）的病历。

临床症状：支气管扩张。

X 光症状：有斑点。左侧胸膜炎，胸膜增厚黏附。推测为原发性肺结核。

1928 年 5 月 21 日

社会工作者（王）询问了儿科的医生有关郭太太儿子（继子）的状况。医生告知，他患有结核病，应回到诊室治疗。

建议让儿子（继子）单独住一个房间，让婴儿远离儿子（继子），并且将儿子（继子）使用过的杯子、碗等和家庭其他成员的分开放置。

要求案主将其子（继子）送回诊室接受治疗。

案主的态度：

1. 案主承诺一两天后将儿子（继子）送回诊室。

2. 案主承诺将会采纳保护婴儿的建议。

1928 年 5 月 30 日

查看了郭太太儿子（继子）的病历，他今天在儿科。

今日情况：查看了郭太太儿子的记录（门诊号：126×××）。

1928 年 7 月 3 日

在医院待产的赵（Chao）太太（病案号：16×××）是案主在医院的病友。她说案主已经让儿子远离了婴儿，并且没有让婴儿和儿子同在一室就寝。

案例71

首 页

病案号：20×××

病房：K—3　　　　科室：产科　　　婚姻状况：已婚

姓名：李（Li）太太　　年龄：21 岁　　性别：女

北京地址：西城护国寺藕芽胡同××号　　家庭地址：同上

职业：家庭主妇　　　原籍：直隶　　　国籍：中国

亲属：李先生

亲属地址：同上

入院时间：1928 年 5 月 18 日　　　出院时间：1928 年 6 月 2 日

病例概要

诊断结果：分娩

预后：良好

出院结果：痊愈

社会服务记录

病案号：20×××

姓名：李太太

年龄：21 岁　性别：女　婚姻状况：已婚　原籍：直隶

接案记录：1928 年 5 月 23 日

家庭地址：西城护国寺藕芽胡同××号

家庭成员：丈夫李某某，28 岁，裱糊匠。有活儿时每天收入 0.3 元。

其他家庭成员：公公，51 岁，裱糊匠，有活儿时每天收入 0.3 元；后婆婆，60 岁；小叔子李（Li）某某，24 岁，人力车夫。每月收入 4 元，包食宿。公公和后婆婆单独生活，与案主和丈夫分开过。他们的住址：南锣鼓巷后门检验司×号。

娘家家庭成员：父亲白（Pai）某某，54 岁，在审查厅当官员，每月收入 25 元，不定时发放；母亲，61 岁；大哥白某某，33 岁，北平当佣人，每月收入 8 元，有妻子和三个孩子；二哥白某某，26 岁，北平当兵，每月收入 10 元，按时发放；姐姐，31 岁，将要结婚，住址：西城护国寺铁匠营××号。

住房：案主和丈夫住一间屋，每月租金 1 元。

经济来源：没有家产，也没有存款。

经济状况：丈夫的收入加上案主每月靠做针线和为人洗衣服收入大约 2 元，刚能维持案主和丈夫的生活。

现状：案主于 19 岁结婚，这是她第一次怀孕，死胎。入院之前，案主在家生产一天一夜。案主的丈夫让接生婆在家接生，但没有用。

印象：案主是文盲，看起来很无知，但很真诚。

问题：无力支付医药费。

备注：案主已经免费治疗。

1928 年 6 月 29 日

社会服务部派送信人去找案主，因为翁（Wong）医生想见案主。见到丈夫。

案主丈夫的陈述：案主已经回农村的娘家（1928 年 6 月 19 日）过端午节了，所以案主现在不能过来。案主以后会回来。案主的丈夫许诺案主回来后就让她去医院。

社会服务计划：如果案主没有回家，将再次找案主回来。

出院记录：1928 年 6 月 2 日，案主回家。建议如果下次怀孕应回来做孕期保健。案主许诺听从建议。

1928 年 7 月 26 日

家访，让案主来见翁医生。案主还没有回家，丈夫也没在家。见到邻居。邻居说，案主一个月前回农村的娘家了。丈夫最近没有工作。案主目前或许不会回北平。社会工作者给邻居留了个便条，让他转交给案主的丈夫：案主回来以后，让丈夫送案主去医院。

案例72

首　页

病案号：20×××

病房：K—111　　　　科室：产科　　　　婚姻状况：已婚

姓名：张（Chang）太太　　年龄：25 岁　　　性别：女

北京地址：西城毛家湾××号　　　　　　　家庭地址：同上

职业：家庭主妇　　　　原籍：直隶　　　　国籍：中国

亲属：张先生

亲属地址：同上

入院时间：1928 年 6 月 6 日　　　　出院时间：1928 年 6 月 18 日

病例概要

诊断结果：枕骨前部分娩

入院时主要症状：伴随巨大疼痛，有即将分娩的体征

末次月经日期：1927 年 8 月 22 日

预产期：1928 年 6 月 2 日

预后：好

出院结果：痊愈

社会服务记录

病案号：20×××

姓名：张太太（金某某）

年龄：23 岁　性别：女　婚姻状况：已婚　原籍：直隶

接案记录：1928 年 6 月 7 日

备注：以下社会历史是从案主、姐姐、朋友和丈夫的亲属中得到的。

职业：教师，失去工作有三四个月

目前地址：（娘家舅舅的家）西四北前毛家湾××号

家庭地址：安徽秋浦县张家大院

家庭成员：丈夫张某某，24 岁，在北平时曾在盐局当科员。他不是个好人，现在南方。（可能是家乡所在地安徽，在那什么也没有做）他已经抛弃了案主。案主说，丈夫的家人给她写信说丈夫已经死了。婆婆，50 多岁，在安徽；大伯哥和他的妻子及孩子，在安徽；婴儿，男孩，1 天。病案号 20×××。

娘家的情况：父亲金（Chin）某，64 岁，没有工作；母亲，62 岁；弟弟，18 岁。娘家的状况还不错。地址：天津英租界义庆里××号。

已婚的姐姐：郑（Cheng）某某太太（金某），西城石驸马大街女师大的学生。她的丈夫现在是湖南的一名军官。1927 年其姐姐也是本院妇科的患者，病案号是 18×××，但是以李（Li）某某太太的名字挂号的，而不是她丈夫的名字"郑某某"。

表妹：钟（Chung）太太，她的丈夫是一位老师。地址：东四北五条东口南营×号。

朋友：徐（Hsu）先生，36 岁，在光华影片公司工作（地址未给）。他看起来很穷，很显老，像是四十多岁。他说他是案主的表兄（案主舅舅的儿子），案主也是这么说的。但是郑太太（案主的姐姐）说他是案主的朋友，而不是表兄。案主的姐姐说的好像是真的。他给的地址和目前案主的地址相同。

舅舅的家：案主说，舅舅家有一个徐阿姨住在那。她有一个儿子叫徐少游（据姐姐和儿媳说是案主的朋友）。但是根据案主姐姐的陈述，在舅舅的家里有一位阿姨，作为保姆在外面工作，她的女儿待在家里。他们姓全（Chuan）。地址：与案主现在的地址相同。

丈夫的亲属：徐（Hsu）先生和他的家人，在六部口新平路双栅栏经营着一家旅店，名叫大方饭店。其家人住在这个旅店。

经济来源：案主除了个人所挣，没有其他任何收入来源。其原因如下：

1. 自从她被丈夫抛弃后，她再也没有从丈夫的家人那里得到帮助。

2. 由于案主违背父母的意志嫁给了现任丈夫，她便破坏了与娘家的亲属关系，因此也没有从娘家那边得到任何帮助。

3. 姐姐、表妹、阿姨都不能给予案主经济上的帮助，因为她也没有听从他们的建议，只是按照自己的意愿做事。

4. 朋友徐先生和丈夫的亲属也没有提供经济上的帮助。

经济状况：在案主婚前和丈夫离开后，她做家教和其他工作来谋生。由于案主已经失去工作，也没有经济帮助，因此案主现在的状况很困难。案主只拿出 5 元来支付医药费，没有别的办法再得到钱了。

个人的性格（来源于姐姐和丈夫亲属的妻子）：案主很粗心，也不端庄。她既没有能力，也没有目标。她从不深思熟虑，即使对她自己的婚姻也是如此。她做一份工作的时间从来没有长久过。

怀孕的经历：案主的陈述：案主在去年（1927年）6月与丈夫结婚，但是结婚三个多月之后被丈夫抛弃了，之后他回到了安徽省的家里。这是案主与丈夫的第一次怀孕（现在这个婴儿）。已经通知了丈夫的家人关于她怀孕的事，但是没有从他们那得到什么消息。

丈夫亲属的陈述：她记得案主和其丈夫是在去年（1927年）4月份结婚的，结婚三个月后丈夫离开案主（6月份）。根据时间估计，案主所怀的孩子可能并不是她丈夫的，这个孩子应该是不合法的。

案主姐姐的陈述：她陈述并不坦率。她说，不记得案主同丈夫结婚和丈夫离开的确切时间。案主姐姐认为这孩子可能是案主丈夫的孩子，认为那位朋友徐先生不是孩子的父亲。

社会工作者的印象：案主的怀孕可能是不合法的，现在这个婴儿是不合法的孩子（私生子）。按照医疗记录，案主最后一次的月经期是在1928年8月22日，而据丈夫亲属的妻子陈述，那时候丈夫已经离开了案主。这个婴儿的父亲也许是其朋友徐先生或者其他什么人。

问题：

1. 案主——被抛弃的妻子。

2. 婴儿——不合法的孩子（私生子）——根据社会工作者的印象。

3. 出院后没有地方可以居住，舅舅的家（现在的地址）抚养不起案主。

4．为了谋生找工作。

5．支付不起分娩的所有医药费。

朋友的计划：他说他对案主没有什么计划，只是让案主过好自己的生活。

姐姐和表妹的计划：

1．将婴儿送人。

2．帮案主找工作谋生。

3．稍后使案主再婚。

4．让案主找到出院后居住的地方。

丈夫亲属妻子的计划：她说，她的家庭与案主没有什么关系，因此对案主她们没有计划。

案主的计划：

1．为了生存和抚养孩子去工作。

2．现在她自己抚养和喂养孩子，以后她出去工作的时候就把孩子寄养出去。

3．不再婚了。

4．请求姐姐和表妹出院后为其安排住处。

5．请求社会服务部帮助找工作，减免医药费。

社会服务计划：

1．如果负担不起孩子的抚养费或者想要再婚，帮助案主将孩子送人。

2．为案主安排医院费用。

3．要表妹和姐姐承担起为案主安排出院后住处的责任，由于她们是离案主最近的亲属，她们有义务帮助案主。而且看起来她们也有能力暂时照顾案主。

4. 不会帮助案主找工作，但是会让案主和她的亲属帮她找工作。这有两个原因：

（1）以前案主自己找到过工作，其姐姐也帮她找了两次工作。

（2）案主看起来并不聪明，不可信赖，也没有能力。她也不喜欢听从建议，所以对于社会服务部来说，为案主介绍一份工作是非常困难的。

行动介入：

1. 1928年6月7日为了做调查和以后的计划，与案主朋友徐先生（来探访案主）商谈。

2. 1928年6月15日为了做调查和以后的计划，走访了案主丈夫的亲属徐先生的家。

3. 1928年6月16日与案主的姐姐商量。（她来探访案主，安排案主出院后暂时住在表妹钟太太的家里。）

4. 1928年6月16日将此案例报到了住院部，减少了住院费用。除了她已经支付的5元外，她不用再支付其他费用了。

5. 建议不要把婴儿送人。但是如果案主自己不能抚养孩子的话，要来社会服务部请求帮助。

6. 由于案主并没有足够的衣服给婴儿，出院时社会工作者给了孩子一件衣服和两块尿布。

1929年4月13日

案主把孩子带到了诊所，婴儿的名字由"张（Chang）宝贝"变成了徐（Hsu）某某。

案主的陈述：案主曾经和姐姐住在一起，做家教谋生。孩子曾被案主的朋友收养，这位朋友是徐某某（据案主称是其表哥），所以孩子的姓改成了徐。虽然孩子已经由朋友收养，但孩子一直被案主喂养。孩子长大一点，能够离开案主了，案主将会把孩子给他。孩子太小了，案主不愿意让孩子离开。她不太愿意提供更多的信息。

　　出院记录：1928 年 6 月 18 日，姐姐和表妹来接案主出院。案主和孩子一起去了表妹家。上面给出了表妹家的地址。

案例73

首　页

病房：K—111　　　科室：产科　　　婚姻状况：已婚

姓名：王（Wang）太太　　年龄：17 岁　　　性别：女

北京地址：前内新帘子胡同××号　　　　家庭地址：同上

职业：家庭主妇　　　原籍：直隶　　　国籍：中国

亲属：王某某　　　何种关系：丈夫

亲属地址：同上

入院时间：1928 年 6 月 7 日　　　　　出院时间：1928 年 6 月 19 日

病例概要

诊断结果：

　　右枕前胎位，枕骨前位分娩，处于哺乳期，盆骨底部裂度2°

手术情况：正在恢复中，处于哺乳期，盆骨底部裂度2°

入院时主要症状：第一次生育，正常分娩

出院时主要症状：无

治疗期间并发症：无

出院结果：痊愈

社会服务记录

病案号：20×××

姓名：王太太

年龄：17 岁　　性别：女　　婚姻状况：已婚　　原籍：直隶

接案记录：1928 年 6 月 8 日

目前地址（娘家的地址）：前内新帘子胡同甲××号

丈夫的地址：奉天（案主已经忘记详细地址）

新地址（娘家的住址）：新华门外东北园××号

丈夫的家庭成员：丈夫王某某，33 岁，奉天第十军书记官，每月挣 30 元。四五个月前，他带领军队离开北京。在他离开的大概一个月后，给案主寄了一封信。当时他在石家庄。他现在的情况和住址都不清楚。丈夫的第一个妻子，30 岁；丈夫第一个妻子的儿子，10 岁；丈夫第一个妻子的儿子，8 岁；丈夫第一个妻子的女儿，6 岁；他们都住在丈夫的家中，地址是奉天，在那里有地有房子。婴儿，男孩，两天，病案号：20×××。

案主的家庭成员（娘家的家庭情况）：父亲董（Tung）某某，34 岁，农民，但是自己不从事农业生产；母亲，36 岁；叔叔董某某，24 岁（单身），毕业于崇内××中学（案主也无法记起详细地址），现在在小学教书。他平时住在学校，周六或周日回家，每月挣 26 元。

出院记录：1928 年 6 月 19 日母亲和父亲来接案主出院。父亲不愿意披露社会情况，母亲说他们最近搬家了，案主和孩子将会搬到新的住处。（见上文）

娘家的地址：娘家的住址同现在的住址。

娘家老家的地址：京南刘各庄太宇城（Ching Nan, Tsai Yü Cheng, Liu Kuo Chuang）。

娘家的经济情况：娘家的家庭状况很好，因为他们老家有一百多亩地和六间房子。娘家人住了四间房，每月租金8元。

经济来源：娘家。

案主的经济情况：丈夫在离开的时候留给案主100元。这些钱在这几个月里已经用完了。娘家担负案主的住院费用，并且抚养她。

教育：案主在家中跟父亲学习了几个月的文化，能够简单地读书写字。

现状：案主去年同丈夫结婚（在其16岁时），婚姻是由媒人撮合的，所以当时关于丈夫家的详细情况以及他的第一任妻子和孩子的情况，娘家人不是很清楚。在结婚以后，案主和丈夫在前外大席胡同×号租了三间房安家。在丈夫离开以后，案主回到娘家居住。案主不清楚丈夫现在的情况，也不知道丈夫是否会回来。

问题：被抛弃的妻子和孩子。

案主的计划：自己没有计划，交给父母解决。

父母的计划：

1. 让案主在娘家多住些日子，等丈夫。如果丈夫不回来就改嫁。

2. 在出院后请个奶妈喂养孩子，这样案主就能够再嫁了。现在正在寻找合适的奶妈。

3. 如果以后案主再嫁，就将孩子留在娘家抚养。

社会服务计划：

1. 见父亲或母亲来了解案主的真实情况和他们为案主做的计划。

2. 如果案主需要，则给予帮助。

印象：案主似乎聪明友好，而且看上去非常坦白自己的社会经历。

1928 年 6 月 9 日

同案主母亲谈话：在母亲去看案主前，社会工作者在病房见到了母亲。

案主母亲的态度：母亲说话不坦率，但是她所说的事情同案主讲的相同。母亲说已经为孩子找到奶妈了，一切事情都顺利，现在不需要任何帮助。

印象：根据案主母亲的态度，案主可能是未婚妈妈，她的孩子是私生子。但是案主和她的家人编造了案主结婚的这个故事，是为了掩盖案主的秘密。

案例 74

首　页

病案号：20×××

病房：K—111　　　　科室：产科　　　　婚姻状况：已婚

姓名：赵（Chao）太太　　年龄：25 岁　　　性别：女

北京地址：东城北池子二条×号　　　　　　家庭地址：同上

职业：家庭主妇　　　　原籍：直隶　　　　国籍：中国

亲属：赵某某　　　　　何种关系：丈夫

亲属住址：同上

入院时间：1928 年 6 月 7 日　　　　出院时间：1928 年 6 月 16 日

病例概要

诊断结果：枕骨前位分娩，左枕前胎位

手术情况：无

入院时主要症状：

　　第二次生育，末次月经日期 1927 年 8 月 27 日，预产期 1928 年 6 月 7 日，来的时候腹部有疼痛感，分娩手术结束后顺利生下婴儿

出院时主要症状：无

治疗期间并发症：无

出院结果：痊愈

社会服务记录

姓名：赵太太

年龄：25 岁　性别：女　婚姻状况：已婚　原籍：直隶

接案记录：1928 年 6 月 12 日

电话：E. O. 1973

北京地址：东城北池子二条×号

老家地址：天津河东陈家铺子

家庭成员：丈夫赵某某，30 岁，是北平协和医学院心脏科的操作员，也是医学系的办公室助理，在 J 楼 309，每月收入 50 元；婴儿，女孩，6 天，病案号：20×××；儿子，4 岁。

其他家庭成员：婆婆，63 岁，在老家同已婚的小姑子、小姑子的丈夫和孩子们生活在一起；两个小叔子在上海工作，所以他们和他们的家人在上海。

亲属：左（Tso）太太，住址：东单栖凤楼（案主不知道具体的门牌号）。

住房：一家人住五间房，每月租金 10 元。

经济来源：老家有房子和地。

经济状况：良好。

教育情况：案主在家中学习了 2～3 年文化知识，能够认识一些字，但是不会写。

现状：案主 19 岁结婚，这是她第二次怀孕。第一个孩子是她四岁的儿子。在她住院的期间，儿子住在亲戚左太太的家中。

印象：案主聪明而且友好。

问题：不存在社会问题。

1934 年 10 月 21 日

地址：同前所述。

现状：周五早晨在肺结核科见到案主，建议其拍 X 光片。她来门诊没通知任何人。听说她本人并不担心。

其丈夫是 G—3 的一名技术人员。今天来社会服务部，要求减少案主拍 X 光片的费用。

家庭成员：案主的丈夫赵某某，34 岁，技术工人，每月薪水 80 元；儿子赵某某，9 岁，育婴学校的学生；女儿赵某某，7 岁，北平协和医学院出生；女儿赵某某，5 岁，在家里出生；儿子赵某某，4 岁，在家出生，由北平协和医学院医生接生。

住房：住五间房，房租 8 元。案主的丈夫从房主处租了这所房子，之后除了自己所需，他都出租出去了。这样，他可以少支付租金。如果有空房子，他得负责交房租。

经济状况：家庭收入：丈夫的薪水 80 元。支出：房租 8 元，粮食 10 元，蔬菜和孩子的零花钱 15 元，做饭杂项 2.5 元，钱会 12 元，丈夫的零花钱 3 元，娱乐 5 元，保姆费 3.5 元，寄回老家 15 元，社会交往 4 元，总计 78 元。结余 2 元。购买衣服的花费没有在预算内。债务：无。典当：无。钱会：12 元，包括以下内容：

1. 每月 10 元：25 人，从 1933 年 10 月开始，1935 年 10 月到期。会首刘（Liu）某某，是生物化学系的技术人员。会面时间：每月 26 日。会面地点：没有固定的地点，大部分是在生物化学系的实验室。尚未使用这笔钱。

2. 每月 2 元：8 人，会首：G3 楼李（Li）某某。开始于 1934

年 2 月，1934 年 9 月到期。会面时间：每月 26 日。会面地点：G3 楼。也尚未使用这笔钱。

案主的身体状况：多次咳血，8 个月的妊娠期。

对分娩的计划：尚未决定。如果他们能够找到合适的人来照看家中事务，案主就会到医院待产。

印象：通过案主的丈夫对其经济情况的描述可以知道，他应该能拿出 7.5 元。如果不能一次性付清这些钱，可以分期付清。

丈夫的计划：丈夫说他只能支付 2 元。

原因是：

1. 他在此医院工作，他应该享受优惠，减少费用。

2. 一位（此院）D 楼的技术员，他每月的薪水是 85 元，他的妻子住院的时候一切费用全免。

3. 妻子将会来医院分娩，因此他必须准备一些钱来应对额外的开支。

4. 妻子不愿意掏钱来照 X 光片。如果她知道她要付钱，她就不会去照。

计划：向徐（Hsu）医生汇报目前的状况，要他做出决定。

随后：徐医生打电话给社会工作者，说他们决定让丈夫支付 3 元拍 X 光片。

1934 年 11 月 9 日

家访：见到了案主和孩子。案主说她不拍 X 光片，因为太贵。而且现在她没时间出来，因为她得在家为孩子们准备棉衣，照顾 3 个小孩。她的婆婆眼睛失明，无法提供帮助。

已经安排减少拍 X 光片的费用，现在这些都不是问题。唯一重要的问题是如何使案主挤出时间。社会工作者向案主许诺，核查几个月前有关拍 X 光片的决定是否仍然有效。如果有效，随时通知案主来拍片，这需要一小时的时间。

1934 年 11 月 10 日

与学院卫生中心的赵（Chao）女士商量。她说，她会和案主丈夫商量，安排案主过来拍片。

出院记录：1928 年 6 月 16 日，案主出院回家。

案例75

首　页

病案号：20×××

病房：K—111　　　科室：产科　　　婚姻状况：已婚

姓名：张（Chang）太太　　年龄：30岁　　性别：女

北京地址：和平门外后河沿甲××号　　　家庭地址：同上

职业：家庭主妇　　　原籍：直隶　　　国籍：中国

亲属：张先生

亲属地址：同上

入院时间：1928年6月21日　　　出院时间：1928年6月30日

病例概要

诊断结果：左枕前胎位

入院时主要症状：左枕前胎位，正常分娩

出院结果：治愈

社会服务记录（第一次）

病案号：20×××

姓名：张太太

年龄：30 岁　性别：女　婚姻状况：已婚　原籍：直隶

接案记录：1928 年 6 月 27 日

家庭地址：和平门外后河沿甲××号

老家地址：京东平谷县独乐河村

老家的邮寄地址：京东平谷县城内万盛斋鞋铺（Chen）先生（丈夫的叔叔）

家庭成员：丈夫张某某，27 岁，琉璃厂师范大学在校学生；儿子，4 岁；女婴，7 天，病案号：20×××。

朋友：冯（Hung）先生和他的家人。地址：东便门外下三条甲×号。

住房：全家住四间房，租金每月 8 元。

经济来源：老家的住房和田地。

经济状况：条件似乎很好。

教育情况：案主在家学习过，现在也能读一些东西。

现状：案主在 22 岁的时候结婚，这是她第二次怀孕。第一次妊娠生的是儿子，现在已经 4 岁。案主要自己喂养孩子。

问题：没有社会问题。

印象：案主似乎很友好，也很聪慧。

出院记录：1926 年 6 月 30 日案主出院回家。

再次住院：1936 年 3 月 1 日。

出院：1936 年 3 月 7 日到北平住址。

家庭状况：与以前一样。

随访：1936 年 4 月 9 日。

社会服务记录（第二次）

病案号：20×××

姓名：张太太　年龄：41 岁　性别：女　婚姻状况：已婚

接案记录：1939 年 4 月 14 日

北平地址：和平门外后河沿甲××号

家庭地址：河北平谷县独乐河村，目前这里无人居住

备注：当案主到门诊内科就医时，要求让她拍胸部 X 光片。案主没有回来拍 X 光片。

职业：家庭主妇

社会工作者去案主北平地址探访，没有见到张家人。社会工作者询问了正在街上玩耍的孩子是否知道张家的事情。这个孩子告诉他，这个胡同有个张家，但是地址是丙××号。然后，社会工作者进行了探访。

新的住址：和平门外后河沿丙××号。见到案主和她的丈夫。他们从甲××号搬走已经七年了。

住房：这里有三间房，还有一个小后院。案主的丈夫和一个儿子住在最头上的一间房，他这儿有一张桌子，一个书盒子，一个小收音机和一个木板床（供睡觉）。所有的看起来很简单。中间这间房是餐厅和起居室。最西头这间由案主和一个儿子及一个女儿住，有个木板床。这个家的外观给社会工作者一种感觉是，这家人生活

艰难。

关于拍 X 光片的信息：案主说，她已经告诉评级人员她支付不起拍 X 光片的费用，（评级人员）让她努力去筹钱。由于筹不到钱，所以她没有返回医院。

见到案主的丈夫，他说，从 1937 年 7 月他就没有工作了，没有能力来支付拍 X 光片的费用。所以他决定不让案主来拍 X 光片。

案主丈夫的职业：案主的丈夫曾在师大附中教童子军三年，也教数年公德课，每月收入 110 元。由于没有童子军了，所以他被迫闲置起来了，找不到工作。从 1929 年他从师大体育专业毕业后，就开始当老师，教童子军体能训练。在他教童子军的时候，他进入了师范学校学习，1932 年，从教育系毕业，教中文和体能训练。由于他关注童子军，没有教过其他课程。

经济状况：家人靠储蓄生活，能维持下去。

在北平地址的家庭成员：丈夫，38 岁，曾是童子军的老师，工作到 1937 年；儿子，15 岁，师大附小的学生；儿子，8 岁，师大附小的学生；女儿，4 岁。

案主的丈夫认为，他能教小学或中学的语文课或者其他课程。如果学校有空缺，他可以当工作人员。和其他的机构比起来，他更熟悉学校的工作。

家庭预算：无任何收入。支出：租金 6 元，照明 0.8 元，煤费 2.5 元，水费 1 元，食品 30 元，学费 6 元，其他 10 元，总计 56.30 元至 60 元。

在京东蓟县黄松峪村的家庭成员：女儿，12 岁，被寄养在外祖母那里；父亲，60 岁，农民，拥有 80 亩地；母亲，60 岁；六个兄弟，年龄在 19~38 岁；六个嫂子；一个侄子；三个侄女。

案主丈夫不给案主钱去拍 X 光片的原因：案主的丈夫说，他不是完全没有能力支付拍 X 光片的费用。但是如果 X 光片显示案主患有肺结核病，他照顾不了。

社会工作者和案主的丈夫一起给案主制订的计划：让案主从精神上和身体上尽可能得到休息。然后，回到门诊再听取医生的建议。案主下次到医院时，社会工作者准备陪同前往。

行动介入：推荐案主的丈夫去社会服务部找张（Chang）先生，看是否有合适的工作提供给案主的丈夫。

案例76

首 页

病案号：20×××

病房：K—111　　　　科室：产科　　　　婚姻状况：已婚

姓名：李（Li）太太　　年龄：23 岁　　　性别：女

北平地址：齐内大街×××号　　家庭地址：广东三水县大耳光村

职业：家庭主妇　　　　原籍：广东　　　国籍：中国

亲属：李某某　　　　　何种关系：丈夫

亲属地址：同上

入院时间：1928 年 6 月 28 日　　　　出院时间：1928 年 7 月 6 日

病例概要

诊断结果：临盆待产

住院时主要症状：

　　第三次怀孕，因临盆住院；分娩 3 小时，顺产；期间没有出现并发症；出院时痊愈

预后：好

出院结果：痊愈

社会服务记录

病案号：20×××

姓名：李太太

年龄：23 岁　性别：女　婚姻状况：已婚　原籍：广东

接案记录：1928 年 7 月 3 日

家庭地址：齐内大街×××号西山汽水公司后院

老家地址：广东三水县大耳光村

家庭成员：丈夫李某某，37 岁，之前在京沈铁路部门做列车员，现在失业已经一个月了，正在找工作；儿子，5 岁；女婴，6 天，病案号20×××；叔叔，74 岁，曾经是军官，现在退役；婶母，70岁；堂兄，46 岁，铁路工程师，每月挣 300 元。他有妻子，两个妾和三个儿子，一个儿媳。他儿子有两个女儿。

两个大伯哥和他们的家人在老家。

住房：家人现在住的房子有 20 多间，已经抵押给叔叔家。

经济来源：案主说丈夫和她没有财产，而是靠叔叔的家人帮助。

经济状况：丈夫、案主和孩子依靠丈夫的薪水生活，加上叔叔家的帮助。但是现在案主、丈夫和孩子都要靠叔叔家供养，因为丈夫失业了。案主的医药费用正好花光了丈夫以前的积蓄。案主说现在生活还可以，丈夫也在努力寻找工作。

教育：案主向家人学习了语文，现在可以读书。

现况：案主 18 岁结婚，这是第三次怀孕。大儿子 5 岁，第二个孩子在 8 个月流产。案主将会自己喂养婴儿。

印象：案主看起来很聪明，也很友好。

问题：没有社会问题。

出院记录：1928 年 7 月 6 日，案主回家。

案例 77

首 页

病案号：20×××

病房：K—111   科室：产科   婚姻状况：已婚

姓名：关（Kuan）太太   年龄：26 岁   性别：女

北平地址：西城椿树胡同××号   家庭地址：同上

职业：家庭主妇   原籍：河北   国籍：中国

亲属：关某某   何种关系：丈夫

亲属地址：同上

入院时间：1928 年 6 月 29 日   出院时间：1928 年 7 月 8 日

病例概要

诊断结果：临盆待产

住院时主要症状：正常分娩

出院结果：良好

社会服务记录

病案号：20×××

姓名：关太太（赫某某）

年龄：26 岁　性别：女　婚姻状况：已婚　原籍：河北

接案记录：1928 年 7 月 6 日

职业：神召会的传教士，每月收入 10 余元。

家庭地址：西四北宫门口椿树胡同××号

家庭成员：丈夫关某某，24 岁，神召会的传教士，每月收入 10 余元；男婴，7 天，病案号 20×××；公公，65 岁，退役军官，现在已经不工作了；小叔子，17 岁，学生。

公公、小叔子与案主和丈夫分开生活。公公有一些财产供自己和小叔子生活，但是没有说具体状况。地址：西四北宫门口秀才胡同×号。

娘家的情况：父亲赫（Ho）某某，母亲以及其他成员。地址：西四北宫门椿树胡同××号。

住房：案主和丈夫住在教会提供的房子里，两间，免费。

经济来源：案主和丈夫没有财产。

经济状况：良好。

教育及经历：案主毕业于石家庄某教会学校，并且从事传教已经 5 年了。

现况：案主 25 岁结婚，这是她第一次怀孕。案主准备自己喂养婴儿。

印象：案主看起来很聪明，也很友好。

问题：没有社会问题。

出院记录：1928 年 7 月 8 日案主回家。

案例78

首 页

病案号：21×××

病房：K—3　　　　科室：产科　　　　婚姻状况：已婚

姓名：白（Pai）太太　　年龄：28 岁　　　性别：女

北平地址：东城后拐棒胡同×号　　　　家庭地址：同上

职业：家庭主妇　　　原籍：河北　　　国籍：中国

亲属：白某某　　　　何种关系：丈夫

亲属地址：同上

入院时间：1928 年 10 月 2 日　　　出院时间：1928 年 10 月 11 日

病例概要

诊断结果：枕前位分娩

入院时主要症状：

　　案主今年 28 岁，这是第二胎，宫颈扩张，在分娩中住进了医院；住院后自然分娩，直接生下了一个正常的孩子；在治疗期间精神稳定，没有并发症；医院里有很好的条件，母亲和孩子在治疗的十天里都很平安

预后：良好

出院结果：治愈

社会服务记录

病案号：21×××

姓名：白太太

年龄：28 岁　性别：女　婚姻状况：已婚　原籍：河北

接案记录：1928 年 10 月 2 日

家庭地址：东四后拐棒胡同×号

家庭成员：丈夫白某某，29 岁，现没有工作；婆婆，49 岁；儿子，病案号为 21×××。

经济：案主说家庭由婆婆管理负责，因此，案主既不知道家庭收入，也不知道家庭开销。

住房：四间房，没有出租，这些房是娘家的。

婚姻：案主在她 25 岁的时候结婚。

怀孕：这是她第二次怀孕，第一个孩子夭折。

现状：案主是作为急诊住院的。案主并不知道医院费用的安排。

备注：她是北平协和医学院理疗科的患者。

社会服务计划：打电话到住院部，询问关于案主费用的安排。请求北平协和医学院理疗科的社会工作者去调查案主的家庭状况。

行动介入：打电话给住院部，得到的回复是这里没有关于案主住院费用的相关安排。

1928 年 10 月 3 日

来自药房的社会工作者报告，案主的婆家确实很穷，但是案主的娘家却很富裕。

来自北平协和医学院药房社会工作者的报告

病案号：21×××

上面地址的改变：

案主和丈夫住在婆家，那里没有护士站。案主担心生孩子有困难，所以她搬到了以上地址，目的就是为了得到护士站的帮助。1928 年 10 月 2 日案主突然觉得腹部疼痛，然后护士站的杨（Yong）医生就被叫去了。杨医生认为，最好立即安排案主住北平协和医学院，因此，叫来了救护车，案主作为急诊住进了医院的病房 K—3。

社会服务计划：安排住院部去向案主收取住院费，免去接生费用。

结果：准许免去接生费用。

丈夫打电话给潘（Pan）太太，请求北平协和医学院给予免费治疗。他说他没有工作，而且没有钱支付医药费。

问题：没有钱支付医药费。

社会服务计划：对案主娘家和婆家做家访。

1928 年 10 月 4 日

首先对娘家家访。看到娘家有三间北房和一间坐落于院落南角的厨房。另有四间房出租给了两家。房内干净整洁，家具很好。家庭似乎为中产阶级。

家庭经济状况：六年前，案主的父亲死于肺结核。父亲生前有个布店和一些房子。案主的父亲去世后，两个哥哥要求和家里分开住。哥哥们靠自己生存，没有给家里钱。案主两年前结婚，经常回娘家。有时由于丈夫挣得不够生存，所以他们经常回娘家住，有时住几个月。现在案主的母亲和妹妹主要靠案主父亲生前的储蓄和房屋出租获得的 6 元钱生活。

婆家的经济状况：因为丈夫没有工作，所以婆婆试着去工作，当一名洗刷工。他们经常去案主的娘家并得到一些帮助。有时，他们的亲属也帮忙。

备注：在我们的交谈中，案主的丈夫来了，问他关于医院费用的事情。他说案主这么早突然住院，他担心医院费用。幸运的是他们得到了姨妈金张氏（Chin Chang Shih）的帮助。姨妈金张氏家里很富裕，并且承诺在他们 1928 年 10 月 6 日来北平协和医学院看案主的时候交上这笔费用。

社会工作者发现已免去接生费用，但需要支付医药费。

1928 年 10 月 21 日

来自药房社会工作者的一份书面报告。

出院记录：1928 年 10 月 11 日，案主出院，被案主母亲接回了家。

案例 79

首 页

病案号：21×××

病房：K—3　　　　科室：产科　　　　婚姻状况：已婚

姓名：邢（Hsing）太太　　年龄：37 岁　　性别：女

北平地址：王府井大街大甜水井××号　　　家庭地址：同上

职业：家庭主妇　　　原籍：河北　　　国籍：中国

亲属：邢先生

亲属地址：同上

入院时间：1928 年 10 月 2 日　　　出院时间：1928 年 10 月 11 日

病例概要

诊断结果：枕前分娩

入院时主要症状：

　　案主今年 37 岁，这是她第六次分娩；分娩时头部处右枕前胎位的姿势；治疗期间无并发症出现

预后：良好

出院诊断结果：痊愈

社会服务记录

病案号：21×××

姓名：邢太太

年龄：37 岁　性别：女　婚姻状况：已婚　原籍：河北

接案记录：1928 年 10 月 3 日

家庭地址：东城大甜水井××号

案主丈夫的住址：北平协和医学院杂务处，电话：北平协和医院内部电话 62

家庭成员：丈夫邢某某，44 岁，北平协和医学院杂务处处长，每月薪水 33 元；女儿，16 岁，瘫痪；儿子，13 岁，学生；儿子，10 岁，学生；儿子，8 岁，学生；儿子，出生一天，病案号：21×××。

亲属：大姑子王（Wang）太太，52 岁，丧偶，张（Chang）宅的保姆；外甥，28 岁，工匠；外甥媳妇，28 岁。亲属的地址：西直门，中街。

经济状况：似乎还可以。

住房：一间房，每月 2 元（租金）。

婚姻：案主 21 岁时结婚。

怀孕：这是案主第六次怀孕，其中一个夭折。

现状：案主的大女儿瘫痪，三个儿子天天去学校上学，所有的家务都是由案主来做。因缺乏照顾，她的第五个孩子夭折。她家务繁忙，并且她不喜欢照看婴儿。

案主的计划：把新出生的婴儿交给我们医院。如果医院不想要，或许她会给在张宅当保姆的大姑子（大姑子她自己家没有小孩）。大姑子可以用山羊来养活婴儿。因为张宅的孩子每天喝羊奶，并且大姑子在张宅当了 20 年的保姆，她可以给婴儿分享一些羊奶。

案主关于她丈夫态度的声明：案主说，她丈夫希望要这个孩子。

案主的态度：案主说无论丈夫是否想要，她都想放弃婴儿。当案主生下第五个婴儿时，虽然案主丈夫强迫案主留住他，但婴儿还是因缺乏照顾夭折。现在案主已决定将新生的婴儿送人抚养，或者我们医院，或者给大姑子。

印象：看来，案主决意将这个孩子送人。不是因为经济状况，而是由于：①案主懒惰；②案主没有耐心护理婴儿；③案主家务繁忙。

社会服务计划：由于婴儿是个男孩，而且个子很大。案主已决定放弃孩子，社会工作者打算询问儿科的社会工作者，看左（Tso）医生是否仍然想要婴儿，进行豆奶实验。调查案主丈夫的态度。

行动介入：

1. 王（Wang）女士报告说，左医生想要婴儿，进行豆奶实验。

2. 给案主的丈夫打电话，让他过来。

后来：案主的丈夫来见社会工作者，他说明了他想要这个孩子的原因。因为如果将婴儿送人，他会被同部门的苦力或文员嘲笑。左医生、案主的丈夫以及工人们之间的最终决定：王女士和黄（Huang）女士决定让左医生带婴儿进行一年的豆奶实验。案主的丈夫和案主这一年内不能再要回婴儿。如果婴儿发生意外，医院将不承担任何责任。

1928 年 10 月 8 日

社会工作者在病房见到案主。

案主有关家庭经济状况的陈述：根据 1928 年 10 月 3 日最后所述信息，其经济状况艰难。通常，丈夫的薪水是可以支付家庭开支的。但是由于去年妹妹的结婚、亲属的依赖和孩子的学费，导致家庭负债。

案主的计划：案主渴望自己的孩子接受高等教育。这是大儿子在小学的最后一年，案主计划节省一些钱，让儿子上中学。

案主的诉求：给案主一些可以在家里做的针线活，让她挣些钱。

社会服务计划：做更多的调查。

行动介入：将案主的丈夫叫来，理由是要告之案主的现状。案主的丈夫有关经济状况的陈述与案主所述大致相同。

1928 年 10 月 9 日

家访调查。

住房：一间房，家具很简单，每样东西都保持整洁。一个女孩在炕上躺着。

一个老妇的陈述：这个老妇人姓梁（Liang）。她说，案主坐月子时让她来看房子。孩子们每天上学，案主的丈夫很少回家。通常这个老妇人替案主在家里照顾住在西城的老人。

印象：看来案主的经济状况可能比较困难。

社会服务计划：如果有针线活，就让案主来做。

出院记录：1928 年 10 月 11 日，案主出院，到东城住址。

1928 年 10 月 16 日

案主的婴儿危险，要求案主丈夫解释。

案主丈夫的态度：案主的丈夫说，他已经知道有关孩子的病情，并说非常了解情况。如果孩子发生意外，他不会责怪任何人。

1928 年 10 月 18 日

孩子死亡。

案例 80

首 页

病案号：22×××

病房：K—3　　　　科室：产科　　　　婚姻状况：已婚

姓名：王（Wang）太太　　年龄：19 岁　　性别：女

北平地址：宣内头发胡同甲××号　　　　家庭地址：同上

职业：家庭主妇　　　原籍：河北　　国籍：中国

亲属：王某某　　　　何种关系：丈夫

亲属地址：同上

入院时间：1928 年 10 月 29 日　　　　出院时间：1928 年 11 月 14 日

病例概要

诊断结果：枕前位分娩，大出血

入院时主要症状：病例的概要详见住院记录的 13 页

治疗期间并发症：大出血

预后：良好

出院结果：治愈

社会服务记录

病案号：22×××

姓名：王太太

年龄：19 岁　性别：女　婚姻状况：已婚　原籍：河北，北平

接案记录：1928 年 10 月 30 日

住址：顺内头发胡同××号

娘家住址：西城国会街××号杨（Yang）宅

家庭成员：丈夫王某某，18 岁，没有工作；婆婆，44 岁；奶奶（婆家），74 岁；娘家母亲，王王氏（Wang Wang Shih），40 岁，家住国会街；儿子，病案号为 22×××。

经济状况：家庭依靠朋友的帮助生活，每月得到资助 20 元。

住房：2 间，6 元（房租）。

婚姻：案主 17 岁结婚。

怀孕：这是她第一次怀孕。

教育：无。

娘家的家庭状况：案主有母亲和一个姐姐。案主 4 岁时父亲就去世了，她们靠母亲做针线挣钱生存。姐姐嫁给了杨（Yang）家（成为艺术家杨女士的孙子媳妇）。姐姐、姐夫和杨女士去了奉天。一个月内她俩通过绘画挣了 30 元。案主的母亲住在杨家，无房租，靠做针线挣钱糊口。

婆家的家庭状况：公公在案主丈夫 4 岁的时候就去世了。公公曾是永定门万顺和米店的会计。自从公公去世后，家里没有人挣钱了，这家米店的老板承诺帮助他家，每个月给他家 20 多元。从那时

起，家庭主要靠店老板的帮助。由于经济状况，案主的丈夫去年终止了上学（中学教育）。现在丈夫正在家里练习中文写字。有时，丈夫去卖一些他的绘画，得到一些收入，但是很微薄。

印象：案主看起来很年轻，很好看，看起来很直率。

问题：目前没有社会问题。

出院记录：1928年11月14日，案主出院，住进了顺内住址。医生叫她一个月后带儿子（病案号为22×××）来接种疫苗。

案例81

<h1 style="text-align:center">首 页^①</h1>

病案号：851××

姓名：田某某小孩　　　　　出生日期：1950 年 8 月 19 日

科室：产科

入院时间：1950 年 8 月 19 日　　出院时间：1950 年 8 月 28 日

诊断：足月产，活产，先天性包茎，胎斑

手术：卡介苗接种

　　　牛痘疫苗接种

　　　包皮环切（术）

---

① 社会服务部末期，首页的内容改变了许多。

社会服务记录

<u>病案号：851××</u>

母亲的病案号：851××

姓名：田某某小孩　　性别：男　　婚姻状况：未婚

职业：儿童　　　　出生日期：1950 年 8 月 19 日

住址：东琉璃厂北椿树胡同××号

出生地：北京　　　原籍：山东　国籍：中国

住院科室：产科　　病房：K—3　日期：1950 年 8 月 19 日

出院科室：产科　　病房：K—3　日期：1950 年 8 月 28 日

诊断：足月产，活产，先天性包茎，胎斑

手术：卡介苗接种

　　　牛痘疫苗接种

　　　包皮环切（术）

父亲的姓名：田某某

婴儿出生日期和时间：1950 年 8 月 19 日下午 6：00

妊娠周数：39 周　　　　　　生产方式：顺产

性别：男　　　体重：3260g　血型：B

出生时测量：身高，50.1cm；坐高，34.7cm；肩围，35.7cm。

其他指标（编者略）。

特别治疗或手术愿书

具愿书人田某某，年 24 岁，山东省黄县人，现因鄙人之子所患疾病请贵院施用整个或分期必要之治疗或手术，其必须之故业经向具愿书人释明，万一发生变症或其他因施行治疗或手术所产生意外之结果概与贵院无涉，特此声明。

　　此致

北京协和医院

具愿书人：田某某

住址：和外北椿树胡同××号

证人：令某

1950 年 8 月 25 日

21C，Ⅵ—48—4000

1950 年 8 月 24 日

　　下午 4：40 卡介苗接种。

1950 年 8 月 25 日

　　下午 5：20 包皮环切（术）。

1950 年 8 月 28 日

　　下午 1：20 牛痘疫苗接种。

1950 年 8 月 28 日

　　下午 2：00 出院。

神 经 科

案例 82

首 页

病案号：163××

病房：H—1　　　科室：神经科转外科　　婚姻状况：未婚

姓名：郝（Hao）某某　　年龄：29 岁　　　性别：男

北京地址：无　　　　　　　　　　家庭地址：新城白沟河

职业：苦力　　　　原籍：直隶　　　国籍：中国

亲属：无　　　　　何种关系：无

亲属地址：无

入院时间：1927 年 3 月 8 日　　　出院时间：1927 年 6 月 30 日

病例概要

诊断结果：腰骶骨先天性异常；左足畸形，患马蹄内翻足

手术情况：施行椎板切除手术；对其腱部施行切除手术

入院时主要症状：患有畸形足，且畸形足寄生有头节幼虫

出院时主要症状：

畸形足通过施行矫正，但畸形未能得到明显改善，与入院时情况相差不多

治疗期间并发症：无

出院时开具药物：无

进一步治疗的建议：无

随访时间：1927 年 8 月 27 日上午 9 点

复查时间：一年

预后：情况明朗

出院结果：改善

社会服务随访表

病案号：163××

门诊登记号：无

姓名：郝某某　性别：男　年龄：29 岁

地址：新城白沟河

1927 年 8 月 27 日

请案主返院门诊部作相关检查。案主允诺照办。

1927 年 9 月 3 日

案主返院接受检查。

1927 年 11 月 7 日

请案主返院门诊部作相关检查。案主允诺照办。

1927 年 11 月 18 日

案主返院接受检查。

1928 年 8 月 22 日

案主返院接受检查。

1929 年 4 月 6 日

案主返院接受检查，万（Van）医生接诊。

结案。

社会服务记录

病案号：163XX

社会诊断：

1. 患者是一名孤儿。

2. 有可能导致终身残疾。

3. 永久性精神失调。

4. 寄生物感染。

问题：

出院时，生理状况不能自理。

1927 年 7 月 9 日

患者今日离开招待所。

1927 年 7 月 12 日

社会服务部给了案主 3 元的盘缠、一双鞋、一身衣服。案主返回老家。

1927 年 8 月 4 日

案主返回医院门诊部，诉说他背部难忍的伤痛。他待在叔叔家，有时也住在那个康叔叔的家里。他还尝试干一些农活。疼了两天了。

经济来源：

因为没有买车票，案主剩下了钱。他趁着夜色溜进火车。

真实情况：

这名患者的经历需要多加调查研究。他的鞋看起来是干净崭新的，他的衣服也是整洁的。

行动介入：

在门诊部见到案主后，让他到招待所等待 X 光检测的报告。

计划：

如果外科医生想要他等待万柯德（Van Corder）医生，他必须得留下来。

案主的计划：案主希望做街头兜售的生意，因为他感觉干农活对他来说太吃力了。

1927 年 8 月 23 日

案主得离开招待所，但是他还没有落脚点。社会服务部准备给他找一个地方，在那里他可以学修鞋，因为他之前就有学过此类工作。

1927 年 8 月 24 日

（之前有一名叫）郑某某（医院登记号：173XX）的患者，曾在我们这里接受医疗服务。他跟他儿子都是鞋匠。社会服务部与郑某某商谈，看是否可以把案主收为他儿子的学徒。社会工作者去到西城半壁街，找郑某某儿子商谈。社会服务部将给案主 25 元作为伙食费。最终决定让案主在那里学一个月。

1927 年 8 月 25 日

案主离开招待所，去学修鞋。给他 1 元的伙食费。

1927 年 9 月 3 日

社会工作者给案主 1 元的伙食费。

1927 年 9 月 6 日

社会工作者给案主 1 元的伙食费。

1927 年 9 月 14 日

案主拿到 1 元。案主说他掌握了修鞋的手艺。社会工作者给案主准备了一些他需要的东西。

1927 年 9 月 15 日

案主接受了 2 元的伙食费。我们花了 16 元为他配备了必需品：钉拐子、刀子、剪子、钳子、扁担、锤子、镊子、挑子、楦子、皮子、水盆、钉子、针、线、硬皮纸等等。案主从社会工作者手里拿到这些东西，然后往西城去开始工作。

1927 年 9 月 17 日

社会工作者来到顺治门外，调查案主的营生情况。由于案主不适合住在驿站里，他租了一个小房间（二庙中街路北 XX 号），房租每月 1 元。案主付 0.5 元，另外一个人担负 0.5 元，因为他俩住在同一房间。案主工作的第一天赚了 60 铜板，第二天则赚了 200 铜板。

1927 年 10 月 17 日

案主在社会服务部说，他的生意日趋走向正轨，但他脚上的毛病却又复发了。外科医生给他看了病，还给了一些药让他带回家用。

1927 年 10 月 24 日

案主入住到招待所，等待床位。

行动介入：

自从案主离开招待所后，一直找不到住的地方。社会工作者安排他与另一名患者唐某某（医院登记号：93××）住在一起，而他的营生工具（挑子）则被留在旅馆里。他每天都在外交部街西口外工作。他的日常收入足够他生活。案主离开招待所后一直修鞋。每天平均能赚取 200 铜板的收入，他可以很好地生活。现在，案主的摊位在外交部街西口外。自从案主腿疼后，他便不能自个挑起担子，他把挑子留在招待所里。案主每天花 6 铜板雇一个人给把担子挑到外交部街，晚上又花 6 铜板雇人把挑子挑回到招待所。

一天，驻在外交部的几名士兵想请案主到外交部里为他们修鞋。但是案主不能自个挑起担子。士兵在街上为他请了一名苦力为他挑担子，晚上则由一名士兵给他挑担子回到招待所。那天，案主赚了 1 元。

地址：盆子胡同 38 号。

1928 年 3 月 6 日

社会工作者在招待所见到案主，与其谈起他生意上的事情来。

案主说，他现在的生意很不错。扣除了衣服、伙食和房租的开支，每月还可以攒下 8 元。案主把钱随身带着。社会工作者担心他把钱弄丢了，叫他把钱存到银行或者是邮局。案主说他不会把钱弄丢。他每天都三番五次用手摸兜里的钱。

1928 年 5 月 1 日

案主入院，住在 G—1 病房。

1928 年 6 月 11 日

由于案主住的地方离医院太远，所以他在招待所住数天。

1928 年 7 月 11 日

案主离开招待所，回到了外交部街西口外的盆子胡同，他像往常那样每天在那工作。

1929 年 2 月 27 日

案主返回医院门诊部作检查。万柯德医生告诉案主应该入院治疗，但今天没有床位。

社会工作者的计划：

在床位等候名单上留下案主的名字。医院若有床位就会通知他。

案主将会返回老家：

案主说现在很难在北平谋生，他赚的钱也很少。他准备明天返回老家做生意，这样一来也可以照顾到他的奶奶。他叫我们有空床位的时候通知他，好让他能入院治疗。

患者返回医院：

案主说，他脚疼又厉害了，因为他走了 20 里的路。

入院：

医院有床位了，社会工作者想让案主入院接受手术。案主今天入院。

备注：1929 年 3 月 14 日

因为案主现在不能工作，所以让他暂时住在招待所里。

备注：1929 年 4 月 9 日

案主离开了招待所，并得到社会工作者 600 铜板资助，用于坐黄包车。案主去往宣武门外路东小店做买卖。

随访：

1929 年 4 月 9 日①，社会工作者去到宣武门外去找案主访谈。案主说，他现在每天能赚到 70 到 80 铜板。他随后仍将会回他老家，因为那里的生意会比北京要好。

① 此日期与案主离开招待所的日期一致，应为记录有误。

案例 83

首 页

病案号：192××

病房：H—1　　　　　科室：神经科　　　　婚姻状况：已婚

姓名：宫（Kung）某某　　年龄：28 岁　　　　性别：男

北京地址：17 军 154 团 2 营某连

家庭地址：吉林农安县万金塔镇

职业：军人　　　　　　原籍：吉林　　　　国籍：中国

亲属：宫太太　　　　　何种关系：妻子

亲属地址：同上

入院时间：1928 年 1 月 23 日　　　　出院时间：1928 年 5 月 7 日

病例概要

诊断结果：慢性骨髓炎，梅毒

出院结果：好转

社会服务记录

病案号：192××

姓名：宫某某

年龄：29 岁① 性别：男 婚姻状况：已婚 原籍：吉林

接案记录：1928 年 1 月 25 日

职业：17 军 28 师 154 团 2 营某连连长，每月收入 80 元，包食宿。

军营地址：正定府北孙村

家庭地址：吉林农安县万金塔镇

家庭成员：父亲宫某某，59 岁，无业；母亲，62 岁；妻子，22 岁；四个兄弟（务农）以及他们的家庭和其他成员。除了案主之外，家庭成员都在家。

朋友：马（Ma）某某和他的家庭。朋友职务：9 军 39 团某营营长。朋友军营地址：和他同一个军营。朋友家庭地址：西单 18 半截华兴号油店。

住房：家人住在自家的大房子里。

经济来源：有地，有房，还有生意。

经济状况：家庭状况良好，案主收入不错，仅供案主日常开支。

现状：自从在奉天进入军事院校，案主已经有五年多没有回家探亲。因为家人不同意他进入军事学校的事，从那以后他一直没有跟家人联系。完成军事学校的三年学业后，案主参军成为军官。现在案主在军队已服役了两年多。案主住院已有一个半月，是他的四

---

① 年龄记录有虚岁、周岁之别。

个下属（他手下的军人）把他直接从营部送到医院。这四个士兵现在朋友马某某家等他。完全康复后，案主就会返回营部。

问题：梅毒的病后护理和治疗。

备注：案主在医院会计室放有 55 元和 300 多元的奉天币（在医院不能使用）。

1928 年 5 月 4 日

社会工作者在病房探望案主。

现状：案主可以站起来，使用拐杖可以走一小截，但是他担心摔倒。社会工作者鼓励要尽最大的努力多走会儿，但是他说双腿太虚弱。

案主对于出院的态度：案主不想马上出院，因为他还不能独自行走，再者他的褥疮至今还没有痊愈。但是案主说，他真的很想出去，因为在医院已经待了很长一段时间。同时也感觉在医院不太自由，因为他有吸烟的习惯，自从住院以来不准他抽烟。

案主出院后的计划：他想出院后在小客栈住上一段时间，然后就会回到所在军队的工作岗位。案主不想再去后防医院，他认为他不可能再回到这个地方，因为他不是后防医院送来的。

经济状况：住院时，他在会计室留有 153 元和 380 元的奉天币。因此，案主认为如果医院允许他出院，他有足够的钱住小客栈。

行动介入：社会工作者核实他确实在会计室放了那么多钱。

计划：建议案主在梅毒科持续治疗。

1928 年 6 月 14 日

案主来到社会服务部交纳了 6 元的招待所费用。案主说，他身上就只有这 6 元，已经没有钱再去交纳医生开出的 10 元费用。

获知医疗信息：社会工作者去了梅毒门诊，向医生询问了有关案主的治疗状况。医生说，案主治疗两个疗程后，应住院做脊椎穿刺。

社会服务部关于经济问题的计划：治疗以后，案主因费用问题来社会服务部。社会工作者建议他写信给他的父亲，让父亲给他寄些钱。案主说他不会写信给家里去要钱，因为自从离家工作，他就没有给家里寄过一分钱，没有写过一封信。社会工作者告诉他，我们会替他写信。但案主说，不必麻烦写信了，因为他清楚地知道，他的父亲不可能寄给他钱。社会工作者们询问了其中原因。

额外的情节：案主说他在家时是名警察，但他没有尽到他的职责。他出去赌博被父亲知道，父亲就把他赶了出来。此后，案主去了军事训练学校，之后去了离家很远的地方。案主还说，他宁可不接受治疗，也不会向家里要钱。

案主说，他给他的长官写了 3 封信，要他寄存在长官那里的钱，但还没有回信。

案主的计划：案主说，等他的腿痊愈以后就会去做一些工作。他不会回家。

社会服务计划：我们希望，在他仍在这里接受临床试验的时候，他的长官会寄钱给他。同时，我们会让他继续住在招待所，直到完成这一疗程。

1928 年 9 月 18 日

案主带来马（Ma）营长写的信。信上说，马获知案主的可靠地址后将把钱寄来。

1928 年 10 月 11 日

案主收到了马营长的信。信上说，他已经将 70 元寄出，但是，钱被士兵孟（Meng）某某带走了。马委托他带钱给案主的。马许诺，很快再送些钱来。

昌黎城西朱各庄车站南麓山下庄，马某某，陆军 28 师。

1929 年 2 月 19 日

胡（Hu）医生说，不必给案主写信了，他已经告诉案主在奉天注射了。

出院记录：1928 年 5 月 7 日，案主出院到招待所。他应该星期二（1928 年 5 月 8 日）来注射以治疗梅毒。他也应该来门诊清洗。

案例 84

首 页

病房：H—1　　　　　科室：神经科　　　　婚姻状况：未婚

姓名：姜（Chiang）某某　年龄：31 岁　　　性别：男

北京地址：东四后防医院　　　家庭地址：山东临朐县大新庄子

职业：军人　　　　　原籍：山东　　　国籍：中国

亲属：姜某某

亲属地址：同上

入院时间：1928 年 2 月 6 日　　　　出院时间：1928 年 2 月 12 日

病例概要

诊断结果：枪伤致使右侧大腿和坐骨神经中枢受损

入院时主要症状：

　　1927 年 12 月 20 日受枪伤，损伤了大腿右侧，右侧神经中枢麻痹

出院时主要症状：与住院时相同

预后：好

出院结果：好转

社会服务记录

病案号：19×××

姓名：姜某某

年龄：31 岁　性别：男　婚姻状况：单身　原籍：山东

接案记录：1928 年 2 月 11 日

职业：十五师二团一营一连三排九班头等兵（军人）

收入：每月 6.6 元，包食宿

军营地址：山西铁家岭

家庭地址：山东临朐县大新庄子

北京地址：东四六条后防医院第五组第×号

家庭成员：父亲，63 岁，在家；母亲，59 岁，在家。

朋友：黄（Hung）某某，25 岁，山东。职业：第十二军一等兵。地址：与案主的北京地址相同。泌尿科的病人，门诊号：122××。

住房：家住五间房，个人房产。

经济来源：家有 70 亩地和 5 间房屋。

经济状况：案主的收入足以维持自己的开支。家庭靠财产维持。案主不给家里寄钱。案主自己支付医药费，还有 10 余元。案主已有五个月未拿到军饷，他可以从部队领取 30 余元。

现况：案主已经四年没回家了。两个多月前，案主在一次战斗中受伤，被送到部队医院——后防医院（北京地址）治疗。由于在那（后防医院）未见好转，他就来到这里治疗，但是他没有得到军队医生的许可就离开军队医院。案主担心他会被除名，也不能得到部队的五个月的军饷，因为离开部队医院时，每个人都应该开证明。

问题：他很担心证明的问题，并急于回去开证明。

案主的计划：

1. 当他朋友黄（Hung）某某今天来探望时，让朋友为他开出证明。

2. 万一朋友没有来，他会自己回去（开证明）。

社会服务计划：今天让朋友来。

1928 年 2 月 11 日

1. 给门诊的工作人员留言：如果案主的朋友来门诊，让他来社会服务部。

2. 打部队医院的电话 E. 2855 找案主的朋友，但是没人接电话。

3. 邮递员把信送给朋友，让他今天来。邮递员打电话给了社会服务部，说朋友今天（1928 年 2 月 11 日）不能来，但是 1928 年 2 月 13 日会来。

4. 通知案主他的朋友要来（1928 年 2 月 13 日），并劝他留下来等他的朋友。安慰案主，并向他解释，让他听从医生的建议再住几天。

案主的态度：案主似乎很固执，很难说服。案主显得焦躁不安，不过他说他会尽量等朋友到来。

1928 年 2 月 12 日

案主不遵医嘱自行出院。

1928 年 2 月 13 日

到病房探访，发现案主已经离开。护士长说，案主昨天（1928 年 2 月 12 日）坚持离开，不听劝阻，所以不听医嘱出院。

案主的朋友（来到门诊）被从门诊叫到社会服务部。朋友说，1928 年 2 月 11 日他没有时间来门诊看望案主，且部队医院的人也没有把社会服务部的话传给他。朋友很遗憾案主不听医生医嘱离开医院，因为他非常希望案主留下来治疗。朋友说，他已经为案主开了证明，这不是难事，但是案主总是很固执，不听别人劝。如果医生允许，案主希望回医院继续治疗，朋友也希望让案主再回来。

因为案主的事去见德弗里斯（Devries）医生。将朋友的话转给医生，医生说案主失去了床位，现在没有床位。如果想来，案主可以在门诊看医生。将医生的话传给朋友。如果愿意，他可以让案主来门诊。

出院记录：1928 年 2 月 12 日案主不遵医嘱自行出院。

案例 85

首　页

病案号：20×××

病房：H—1　　　　科室：神经科　　　婚姻状况：已婚

姓名：张（Chang）某某　　年龄：41 岁　　　性别：男

北平地址：天桥西广和店　　　　　家庭地址：山东菏泽县坻上庄

职业：退伍军人　　　原籍：山东　　　国籍：中国

亲属：张太太　　　亲属地址：同上

入院时间：1928 年 6 月 8 日　　　出院时间：1928 年 8 月 13 日

病例概要

诊断结果：四期肺结核，中毒症状

手术：冷脓肿切除术

住院时主要症状：

从 1927 年 7 月开始出现左肩部牵涉痛，逐渐引起了腿部乏力；四个月前出现了食欲下降，体重减轻；出现了广泛的头颈僵直；出现了 7 Ⅱ级不完全性偏瘫，逐渐侵犯第 5 Ⅱ脊柱神经，但不是很严重；胸骨旁冷脓肿，X 线显示 4 Ⅱ脊神经周围出现肿块；腹部短暂而严重的疼痛在入院 10 天后持续了三周，但是结核中毒症状已引起了精神障碍，案主表现出精神状态的改变

预后：差

出院结果：未改善

社会服务记录

病案号：20×××

姓名：张某某

年龄：41 岁　性别：男　婚姻状况：已婚　原籍：山东

接案记录：1928 年 6 月 16 日

北平地址：前门外星市口贰条中和栈

家庭地址：山东曹州府和礼县第三张村

工作地址：张家口柴沟堡票房后身裕同栈

职业：客栈的所有者或合伙人

家庭成员：父亲张某某，80 多岁；母亲，70 多岁；哥哥张某某，58 岁，农民，家有良田；哥哥张某某，40 多岁，农民；妻子，40 岁；儿子张某某，20 岁，农民；儿媳，18 岁。他们都在老家。

经济来源：老家有 200 亩地，三四套房子。

现状：案主在张家口已有数年。家人在山东。案主已经病了三个月，此次专程从张家口来北京治病。案主暂住在前门外一家客栈接受中药治疗。之后，当他来到医院时，已经无药可治。

问题：案主在北平没有亲属，他担心出院后需要钱。

行动介入：应案主要求，社会工作者帮助案主写了一封信寄往张家口，请求他的朋友寄 20 元钱过来。

1928 年 7 月 4 日

案主收到他朋友的来信，信中说他将会汇钱过来。但是鉴于路途上的战乱，案主需要等待一段时间。

1928 年 7 月 5 日

第二封信寄往案主在张家口的朋友那里，告诉他案主已无完全治愈的可能，同时告诉他见信立即前来把案主送回家。

1928 年 7 月 7 日

第三封信寄往张家口柴沟堡的朋友那里，催促他尽快汇钱。信中要求，如果不能通过邮局汇钱，让他把钱交给威廉姆斯（Williams）先生，这样我们可以之后从威廉姆斯先生那拿到这笔钱。

1928 年 7 月 18 日

收到案主在张家口柴沟堡的朋友的来信。信中说，他无法前来北平把案主带到张家口柴沟堡，他也不能派别人过来。他说如果案主能自己过来，他不会反对。

1928 年 7 月 19 日

再次收到案主朋友的来信，他确认他收到了所有的来信，并且承认了他和案主以及案主家人之间的朋友关系，但是却没有提及他之前保证过的汇钱的事情。

1928 年 7 月 20 日

社会工作者又给柴沟堡的那位朋友写了一封信，告诉他案主急需用钱，请求他见到此信立即把钱汇过来。

社会工作者还给案主在山东的兄弟写了一封信，告诉他案主已经病了两个月了，即将出院。由于医生对案主的病情无能为力，信中要求他将案主接到家里去。

给案主的朋友发出第四封信，再次敦促他收到此信后立即把案主接回家，或立即汇钱过来。此信中，社会工作者提及，根据案主在病房中所述，案主有钱委托给他保管，所以他必须把钱汇过来。

1928 年 8 月 1 日

社会工作者在社会服务的周例会上报告了这件事的进展情况，询问将由谁来接管此案例。会议建议，社会工作者去中国红十字会医院，看他们是否可以接收案主。

1928 年 8 月 2 日

上午，社会工作者去了上述医院，见到了邓（Teng）医生。社会工作者和邓医生仔细谈了这个问题，并请求援助，免费收治这位病人。一开始邓医生不想接受，但是最终他表示同意免费接收案主两个星期。这两个星期里，社会工作者必须找到其他的办法。

从上述医院一回来，社会工作者与浦爱德女士商讨了之前所述会面的结果。浦爱德女士认为唯一的办法就是等待，因为我们不能为案主支付在他们医院的费用。

1928 年 8 月 5 日

社会工作者给在张家口的威廉姆斯先生写了一封信，询问他是否可以帮忙看看他的教区是否有从柴沟堡来的人，从而得知案主与其朋友的真实关系。此外，如果可能的话，让人替案主向这位朋友要些钱。

没有回信。

1928 年 8 月 8 日

社会工作者再次在社会服务的周例会上报告说，德弗里斯（Devries）医生想要尽快安排案主。社会工作者寻求建议。会议决定了以下两个计划：第一，如果可能的话，尽量在医院的墓地准备一块地方。第二，即使我们需要支付案主两个星期之后的费用，也要将案主送到红十字会医院，并且授权社会工作者执行这两个决定之一。

1928 年 8 月 9 日

社会工作者写信给住院部的汤姆（Tom）女士，报告了关于案主的糟糕状况，并请求她免除案主的一切费用。请求于当天得到了批准。

社会工作者找到了看门人李（Li）某，询问他的妻子能否照看这样一个不能自理的病人。他回答说，他的妻子或女儿都不方便照看他。不过他说，可以从邻居当中雇人来照顾案主，但是照顾这样的病人将花费超过 10 元。

1928 年 8 月 10 日

社会工作者打电话给中国红十字会医院的邓医生，请求他准许案主免费住院。但是邓医生仍然坚持只免费住两个星期。

1928 年 8 月 13 日

社会工作者与浦爱德女士商讨，没有找到解决问题的新办法。同意目前将案主送到红十字会医院，两周免费。同时我们应继续需努力从案主朋友那里筹钱，如果红十字会医院要求我们为案主支付费用。

免费的救护车安排妥当。将衣服给了案主。社会工作者陪案主一起来到中国红十字会医院。社会工作者离开之前，案主从住院部得到了他的钱（一元和一些零钱）。

1928 年 8 月 15 日

上午，从红十字会医院打来的电话得知，案主在病房的表现不好。医院要求社会工作者来把案主带走。社会工作者来到医院，在病房里见到案主。社会工作者劝案主在病房里保持耐心，安静休息。社会工作者告诉案主，他已经没钱了，且我们尽管尽了最大努力，也无法为他筹到钱了。社会工作者也试图让案主明白，如果他不愿意住在这里，他将无处可去，只能在街上乞讨。案主极其焦虑，他宁可在街上乞讨，也不想在医院住下去。鉴于医院希望案主尽快出院，而案主也想要离开医院，社会工作者离开医院时保证，接下来会做些工作，把案主安置在别的地方。

一回来，社会工作者立即将有关上述电话的详情向浦爱德女士和德弗里斯先生做了汇报。问题将在第二天上午讨论。

下午，红十字会医院再次给社会服务部打来电话，希望社会工作者过去把案主接走，因为案主又开始闹事。社会工作者来到医院，劝说案主要耐心，夜里安静休息。案主也被搬回到常规三等病房，这里比原先社会工作者看他时所在的病房好得多。

1928 年 8 月 16 日

与德弗里斯医生和浦爱德女士的会面。我们从案主失常的举动判断，由于案主的精神系统遭到梅毒的攻击，他不能自控。据此，决定让社会工作者去精神病院看看他们能否收留案主。

社会工作者来到上述医院，见到了医院的管理人员马（Ma）先生。社会工作者从他那里得知，没有公安处的命令，医院已不能接收任何病人了。

社会工作者离开了上述医院，去了警察总部。社会工作者见到了部门长官，告诉了他关于案主的所有事情，请求他准许案主免费住院。这位警官，罗（Lo）先生，很热心地同意了这个请求，并派出了三名警察和一名办事员随同社会工作者一起去看身在红十字会医院的案主。

社会工作者和警察来到了红十字会医院，见到了案主。在病房里，这位办事员从案主了解到关于案主在病房的经历。

案主发现他将被送到别的医院，意识又开始变得清醒，并说他不会再闹事，请求让他留在红十字会医院。社会工作者见到了刘（Liu）先生，他说他们不会再让案主留下，因为没人知道将来他还会不会在病房里闹事。

最后，案主被送到了精神病院。社会工作者找到了德弗里斯医生，告诉他公安处想让我们出具一封关于案主的正式信函。社会工作者请他出具此信，德弗里斯医生欣然同意。

下午 5 点 30 分，从红十字会医院打来电话，说案主在他们医院违反规定，够着什么摔什么。他们无法控制住案主，因此不想让案主继续在医院待下去了。

社会服务行动：由于负责这件案例的社会工作者邹（Tsou）先生此时已经离开办公室，我们让骑自行车的信使往他的家送了一封急信。但担心邹先生可能不在家，我们请求查（Cha）先生来承担这件案子，以防邹先生不在家。

到访红十字会医院：社会工作者首先去了邹先生家（干面胡同东石槽 5 号），发现急信到的时候邹先生已经出门了，所以社会工作者立即前往红十字会医院。

社会工作者见到了案主。案主抱怨说，红十字会医院将他放在无法居住的病房，那里的潮湿气味难以忍受，夜里蚊子太多让他无法睡觉。他想让社会工作者想办法把他弄到其他的病房。这时，红十字会医院的刘先生来到病房，见到社会工作者。刘先生说，一开始他们是把案主安排在了普通三等病房，可是案主大哭大闹，看见什么砸什么。他们担心案主会伤害到其他病人，所以把他转移到了这个单独的房间。

刘先生还说，邹先生曾向医院的领导和案主保证过，今天早上他将前来把案主接走。今天上午邹先生没有来，案主就更加暴力。社会工作者向刘先生解释说，他们并不知道邹先生关于此案的计划，只能暂时妥协。

社会工作者的行动：当社会工作者问及为什么他表现那么差

时，案主说那是因为他无法忍受一个人待在这个单独的病房里。他恳求社会工作者帮他搬回原先的病房，还说他会严格遵守医院的规定的。

社会工作者来到刘先生的办公室，与他商量把案主移到原来病房。刘先生向医院领导咨询。刘先生说如果案主遵守规矩就可以这样做。

在社会工作者和另一位红十字会医院成员的面前，案主表示为以前的作为忏悔，并保证从此好好表现。然后，红十字会医院许诺把他带到了原来的病房过夜。社会工作者答应将会让邹先生在明天来处理这个案例。

1928 年 8 月 17 日

德弗里斯医生所书关于案主的信件送到了公安处，请求公安处将案主送到精神病院。

1928 年 9 月 3 日

案主在精神病院死亡。1928 年 9 月 11 日北平特别市公安处司法科报告。

1928 年 9 月 10 日

前文提到的北平特别市公安处司法科给北平协和医学院社会服务部的信：

亲爱的先生：

贵院送来的病人张某某，已被精神病院接收。精神病院曾询问病人有无亲属或朋友，从而得知会否有人来看望他，因为病人的病情十分严重。我部门曾向贵院写信咨询，已收到你们的答复。

现我部门收到了精神病院的信件，告知我们，张某某因病重医治无效，于9月3日下午1时死亡。由你处得知病人在北京无亲属，特此通知贵院。

　　我部门批准了精神病院的请求，并通知了前来取遗体。同时去信给社会服务部以让你们得知此事。

案例86

首 页

病案号：20×××

病房：G—2　　　　　科室：神经科　　　　婚姻状况：已婚

姓名：吴（Wu）太太　　年龄：47 岁　　　　性别：男

北京地址：安内方家胡同××号　　　　　　家庭地址：湖南湘阳

职业：家庭主妇　　　　原籍：湖南　　　　国籍：中国

亲属：吴某某

亲属地址：同上

入院时间：1928 年 6 月 20 日　　　　出院时间：1928 年 6 月 23 日

病例概要

诊断结果：精神病、精神错乱、忧虑

入院时主要症状：

　　脑电波显示其精神忧虑，会产生抑郁不安、易激动的行为

出院时主要症状：同上

出院结果：没有改善

社会服务记录

病案号：20×××

姓名：吴太太

年龄：47 岁　性别：女　婚姻状况：已婚　原籍：直隶

接案记录：1928 年 6 月 21 日

备注：案主病情很严重，以下信息来源于其在病房的哥哥。

北京地址：安定门内方家胡同××号

案主哥哥的住址：东四十条××号

案主职业：在大连做保姆

案主住房：一间房，每月房租 2 元，和儿子和儿媳一起住。

家庭成员：丈夫吴某某，50 岁，故宫博物院的员工，每月挣 7 或者 8 元，住在那里；儿子吴某某，27 岁，家庭教师，每月挣 10 元；哥哥李（Li）某某，51 岁，目前没有工作，他之前也在病房。

经济来源：没有财产。他们勉强糊口。

现状：案主在大连当保姆。案主的哥哥说案主心里有事，案主自己也说不清楚。哥哥说也许是一些关于案主声誉的事情。案主从大连回来后被雇主带去了天津，其家人在天津见到了她。

问题：

1. 案主病情很严重，其哥哥昨晚在病房。

2. 取决于出院时的状况。

1928 年 6 月 23 日

医院希望案主出院。社会工作者接到通知，因为案主在病房非常吵闹，打扰到其他人，因此需要出院。魏（Wei）医生给案主的儿子打电话，要求其过来把案主接回家。

案主的经历：与此同时，案主讲述了她在大连的经历。案主说，首先，她和一个姓赵（Chao）的保姆关系不好。有一天，男主人和女主人不在家，他们的邻居发生火灾。案主非常激动，几天之后有人丢了一个价值60元的邮包，怀疑案主所为，这使她既激动又生气。从那时候起，案主开始病了，并且越来越严重。之后，男主人把她从大连送回家。一位男雇工陪着她。

儿子来了：大约一小时以后，儿子过来见到了郑（Cheng）大夫，请求允许案主再住几天。儿子承诺，这些日子会服侍案主，尽力让案主保持安静。但是这无济于事，因为是医院要求案主出院的，而不是神经科的医生。然后，案主的儿子去了灯市口李（Li）太太的家。

社会工作者随之也去了李太太的家里，去看案主的儿子是否找到了更合适的地方让案主居住。当社会工作者到达时，案主的儿子还未到达。社会工作者从李太太那得到了以下信息：

李太太所述：案主是一位非常好的女士。大约在10年以前，案主及其家庭过得很好。案主的丈夫想纳妾。自从丈夫有妾之后，案主非常生气，要求与丈夫离婚。案主开始当保姆，然后带着儿子离开了丈夫。那时候，案主是蔡（Tsai）某某的保姆。案主是李太太的朋友，由于非常穷困，案主不能送她的儿子去学校，她请求李太太推荐她的儿子去育英学校。李太太是育英学校的校长。案主的儿子看起来很聪明，获准进入育英学校学习。现在案主的儿子是家教。

现在案主的丈夫很穷困，在北京工作。案主不会跟其丈夫住在一起。她说当他有钱的时候他纳妾，现在他没钱了，她绝对不可能和他一起生活。由于社会工作者在李太太家没有看到案主的儿子，因此请求李太太，当她得知将送案主去何处时通知社会服务部。

出院记录：1928 年 6 月 23 日案主出院，被他的儿子接走，去了安定门内谢家胡同××号。

1928 年 6 月 27 日

李太太来电话说，案主在以下地址：安定门内谢家胡同××号。

备注：儿子和儿媳与朋友们一起住在院子里，对他们来说很难照顾案主。

案例 87

社会服务记录①

病案号：12×××

姓名：路（Lu）太太　　病房：G—3

年龄：29 岁　性别：女　婚姻状况：已婚　原籍：安徽

接案记录：1928 年 9 月 28 日

职业：工厂女工，在灯市口的北平交易所工作，每月挣四五元。

概要：1923 年 9 月 16 日社会服务部获知此案例。因为案主的丈夫是这里外科的病人。所以，米勒（Miller）医生向社会服务部建议为他们安排住招待所并给他们提供拐杖。社会工作者一直关注此家庭，直到 1927 年 12 月。从 1923 年 9 月 16 日至 1926 年 11 月 10 日，社会工作者曾为此家庭做过多种服务：为丈夫购买拐杖，为丈夫安排住处（招待所），为丈夫取得假足，为案主找工作，为案主分娩安排免费床位，资助此家以维持生计，安排婴儿医疗护理，并为案主和丈夫免费治疗梅毒。随后，1927 年 12 月，为案主和其丈夫找到了工作。但是，案主没有接受那份工作。丈夫工作了一段时间，但被解雇了。根据有关案主和丈夫的社会服务部的档案记录（9××号），丈夫被解雇是因为他在雇主家与其他雇员发生纠纷。社会工作者认为，案主和她的丈夫独立性强，不诚实，也不合作。

---

① 此病案缺少入院时的详细信息，从随访记录中得知案主的病房为 G—3，该病房通常接受神经疾病患者。故将该案例归到神经科。

备注：

1. 案主是带着小儿子来（住院）的。经她允许，让 K—O 病房（的工作人员）把儿子送到社会服务部。

2. 在案主住院后将儿子送到社会服务部。此后，社会工作者黄（Huang）某某立即到病房去见案主。案主坚持让社会服务部在招待所照料她儿子，直到她出院。她说，因为社会服务部认识她，曾帮助过她，她想让社会服务部帮她。她没有坦率地说出真相，但是给出以下信息：

目前地址：齐内北小街豆瓣胡同××号

家庭成员：丈夫路某某（病案号47××），29 岁，厨师，没有工作，几个月前离开案主。所以，案主也不知道丈夫目前的住址和情况。儿子顺子，4 岁。

备注：案主还有个 4 岁的儿子（和这个儿子是双胞胎），给了案主的朋友王（Wang）家。一个多月前，王家带着儿子回济南老家了。

现状：案主目前的住址是朋友的家，王家。案主将儿子（双胞胎中的另一个）送给了王家。自从丈夫离开案主，案主的收入不足以维持案主和儿子的生活。大概两个多月前，王家就让案主和儿子住在他们家。后来，王家回老家了，但案主继续住在那里，因为王家已经替案主支付了到现在的房租。案主除了自己的薪水外没有其他经济来源以维持她和儿子的生活。案主说，在她住院期间，她没有地方安置儿子。

小儿子的陈述：儿子从 K—O 被送到社会服务部。社会工作者凌（Ling）询问了有关他家的情况。儿子说，家里有父亲（案主的丈夫）和祖父（案主的公公）。

问题：目前将小男孩安置在哪里。

社会服务计划：

1. 现在不安排儿子住招待所的理由有如下两点：

（1）案主的目前状况似乎不真实，因为她说话不坦率，关于家庭情况的陈述与儿子所述不符。

（2）因为案主原来是依靠别人生活的。不核实她的需求，仅仅应她要求就帮助她并不明智。

2. 将儿子带回到目前住址临时居住，同时进行深入调查。

行动介入：社会工作者带着小儿子来到目前住址，同一个院子里住着几户人家。案主的屋子锁着，见到了邻居。

邻居的陈述：案主在灯市口的女子工厂工作。丈夫是西餐厨师，最近没有工作，因为雇主回家了。案主的老家在通州，案主的公公在那里。案主有三个孩子，一个就是和案主住在这里的小男孩，另外两个跟着案主的公公在老家。因为丈夫在这里没有工作，他目前就和案主的公公在老家。之后他将回来。案主在这里住了两个多月了。她今天离开家的时候没有给邻居留下任何有关她住院的消息。

一个邻居的态度：马（Ma）老太太，案主的一个邻居，愿意让案主的小男孩跟她住一两天，因为她有几个孩子，这几个孩子经常和案主的孩子玩。

社会服务计划：让男孩暂时跟邻居居住，再次见案主以了解真实情况，以便进一步计划在案主住院期间如何照料男孩。

1928 年 8 月 9 日

社会工作者把男孩留给邻居马老太太照顾。

1928 年 8 月 10 日

社会工作者周（Chou）与案主在病房谈话，想套出实情。但是案主仍然不坦率，否认邻居所说。从案主得知以下信息：

搬到目前住址前的状况：案主和丈夫路某某住在东城本司胡同××号。今年3月，因为丈夫没有工作，也就没有钱花，他就卖掉了家里所有的东西，甚至被子。他不能挣钱帮助养家，反而向案主要钱花，还和案主闹事。案主对他不耐烦了，有一天就和他吵了一架。之后，案主和丈夫决定分开，不再有任何关系。自从吵架丈夫离开之后，案主再也没有见过丈夫，也没有与他相关的任何消息。几天之后，案主带着儿子离开了那个住址。案主带着儿子住在朋友家张（Chang）家（东单二条西官场胡同××号）。住了一段时间，之后来到目前住址。

社会服务计划：

1. 到张家和原来本司胡同住址访问调查。

2. 看看男孩在邻居家相处如何，并资助一些钱抚养男孩，让他在这里住几天。查明真相，再制订计划。

行动介入：社会工作者（周）到案主的朋友张家探访。朋友说，案主和她儿子在那里住了一段时间，大概有两个多月。案主告诉他们说，丈夫已经和她分开了，因为丈夫不能帮她支撑这个家，却找案主闹事。离开之后，案主再也没有来过张家，所以朋友不了解案主目前情况。

丈夫好长时间没有来过张家了，但张家听说，丈夫目前没有工作，生活很艰难，现在差不多沦为乞丐了。他目前情况不详。

从社会服务部人力车夫贵（Kuei）那里得来的信息：贵告诉社会工作者（周），大概一个月前，他在大街上（东单牌楼）遇见案主的丈夫。案主的丈夫穿着又脏又破的衣服在大街上闲逛。案主的丈夫告诉贵，他没有工作，一直向朋友借钱度日。因为没有工作，生活很艰难。案主（他妻子）已经与他分开几个月了。他找她两次，但没有找到。

到原住址探访（本司胡同）：社会工作者（周）到原住址探访，从邻居那里了解到有关案主在那里居住、吵架以及与丈夫分开的这些情况与案主所述相符。

到现住址探访：社会工作者（周）到现住址探访，以获取更多的信息，并了解案主的儿子与邻居马老太太相处得如何。见到邻居、房东李（Li）某和案主的儿子。

邻居：邻居是个老太太，看起来善良、真诚。丧偶，有三个孩子，其中两个女孩（一个18岁，另一个15岁）和一个13岁的儿子。她家住一间房，靠她和女儿们做针线活儿维持生活，生活艰难。

房东：人力车夫，50多岁，看着人很善良，人很好。他家也住在那里。

案主的儿子：案主的儿子很好，与人相处得也很好。但很难管理，因为案主对他溺爱（邻居和房东这么说），总是哭着要钱去买吃的。

从邻居和房东处获取的信息：大部分信息与1928年8月9日社会工作者（凌）从邻居所得信息相同。但有个新信息：案主告诉邻居和其他住在那里的人说，她丈夫姓王（Wang），但没有说全名。丈夫现在老家通州。秋天，丈夫的老板回来的时候，丈夫也回北平。案主没有将丈夫在通州老家的地址告诉邻居。案主是和丈夫一起搬来过日子，支付房租的。房租每月1.5元。儿子是大约10天以后被带来的。案主和丈夫告诉邻居，他们将儿子从通州老家带来的。丈夫很英俊，大概有30岁左右。大部分时间每天回家，但时不时回通州老家看看。有一次，丈夫带个小男孩来见案主。这个小男孩跟着案主和丈夫住了几天，之后，又跟着丈夫离开了。案主说，那个男孩是她的大儿子，在通州跟着案主的公公生活，是跟着丈夫来看案主的。

案主在现住址的房间状况：社会工作者（周）从窗户看案主的房间（因为房锁着）。房间内有三四件家具，一个火炉和炊具。有个炕，炕上有个柳条箱和一个木箱子，还有些衣服和被子。房子干净整洁，有的东西是新的。

1928 年 8 月 11 日

社会工作者（周）给邻居 0.2 元钱，用以抚养案主的儿子一两天的费用，因为邻居养不起他。

有关此案例的会谈：目前凌和麦（Mai）负责案主，于（Yu）和周原来认识案主和她的家人，因此，此四人会谈商量。根据调查获知案主目前的情形：案主已经与丈夫（路某某）分开，但是案主目前与另一个人（姓王）住在现住址。因此，有关如何处理此案例和如何帮助案主的计划如下：

1. 让案主承认她与这个人（王）生活在一起，并说出他的详细情况，以便让他在案主出院后帮助案主，且在案主住院期间帮助她儿子。

2. 假如案主仍然不合作，不肯讲出实情，社会服务部将会把儿子的生活费给邻居，直到案主出院。而且，出院后，如果案主尚需休息一段时间才能工作，社会服务部将资助案主。

3. 不去找案主的丈夫路某某，因为他目前不可能帮助案主解决问题（从以上调查可知）。

到病房探访案主：社会工作者（周）到病房探望案主。案主承认现在与王一起生活。案主说出了他的名字：王某某，31 岁。但是，案主说，他现在通州的家里，以后会回到北平。案主不愿意说出其现在通州的详细地址。案主说，他现在没有工作，也没有钱，所以，她不想再麻烦他了。

社会工作者的解释：社会工作者（周）向案主解释说，案主必须得说实话，与社会服务部合作，这样，社会服务部才能帮她。否则，社会服务部不能照顾她和她儿子。

1928 年 8 月 13 日

在病房见到案主，案主给出以下信息：

新丈夫：王某某，31 岁，厨师，最近没有工作，回老家了。地址：通州双桥镇司辛庄（地址不太清楚）。

丈夫的朋友：刘（Liu）某某，厨师。地址：东城苏州胡同下坡鲜鱼巷××号。

丈夫的弟弟：王某某，东安市场内某理发馆的理发师。

社会工作者与案主共同制订有关案主儿子的计划：

1. 让邻居马太太照顾案主的儿子，并请马太太来看案主，以便直接安排。

2. 给丈夫发信，让他回来带儿子回家。

行动介入：家访，请马太太来医院。见到了马太太。她许诺 1928 年 8 月 14 日来医院。到苏州胡同探访刘先生，见到刘先生。他不记得案主丈夫的地址。从刘先生获知，案主的丈夫还有个妻子和儿子，在通州。案主的公公有房有地。刘先生说，案主的丈夫还有个朋友叫高（Ko）某某，他或许熟悉案主丈夫的地址。高先生地址是东城钱粮胡同××号。

1928 年 8 月 14 日

马太太来讨论如何照顾住在 G—3 病房的案主的儿子。马太太答应照顾案主的儿子直到案主的丈夫回来。但是，马太太很穷，且案主手上没钱。之后，案主告诉社会工作者，案主在北平交易所有几天的薪水，1.10 元。请社会工作者到北平交易所的袁（Yuan）太太那里取出，用作儿子的费用。社会工作者给马太太 0.2 元，并承诺几天后将这笔钱送给马。马太太想给案主的丈夫写私人信件，所以社会工作者给了她通州的地址。

1928 年 8 月 15 日

到北平交易所探访，去拿案主的薪水 1.10 元。见到袁太太。袁太太将 1.10 元给了社会工作者。她说，案主账户上只有这么多了。社会工作者向袁太太请假，让案主休息，直到康复。袁太太批准。

到钱粮胡同拜访高先生。高先生出去了。社会工作者给高留了个便条，请他亲自去社会服务部，或写个纸条，给社会服务部留下案主丈夫的地址。

下午，高先生来到社会服务部。他也说不出准确地址。但是，他说通州确实有案主提到的这个地方。

1928 年 8 月 16 日

信件发往通州地址，要求丈夫立刻到医院来照顾他儿子和妻子。案主说，不要把所有的钱都给马太太，否则的话，马太太会马上都花了，但可以先给她 0.40 元或 0.50 元。

1928 年 8 月 18 日

社会工作者拜访马太太，给她 0.40 元用于孩子的费用。马太太告诉社会工作者，她只能再照看孩子一周，因为孩子整天哭着要找妈妈，她没时间管他。

1928 年 8 月 20 日

社会工作者向田（Tien）医生询问案主的病情。医生说，案主可以在本周内出院，应该再休息两周。

问题：案主只有0.66元留在社会工作者手中，没有其他经济来源。

社会服务计划：案主出院时，社会服务部将借给她1元钱。

1928年8月22日

案主出院回家。案主借了1元钱，许诺她拿到下个月的薪水就还给社会服务部。

1928年9月24日

案主来到社会服务部。她说，她喜欢做家务，因为从工厂挣的薪水不足以维持日常开销。她请社会工作者给她找份工作。（社会工作者）劝她继续做工厂的这份工作，否则，她会失业。

1928年9月25日

案主又来到社会服务部要工作。社会工作者问及她儿子的情况。她说，已经将儿子送回通州双桥姚庄刘家了。那里距车站半里地。她给了他们2元钱，用于儿子的食物。案主现在与一位在同一公司工作的白（Pai）女士住在一起，住在本司胡同××号。案主想明天见浦爱德女士。

1928年10月3日

案主来到社会服务部。她说昨天感觉不舒服。因为昨天来得晚了，医生让她今天来。案主来了，说她想去天津找工作。一个住在东华门××号的人让案主跟她去天津。她丈夫在天津，让她去。但是，案主认为她随访时间快到了，担心社会工作者会到北平交易所找她。案主想复诊后再去天津。社会服务部要求案主等等，2点去看医生。案主回家了，答应很快回来。

案例88

首 页

病案号：25×××

病房：G—3　　　　科室：神经科　　　婚姻状况：已婚

姓名：王（Wang）太太　　年龄：32 岁　　　性别：女

北平地址：后内三眼井甲××号　　　　　　家庭地址：同上

职业：家庭主妇　　　　原籍：山西　　　国籍：中国

亲属：王先生　　　　　何种关系：丈夫

亲属地址：同上

入院时间：1929 年 8 月 25 日　　　　　出院时间：1929 年 9 月 4 日

病例概要

诊断结果：癫痫病

出院结果：未治愈

社会服务记录

病案号：25×××

姓名：王太太

年龄：32 岁　性别：女　婚姻状况：已婚　原籍：山西

接案记录：1929 年 8 月 25 日

地址：后内三眼井甲××号

家庭住址：山西孝义县柳家庄南宅

职业：家庭主妇

家庭成员：丈夫王某某，32 岁。曾在阎锡山军队当军官，一年没有工作了。每月收入 80 元。

其他亲属：后婆婆王宋氏（Wang Sung Shih），42 岁，住在老家。三个哥哥在老家住址，案主不知详情。

亲戚：黄（Huang）某某，军队军官，和案主一起住在北平地址，总是资助案主的丈夫。

住房：两间，黄先生支付租金。

经济来源：家里有 100 亩地，老家有两处房产。

现状：案主和丈夫只在北平住。自从丈夫失业以来，他们经常吵架。案主原来没有此病。经济状况不好，经常受到黄先生的接济。黄先生是军队军官。等案主病好后，案主和丈夫准备回老家。

社会问题：

1. 丈夫无工作。

2. 取决于出院时的状况。

经历：因为担心丈夫被抓，案主从 1929 年 7 月 24 日患上此病。

丈夫在绥远的山西军队中。丈夫带回家一些鸦片，被人举报。之后，丈夫被警察抓住。案主受到惊吓，开始颤抖。之后，案主来医院治愈，又好了。

目前这种病的经历：自从听说石友三的部队叛乱，案主就开始担心她丈夫会发生意外。所以她昨天又开始颤抖，立刻来医院治疗。

问题：取决于出院时的状况。

出院记录：1929 年 12 月 20 日，案主回北平住址。应该在 1930 年 2 月 20 日回来复查随访。

1930 年 3 月 22 日

因为案主没有遵医嘱来医院复查，所以进行家访让案主来医院。案主说，她一切都好。案主许诺 1930 年 3 月 24 日来复查。

1930 年 3 月 24 日

案主没有按照她所说来复查。

案例89

首　页

病案号：25×××

病房：H—1　　　　　科室：神经科　　　　婚姻状况：已婚

姓名：靳（Chin）某某　年龄：61 岁　　　　性别：男

北平地址：东四十二条门楼胡同　　　　　　家庭地址：同上

职业：无　　　　　　原籍：河北　　　　　国籍：中国

亲属或朋友：靳太太

住址：同上

入院时间：1929 年 9 月 13 日　　　　出院时间：1930 年 1 月 11 日

病例概要

诊断结果：老年痴呆

进一步治疗的建议：出院后被送到精神病院

预后：衰弱

出院结果：未治愈

社会服务记录

病案号：25×××

姓名：靳某某　年龄：61 岁　性别：男　婚姻状况：已婚

接案记录：1929 年 10 月 7 日

目前住址：东四十二条门楼胡同××号（案主侄子的家）

备注：社会履历主要来源于案主的妻子，因为案主病情严重，说话不清。

职业：曾经做过差官，是陆军部事务科一个低级别的小职员，那时每月收入约 20 元。但是现在没有工作。

家庭成员：妻子靳王氏（Chin Wang Shih），55 岁，文盲，在齐内南小街禄米仓军政第一被服厂做缝纫女工。缝袜子：缝一双袜子 15 个铜币，她每天缝一两双，每天收入 15～30 个铜币。

亲属：哥哥靳某，72 岁，曾在铁狮子胡同的陆军部机要科（先前的名字）或当佣人，但是失业已经一个多月了。工作的时候每月 8 元，包饭。离开的时候额外给了两个月的报酬，因为那无法雇那么多人了。他的妻子 62 岁。地址：早督（Tsao Tu）胡同（案主的妻子说，她也说不清地址）。侄子靳某某（哥哥靳某的儿子），在铁狮子胡同的海军部当佣人。每月可收入 8 元，包饭。他、妻子及 3 个儿子和父母住在一起。侄子靳某某（哥哥靳某的儿子），佣人，失业，有妻子和孩子。住址：案主在北平的地址。

妻子的亲属：大舅哥（妻子的哥哥）王（Wang）某某，57 岁，厨师，失业。他有个女儿，9 岁。其妻子和案主在一起工作，大概一天收入 70 铜币。住址：齐外神路街××号；小舅子（妻子的弟弟）

王某某，曾是财政部科员，但是现在没有工作。家里有他本人、妻子以及两个儿子。两个儿子一个 20 岁，一个 9 岁。大儿子在财政部从事录事，每月收入 10 元多点。住址：顺外丞相胡同中间路东小胡同××号。

妻子的其他亲属（非近亲属）：杨（Yang）某某，曾是财政部门卫，现在没有工作，给亲戚照看一个空房子（先前是个布店）。他们全家人都住在这个房子里，没有房租。住址：东四北大街×××号裕增公棉布铺。

案主的远房亲戚：靳某某，42 岁，奉天部队中的通信员（境况和地址都不详）。他的妻子，42 岁，在一户家里做佣人（地址不详），每月挣 6 元，包食宿。他的母亲 72 岁，在家。主要靠他妻子的收入来赡养，因为他已经两三个月没有往家寄钱了。家庭地址：东直门内羊尾巴胡同×号。

朋友：戴（Tai）太太，北平协和医院门诊的裹伤员。她对案主一家不了解，但是应朋友李（Li）先生的要求帮助案主在医院接受治疗。李先生是案主一家人的朋友，他住在东四五条×××号。

财产：无。

家庭史：案主和他妻子生了很多孩子，但这些孩子都夭折了。之前，他们拥有自己的房子，案主还有收入，因此家庭境况很好。后来，房子卖了，去年 7 月，案主失业。从那时起，这个家庭就开始靠变卖和抵押东西来糊口。卖了自己的房子之后，他们在北新桥前永康胡同××号租了两间房子（房租每月 2.2 元）。案主失业后，这个家庭支付不起两间房子的房租，于是就改为租一间，房租每月 1.1 元。大约在五个月之前，案主病了。后来，家里什么都没有了，也没有钱来付房租。在他入院的前 10 天或者 20 天，案主和妻子被房东赶了出来。亲戚中除了他的侄子靳某某外，谁也不收留他们，于是，他的妻子就带着他来到了他侄子的家（北平地址）。妻子靠做针线活来养活丈夫和她自己。然而，案主侄子的状况越来越艰难，再也无法收留案主和他的妻子，于是他们再一次被迫离开。在他们离开侄子家之后，几个晚上他们就在东四六条附近的大街上（在某家的门口）度过。最后，妻子带案主来到本院治病，案主住院。

现状：自从案主入院之后，他的妻子就一直在那家工厂（上文提到）工作来养活自己，晚上就去不同的亲戚家留宿。她一般只去三个地方：杨某某家，她弟弟王某某家以及靳某某家（地址上文已提到），因为她没有其他亲戚家可以去。案主的哥哥靳某以及侄子靳某某对案主毫不关心，不愿意给予他们任何帮助。而妻子的哥哥王某某住得太远，而且没有房间可以让妻子住在那。大部分时间案主妻子的收入几乎不能够满足自己的生存需要，这些亲属也只能为她在晚上提供一个住的地方，但也无法为她提供食物。案主的妻子没有过冬的棉衣。按照神经科陈（Chen）医生的说法，案主的疾病难以治愈。由于案主的妻子没有地方可以把案主接回去照顾，而且如果案主过世，她也没有办法处理案主的葬礼，她签了解剖协议。陈医生说医院将帮助案主举办葬礼。

问题：

1. 案主的妻子需要一个长期工作。

2. 案主的妻子需要过冬的衣服。

社会服务计划：

1. 从齐内老君堂五台山普济佛教总会的慈善机构为案主的妻子申请过冬的衣服。

2. 为案主的妻子找一个当佣人的工作，因为案主的妻子是个比较整洁的人，看上去能够胜任家务活。

3．去拜访案主的亲戚进行调查。

1929 年 7 月 10 日

上文提到的慈善机构打来电话（E. O. 468），说他们到 1930 年 1 月 11 日才开始冬天慈善物资的发放工作。在这项工作开始之后，案主的妻子需要带着关于她境况的援助申请信亲自前往。

1929 年 9 月 10 日

拜访亲戚杨某某的住址。杨先生出去了，只见到了他嫂子（50 多岁）和他的 3 个儿媳。他们很友好也很真诚，他们住在现在已经关闭的布店里。这个房子大概有八九间。由于他们是为亲戚看房子的，因此他们住在这不用付房租。家庭情况不是很好，但是能够勉强度日。

杨家提供的关于案主一家的现状和过去的情况与案主的妻子所说完全一致。这些天，案主的妻子基本上都是在杨家过夜的，杨家没有能力管她饭。案主的妻子在工厂工作谋生。工作的时候，就在那里买东西吃。她的收入（一天大约 30 铜板）几乎不足以生存，并且她没有过冬的衣服。生活境况好的时候，案主和他的妻子喜欢把钱花在衣服和招待客人上。现在他们的衣服全都没有了，他们困难的时候亲戚朋友没有对他们关照。案主的妻子勤劳善良。他们不知道案主的侄子靳某某和他哥哥靳某的具体住址。他们知道的是案主的侄子现在没有出租任何房子，因为他有钱自己付房租。

拜访他的侄子靳某某的家（北平地址），但是根据案主的妻子给的地址我们没有找到。

1929 年 10 月 14 日

社会工作者在社会服务部见到了育婴堂的宋（Sung）女士，并向她咨询了有关案主的妻子工作的事情。宋女士了解了案主的妻子的困境之后，她愿意让案主的妻子在育婴堂做保姆。这个工作就是照顾婴儿，每月 3 元，包食宿。宋女士还说，有可能的话让其妻子终生在那里，以免案主去世后他的妻子无法生存。

1929 年 10 月 15 日

案主的妻子去病房探望了案主之后来到社会服务部。社会工作者又向她询问了案主侄子靳某某的具体住址。社会工作者当时没有找到。

案主妻子的陈述：先前所说的案主侄子的住址是侄子岳母家的住址。因为案主说不清那个房子的号码，于是她给了一个错误的门牌号。因为侄子没有钱付房租，他和他妻子就搬到了他的岳母家。侄子先前的住址是东四十二条辛寺胡同，但是案主的妻子说不清具体的门牌号。

行动介入：让案主的妻子在 1929 年 10 月 15 日去育婴堂工作。她将要做的工作是在育婴堂（弃儿养育院）做保姆，解释清楚之后，她愿意接受这份工作。社会工作者已经将推荐案主妻子去育婴堂工作的卡片给了松女士。

育婴堂的地址：养蜂夹道西华门。电话：W. O. 1131。

1929 年 10 月 17 日

案主妻子带着育婴堂的孩子去门诊看病。在社会服务部，她说她昨天（1929 年 10 月 16 日）去了育婴堂工作，她很喜欢在那里工作，但是没有心思工作，因为她很担心案主，但是没有空闲可以让她一周去病房探望案主 3 次。

行动介入：

1. 向案主的妻子解释并劝她留在那里继续工作。告诉她，她可以一周一次或者隔周一次探望案主。如果她喜欢的话，可以每天给社会工作者打电话询问案主的情况。案主的妻子说，她会尽量继续留在那里工作。

2. 已经给了案主的妻子一套棉衣，因为她没有暖和的衣服过冬。

1929 年 10 月 19 日

案主的妻子在去病房探望案主之后，来到社会服务部。她工作了两天，挣了 60 个铜币。但是由于以下原因她昨天离职了：

1. 太担心案主，没有心思留在那里工作。

2. 育婴堂里其他保姆的情况都比她要好得多，因此跟她们在一起觉得很惭愧。

3. 她做这件工作不如其他保姆做得好，而且其他保姆似乎也不想她在那里工作。

4. 她感觉不舒服。

从宋女士处得来的信息：案主的妻子不愿意留在那里工作，因为对她来说工作似乎很困难，而且她也很担心案主。

案主妻子的诉求：案主的妻子请求社会工作者为她寻找一个谋生的方法，但是她说她不想工作。

社会工作者的建议：

1. 针对这一状况，安排案主的妻子在 1929 年 10 月 28 日去看医生。

2. 谋生的最可能的方法是工作。

1929 年 10 月 23 日

案主的妻子来了，去门诊（门诊号 165×××）看医生。

行动介入：免费挂号并安排就医。

1929 年 10 月 28 日

为案主的妻子提供工作。在社会服务部，案主的妻子请求找一份工作，因为她现在的生活实在太困难了。她很后悔离开了社会服务部曾为她提供的前一份工作。案主的妻子暂时被安排到高（Kao）女士家做保姆。社会工作者想再给她一个机会，看看她这次是否会努力工作。

案主妻子目前的地址（高女士家）：东城东总布胡同××号。

1929 年 10 月 31 日

在社会服务部，案主的妻子陈述，雇主给了她 1 元，高家赎回了她已经典当了的被子。她明天将回到雇主家。她的手和腕关节很不舒服（又疼又胀），但是她来晚了，已经过了门诊时间，所以挂号处让她明天（1929 年 11 月 1 日）再来。因为她的情况不是特别严重，不能挂急诊号。案主的妻子准备在亲戚杨某某家（见上）过上一夜。

1929 年 11 月 12 日

案主的妻子失业了，因为工作太繁重，她的手疼还没有痊愈。

1929 年 11 月 13 日

为案主的妻子在张（Chang）某某家找了一份工作，地址是北新桥北新胡同×××（张先生的家）。张先生在北平协和医学院工作，电话：北平协和医学院 16。拜访案主的大舅哥（妻子的哥哥）王某某。

1929 年 11 月 15 日

见到了案主妻子的嫂子（哥哥的妻子）。家里有两个房间。外屋有两张桌子、一个大箱子、三把椅子和一个火炉，里屋有一个炕和几个箱子。家庭条件看起来不是太差。当问到家里的谋生方式时，案主妻子的嫂子向社会工作者展示了一叠当票。自从她丈夫从财政部失业之后，他们仅靠典当东西谋生。她有两个儿子，一个18岁，另一个6岁，还有一个女儿，22岁。她丈夫现在在官产处帮忙，所得的收入很少，也只能养活他自己。她请求社会工作者帮她的大儿子找一份工作。

1929年11月16日

1929年11月5日，给案主的妻子一件棉衣。由于她没有足够过冬的衣服，而且也没有顺利地从老君堂五台山佛教会获得衣服。她在1929年11月4日去了老君堂五台山佛教会，但是那的人说不能为她提供任何救助，因为她没有家让他们进行调查。

1929年11月9日，在工作之后，案主妻子的手和胳膊又犯病了。1929年11月16日，她去了骨科，医生建议她加一个夹板，但是她没有听取医生的建议。一是因为社会服务部不知道这件事，再者她也没有押金来用这个夹板，而且她也担心会失去现在的工作。

行动介入：

1. 安排案主的妻子接受治疗：案主的妻子被安排去了骨科，医生给她安了夹板，建议她休息一到两周。医生说，等一到两周之后，她能够痊愈。医院通知她一周后来复查，看看情况。当她用完这个夹板，社会工作者将会让她把夹板还回科室，所以这个夹板是免押金的。

2. 安排案主的妻子休息：案主的妻子已经从雇主张先生那收到了一个月的薪水2.5元。她用这个钱赎回了她的被子，但是她没有剩下钱去找人代替她去为雇主工作。而且在她休息期间没有钱来维持生活。她想让她的嫂子（住在齐化门）去顶替她。社会工作者给雇主张先生打电话说明了这一情况。张先生应允她休息一到两周，并且接受了顶替的建议。

3. 为案主的妻子提供资助：社会服务部给她 0.5 元用来买食物，并且在她休息期间，给代替她的人提供食物补助和报酬。社会工作者要求案主的妻子，如果可能的话，等她工作更长时间，有了足够收入之后归还这些钱。社会服务部借给她钱而不是直接给她钱，从而帮助她真正独立起来。

案主妻子的诉求：她说，社会工作者为她找到的在育婴堂的第一份工作真的是很好，而且很容易做，但是她没有在意丢掉了那份工作。她为她自己的错误感到非常后悔。现在她会尽最大的努力来保住她现在的工作，希望她的手和胳膊赶快好起来，从而让她能回去工作。

备注：案主的妻子在她休息期间将留在裕增公的布店，即亲戚杨家的住址（见上）。

1929 年 11 月 20 日

案主的妻子来到社会服务部，说她将让她的嫂子去雇主家替她工作，但是她嫂子现在就要工资来养家，因为她嫂子全家都靠着她在案主妻子原来所在工厂的微薄收入来满足日常的花销。社会服务部给了案主的妻子 0.5 元来付给她嫂子。

1929 年 11 月 21 日

案主的妻子来到社会服务部。她说她嫂子明天早上就去雇主家，因为她今天去不了，希望社会服务部帮忙问问雇主明天是否太晚。

与雇主协商：关于顶替案主妻子的事，社会工作者给雇主张先生打电话。张先生说让顶替者明天即 1929 年 11 月 22 日来家里即可。

1929 年 11 月 26 日

顶替者因为懒惰，被辞退了。

案主的妻子休息了一周。在休息期间，她找到一个暂时的工作，有一些收入。这次错误做法让她的雇主和社会工作者都不太高兴，让她休息，并没让她这样利用时间。

1929 年 12 月 3 日

案主的妻子回去开始工作，因为她的雇主不能再等了。

1929 年 12 月 5 日

案主的妻子因为手臂开始肿胀又回来了。陈医生已经建议她必须完全休息两周，否则由于手臂会患上慢性疾病，她将不能再工作。

案主的妻子不得不离开了这份工作。在这两周内，社会服务部给了她足够维持生活的钱。

1929 年 12 月 19 日

案主的妻子休息了两周，社会工作者咨询陈医生看她是否可以工作了。陈医生说她还需要再休息两周，因为她的病还没有痊愈。

社会服务部再一次资助她，让她再休息两周。

1930 年 1 月 2 日

建议案主的妻子对手臂进行一周的热疗和推拿，以防万一。

1930 年 1 月 3 日

给案主的妻子 1 元，让她在外寄宿。

1930 年 1 月 8 日

案主的妻子中止了热疗和推拿，但是还在服药。

1930 年 1 月 9 日

给案主的妻子 1 元钱，用来买下周的食物。

1930 年 1 月 10 日

陈医生告诉社会工作者，他想让案主出院到精神病院。他让社会工作者写一封信来告知相关机构。

1930 年 1 月 11 日

信已经写好了。社会工作者将案主送到了精神病院。

问题：没有棉衣。

社会服务计划：去储藏室。

行动介入：这里没有棉衣只有裤子。提供了裤子。精神病院地址：北城高公庵胡同（Kao Kung An Hutung）。

对于这个机构的调查：精神病院位于一个庙中，由社会处资助和控制。精神病院有 80 人左右。一个房间平均住 10 个人。通风和光照条件都很差。这些房间里到处都很脏乱。除了炕以外，什么家具都没有，很多精神病人都被当作犯人来对待，他们的手和脚都被用铁链子捆着。不管什么时候他们不遵守秩序就被鞭打。谷物面包是他们的日常饮食。问及他们这些精神病人是否有药物治疗时，回答是否定的。

备注：案主已经从机构中得到了棉衣。神经科的文（Wen）医生不久之后将去看望案主。

出院记录：1930 年 1 月 11 日出院到精神病院。

皮 肤 科

案例 90

首 页

病案号：19×××

病房：H—2　　　　科室：皮肤科　　　　婚姻状况：已婚

姓名：魏（Wei）某某　　年龄：46 岁　　　　性别：男

北京地址：前外东河沿××号　　家庭地址：直隶河间摆道口村

职业：售货员（卖牙刷）　原籍：直隶　　　　国籍：中国

亲属：魏某某　　　　亲属地址：同上

入院时间：1928 年 2 月 3 日　　　　出院时间：1928 年 3 月 6 日

病例概要

诊断结果：

1. 裸露的坏死组织

2. 牛皮癣

3. 蛔虫病

4. 根据检查，葡萄球菌增多

治疗期间并发症：面部皮肤感染

出院开具药物：无

复查时间：一周后

预后：尚可

出院结果：改善（1，2，4），未医治（3）

社会服务随访表

病案号：19×××

姓名：魏某某

年龄：47 岁　性别：男　原籍：河北

接案记录：1928 年 7 月 3 日

北平地址：前门外打磨厂×××号

家庭地址：河间摆道口村

职业：牙刷商贩

收入：不确定，仅能糊口度日

家庭成员：妻子魏宋氏（Wei Sung Shih），42 岁；儿子魏某某，15 岁；三个女儿，年龄分别为 19 岁、10 岁、7 岁；母亲魏王氏（Wei Wang Shih），70 岁；弟弟魏某某，42 岁，服装店雇员，每个月挣 7~8 元，地址：前门外塔山南花内服装店；侄子魏（Wei）某某，4 岁。

经济来源：20 亩土地。

住房：一间房，房租每月 1 元。

经济状况：状况不佳，生意惨淡，住院期间无收入。

出院记录：1928 年 7 月 16 日案主出院，回到北京的住处。

案主的问题：案主称他目前没有能力支付医院的开销，且其弟无力帮忙。他已写信给弟弟，看能做点什么。

行动介入：到住院办公室进行询问，获知案主可以免缴住院费用。

案主被访问，他坚持在北平协和医学院进行治疗，因为他不信任其他医院。

经医院认真地解释连同看护的劝说，案主被敦促去了专门医院。

社会服务记录

病案号：19×××

姓名：魏某某

年龄：50 岁　性别：男　原籍：河北

接案记录：1932 年 1 月 18 日

现北平地址：崇外北五老胡同×号

老家地址：河间府肃宁县摆道口村

职业：牙刷商贩（前外大街路西东太阳（Tung Tai Yung）门口）

家庭成员：妻子，45 岁，现在老家居住；女儿，13 岁，现在老家居住；儿子，19 岁，东四礼士胡同××号某染坊的学徒，几个月后他开始挣钱。

财产状况：老家有 15 亩土地，7 间房屋。

住房：租了两间房，每月房租 6 元。不同职业的六个人一起租住，案主每月应付 1 元房租。

履历：案主已经在北京待了三十多年。

现状：案主已经先后三次住院。十天前他患上了皮肤病和胃溃疡，被建议再次入院治疗。

兄弟：魏某某（东安市场某服装店）。案主的弟弟陪同案主前来住院并作为见证人。

问题：皮肤疾病。今天没有准备好足够的钱。

备注：社会工作者得知，案主已经离开去拿钱了。社会服务部在门诊处获得其经历。

案例91

首 页

病案号：194××

病房：H—1　　　　科室：皮肤科　　　　婚姻状况：已婚

姓名：吉（Chi）某某　　年龄：44 岁　　　　性别：男

北京地址：东单方巾巷×号　　　　　　　　家庭地址：同上

职业：司机　　　　　原籍：直隶　　　　　国籍：中国

亲属：吉太太

亲属地址：同上

入院时间：1928 年 2 月 6 日　　　　出院时间：1928 年 7 月 7 日

病例概要

诊断：梅毒

社会服务记录

病案号：194××

姓名：吉某某

年龄：44 岁　性别：男　婚姻状况：已婚　原籍：直隶

接案记录：1928 年 7 月 2 日

地址：东单方巾巷×号

职业：北京协和医学院格林（Greene）先生的司机，薪资从 1923 年 12 月的 25 元提高到 35 元。

死亡：死于 1928 年 6 月 30 日

1928 年 7 月 2 日

家访：上午见到案主的母亲和妻子。

家庭成员：父亲贺（Ho）某，64 岁，在北平协和医学院家具部做苦力，每天挣 0.30 元，每周 1.65 元，已经工作一年；母亲贺曾氏（Ho Tsen Shih），71 岁；妻子吉连氏（Chi Lien Shih），30 岁，曾有一个小孩，在出生一个月内夭折了，现在已经怀孕两个月，在家不能做任何事，但能够洗衣服或做针线；一个收养的女孩，吉某某，5 岁。家里没有兄弟姐妹和其他的成员。

住房：住两间房子（在方巾巷×号），每月租金 4 元。

葬礼预算：借款 70 元办葬礼，另外需要 70 元才能办完葬礼。所有为葬礼做的准备都是借的。棺材花了 35 元。此家的墓地在齐化门外。

经济状况：吉在死之前没有债务，也没有借出钱，在钱和财产上没有任何问题。死者在警局有 104 元押金，可以取回。目前，除了父亲的收入外无其他收入。

对父亲的计划：母亲和妻子没有计划。

与家具部门吴（Wu）先生的谈话：案主的父亲在吴先生手下工作。吴先生的信息与案主母亲、案主妻子说的是一致的。唯一额外有趣的是，根据他的观点，案主妻子的将来取决于七个月之后她生的是男孩还是女孩。如果生的是个女孩，那么案主的妻子就不可能继续留在家里。

下午在社会服务部，案主的父亲给出以下信息：葬礼支出累计达120元，但手上没有钱，葬礼是后天。

对将来的计划：将来计划占用一间房，每个月2.00元，包括0.1元的税。对于案主妻子的未来没有明确的表态，但案主的妻子已经说了要依旧留在家里守寡。

保险金和未来的经济：计划将保险投资以获得利息，同时在这里继续工作，要求转为长期员工。并且也极其想为遗孀（案主的妻子）找一些工作。对在警局的100元押金，他不太了解。

预计的支出：未来家庭花销估计每月17.00元，这就意味着案主的父亲目前的收入只能达到一半。

下午与王（Wang）先生的谈话：王先生在社会服务部。王先生是斯宾格勒（Spengler）先生的秘书，斯宾格勒现住在顶银胡同×号，电话：E. O1492。

王先生提供的信息如下：王先生和吉某某是21年的好朋友。大概七八年前，吉某某开始在北平协和医学院为麦克林（Mcleen）医生拉人力车。在这个职位工作一年多之后，王向麦克林医生推荐，给吉一次机会学习驾驶机动车。听到这些，麦克林医生非常同意，并且在后者的支持下，吉学习开车，并且为麦克林医生开车。麦克林医生也为吉在警察局支付 50 元押金。麦克林医生离开后，吉拿回了押金，在家待了一段时间。

吉后受雇于霍顿（Houghton）医生为他开车，后转为为邓洛普（Dunlop）医生和格林（Greene）先生开车。

王现在正帮助准备葬礼，要钱，给了他 20 元。

他还建议抵押地，为这个家庭投资保险金。

王要求告诉案主的妻子在下个星期四早上来产前检查完。浦爱德女士也想那时和她谈谈。

来自公司的信息：在 1923 年 11 月，医学院给吉 100 元很可能用于支付警局的押金。在之后的 10 个月，这些钱全部从他的工资里面扣除，因此这些钱现在属于司机自己。

1928 年 7 月 3 日

布莱德费尔先生：格林先生的司机吉某某两天之前死亡，葬礼办得非常隆重。但是这似乎更多的是安慰母亲，好像只能多花钱了。

因此，我们建议把 126 元的支票给案主的父亲来办理葬礼。

关于余下的保险金问题，我们过后将会送达一个建议。

家访案主的父亲：案主的父亲不在家。但后来在格林先生的办公室遇见案主的父亲和王某某。案主的父亲承认，如果讨论这件事，王先生是一位值得信赖的家庭代表。

与格林先生的谈话：面见格林先生，是为了找到驾驶证（司机证件）和警察局押金的收据，以便为这个家庭追回这笔款。拿到了驾驶证，但据说押金收据放在吉的家里。让王去吉家找这个东西。

王在社会服务部王列出了葬礼开支的单子，总计 126.45 元。让王下午回来领钱。

案主的妻子和案主的父亲来到社会服务部：单独访谈了案主的

妻子。案主的妻子说，公公婆婆准备葬礼，她完全不参与，也不知道葬礼的每个环节花费多少钱。

她确实知道家里至少收到两个朋友的钱，但不知道数目。

案主的妻子还说，公公婆婆对她不好，经常责备她。原来，案主每个月都偷偷地给她大概 4 元。她表达了自己的一个坚定决心，就是继续守寡。她想要一些钱但不让公公婆婆知道，也想工作。

1928 年 7 月 5 日

下午，给警察局打电话，想要回吉某某的押金 100 元。拿来了一个空白表格（0.1 元），在办公室里一个职员写了（26 个铜板）。然后将这个表交到办公室以等待领导的批准。办公室的负责人说，内左一区将会来到医院调查问题，然后钱将会通过他们给我们送过来。

1928 年 7 月 7 日

父亲将保险证明交到社会服务部，还有来自朋友 4000 铜板的收据和 20 元钱。他不太清楚准确的账目，因此要求回去然后拿到详细的账目。

1928 年 7 月 9 日

上午，与家具店的吴先生会面：吴先生说案主的老父亲非常强壮，能够胜任一些工作，他也很乐意帮助他，但是现在家具店现在没有长期员工空职位。更重要的是，他十分担心如果案主的父亲的体检不合格（每一个长期员工都要通过的体检），他也会失去他现在的工作。他建议我们去见负责 B 楼和 G 楼的关（Kuan）先生看是否有短期工作。在那里工资是每天 1.40 元，包括周六、日，并且苦力不要求通过体检。

给负责 B 楼和 G 楼的关先生打电话：关先生没有在，约好下午

3:00 见面。

案主的妻子来到社会服务部：请求找工作。她既不了解葬礼花费的事情，也不知道保险金的任何计划。婆婆也已经两次要求她离开家，走自己的路，但是她决心不那么做。在这个问题上，她向我们寻求帮助。

下午，在妇科见到案主的妻子，一个月后她会再来。

社会工作者的印象：妻子可以当保姆，在中国家庭做一些普通的工作。

在社会服务部见到案主的父亲，今天又回到家具店工作，要求为他儿媳妇找工作。万一她自己找不到工作，他除了白天工作，还得下班后贩卖东西。递交了用来抵押保险金的钱和计划。如果她决定留下来，他不会把她赶出去。详细的账单还没交上来，因为主管这个事情的人这几天太忙了。

下午 3:00，与负责 B 楼和 G 楼的关先生会面：关先生说很乐意帮忙，并且将会和他的主管威尔森（Wilson）先生详细谈谈。明早告诉我们结果。

警局的答复：警局内左一区打电话给社会工作者说，他们的上级让他们调查了吉某某的问题。他们要求出具医院负责人的正式信函，证明那个社会工作者接受授权，代表社会服务部来拿回吉家的存款。

王医生的态度：王医生来到社会服务部，就这一要求，王医生许诺给警局内左一区出具正式信函。

1928 年 7 月 12 日

威尔森先生来到社会服务部，说不能给案主的父亲提供长期工作，并不同意（原则上）其作为一个固定的员工，案主的父亲需要体检才可能上了长期工清单。

1928 年 7 月 13 日

在梅毒科见到案主的妻子。医院让她星期六上午再回来。

上午，警局内左一区的韩（Han）先生打电话来，请社会工作者到他的办公室商讨吉某某的押金问题。于是，社会工作者去了。韩先生承认，他已经收到了医院的正式信函。但是，他说，信中所说押金在分局，此陈述有误，所以，希望医院再出具一封信函纠正上述错误。他也询问，为什么这件事由我们负责，而不是他的家人自己。有关这一问题，社会工作者说，这是我们这个部门的责任：帮助那些不知如何处理自己事务的人。韩先生也从社会工作者这里大概了解到过世司机的家庭情况。他非常想快速了结此事。他说，在他看来，既然司机已经过世，如果不将这笔押金还给他的家人，那是毫无理由的。他请王医生再开具信函。

下午，与王医生会面：向王医生解释了给内左一区信函的事情。王医生许诺再出具信函。

王先生交来葬礼的账单：棺材 35 元，抬棺人的费用 14 元，乐队 4 元，大棚 5 元，寿衣 11 元，（做超度的）僧人 7 元，烧纸 3.5 元，家具租金 3.5 元，马车 3 元，亡灵法师 0.3 元，饭费 33 元，挖墓穴 1.2 元，煤 1.5 元，孝服 2 元，纸钱 0.45 元，扫帚和簸箕 0.55 元，酒 1 元，总计 126 元。已核。

1928 年 7 月 14 日

王先生来到社会服务部，交来葬礼的详细账单。说案主的父亲已经看好了四间房，位于东总布胡同的东头，小丁香胡同×号，他打算离开原来那个家，在这里住四年。所有费用共大约 300 元。他希望尽快解决此事，这样他们家在本月底就可以搬到新房子了，省去原来房子的租金。他计划全家住一间房，其他三个房间出租。要求王将朋友的礼金详单交来。

吉太太在社会服务部：说公公已经和她谈了将房子抵押的问题。全家包括她自己，都同意这个建议。她想要工作。而且，她也想要几元钱，但不让公公知道。

行动介入：让吉太太通知公公来社会服务部商量房子抵押的问题。社会工作者解释说，目前没有适合她的工作，因为她已经怀孕两三个月了。社会工作者不能瞒着她公公给她钱。

1928 年 7 月 16 日

案主的父亲来到社会服务部，带来了朋友丧葬礼单。总数是 20元加 4780 铜板。他也询问了我们有关房屋抵押的意见。他希望立即解决这个问题，他们就可以马上搬到新房子里去了。他目前租的房子租金到 7 月 26 日结束。如果现在不付钱，新房子会被出租出去。要租赁的房子在小丁香胡同×号。

行动介入：请案主的父亲先等一下，我们要对这所房子调查一下。要他和他儿媳商量此事。

1928 年 7 月 17 日

与王先生一起去小丁香胡同×号：这所房子离城市很近，在胡同的南面。房子很旧，但还可以用。北面有三间房，东面有一小间房，院落很大。在社会工作者看来，这房子很让人满意。

家访：吉太太和她婆婆在家。公公出去了。吉太太说，她公公没有像几天前社会工作者要求的那样，和她说抵押房屋的事。让她明天上午到社会服务部来。

1928 年 7 月 18 日

案主的妻子来到社会服务部。说她公公和她谈了这件事（房屋抵押）。她同意投资保险的计划。社会工作者说，所有有关此事的文件都应该在家弄好，来自这所房屋的利息应该到她手里。

案主的父亲来到社会服务部。让他继续做这件事情（房屋抵押），带着房主和所有的凭证一起来，给我们检查。

1928 年 7 月 23 日

案主的父亲和岳（Yueh）先生，房主代表也是谈判代表，来到社会服务部。（岳先生的地址：香饵胡同××号）。已经带来了有关房屋的凭证让我们检查。总的来说，凭证是令人满意的。但是，为了更有把握，告诉案主的父亲，让房主去找个令人满意的商店担保，待一切准备妥当再来。

1928 年 7 月 25 日

到连（Lien）先生家家访（连先生是吉太太的叔叔，在方巾巷××号）。见到了连先生、连太太和一个小女孩（连先生是个小贩，每天在街上卖米汤）。他们说，既然他们的侄女已经嫁到了吉家，他们也做不了什么。社会工作者向他们解释了目前保险金使用的情形：用保险金租房屋给吉太太。他们许诺，一旦吉家做了不利于吉太太的事情，如果吉太太不方便自己出门汇报，他们会向我们汇报。他们说，吉太太还有个近亲舅舅，他的地址是：左安门内头条胡同×号。他们也告诉我们，（吉太太的）婆婆对吉太太很不好，但公公对她很好。

1928 年 7 月 26 日

案主的父亲和岳先生，房主代表也是谈判代表，来到社会服务部。岳先生带着纸质的合同等待我们的同意。王先生和社会工作者认为，我们首先得调查商店担保人的可信度，和房主金（Chin）先生代表岳先生的可靠性。岳先生告诉了金先生的地址：汪大人坑北新桥××号。商店担保人是义和顺，位于交道口南大街铁狮子胡同口外。

保险金：信函发往布拉德菲尔德（Bradfield）先生，要一张294元的支票，给吉太太，以支付房屋抵押款。

布拉德菲尔德先生：吉某某（住院号194××）于1928年6月30日去世。根据规定，其保险（保险号135）受益人是吉太太。已经就其家庭情况作了调查，建议如下：

建议用此保险金租一套四间房的院子（位于东总布胡同的东头，小丁香胡同×号），租期为三年。我们要确保相关凭证要以吉太太的名义，且源自此处的所有收益应属于吉太太。

保险金额是420元，且已经将126元交给吉太太用于葬礼。这次抵押款为300元。因此，我们建议开一张294元的支票交给吉太太。

有关100元押金的协商快要结束了。几天后，我们会将其返回到基金中。

和王先生去义和顺店探访：店面有两间房，是一套公寓。商店经理是王先生。这个王先生说，他不认识房主金先生，也不认识房主代表岳先生。是他的一个朋友让他做商店担保人的。因为他不知道如何拒绝，所以，他答应做担保人。岳先生和案主的父亲来到商店。岳先生和商店经理王先生都说此前互不相识。然而，社会工作者注意到，他们说话的样子并不像互不相识的陌生人。社会工作者认为，如果能证实岳先生是可靠的，这件事情可以继续。

试图找到房主：和王先生一起去汪大人坑北新桥××号。这个地址没有金先生。问了旁边的邻居，说这里从来没有金先生住过。

社会服务计划：既然找不到房主，商店担保人也不是完全令人满意，社会工作者决定不再进行此交易，除非双方同意在政府的相关部门（登记处）把整个交易注册。原因是，如果此交易没有按照官方方式进行，法庭将会认为此交易不合法，甚至随后可能会被告上法庭。

1928 年 7 月 27 日

案主的父亲和岳先生来到社会服务部。社会工作者告诉他们，除非他们同意在政府机关登记，我们不会进行此交易。案主的父亲什么也没有说，因为他非常清楚社会工作者这么做是为了他的利益。然而，岳先生表示不愿意这样。根据官方规定，官中处（官方中间人机构）要收一半佣金。通常，中间人的佣金是交易额的 5%。而这次交易的佣金达到 15 元。如果将此案在政府办公室注册，中间人只能收到 7.5 元的佣金。所以，岳先生以此理由反对注册。所以，社会工作者向岳先生许诺，社会服务部将会支付官中处费用的一半，也就是 3.75 元。岳先生说，他要和另一个中间人商量，明天告诉社会工作者。

张（Chang）先生在社会服务部：打电话让张先生来到社会服务部。张先生是案主父亲的中间人。社会工作者与他说了此事，问他是否愿意注册登记，他强烈反对。他说，社会工作者所为已经大大超出了通常做的。他同意注册登记，前提是先支付抵押款的一半，也就是 150 元。他反复强调此条件。社会工作者说，除非注册登记，不会付钱的。

1928 年 7 月 28 日

案主父亲来到社会服务部。他告诉社会工作者，有关房屋抵押的事已经取消，因为中间人不想注册登记。社会工作者告诉他，以后如果他们想租赁房屋，整个交易必须注册登记，否则，社会服务部不会让他们继续下去。

社会工作者的备注：租赁房屋的事情耗费了社会工作者这几天的精力。起初，他们认为，不用官方注册登记就可以完成此事。然后，发现商店担保人并不令人满意，社会工作者开始怀疑岳先生的可靠度。社会工作者在岳先生给的地址没有找到房主金先生，再加上他们要求立即付款，这些事实让社会工作者们怀疑岳先生的真实性。社会工作者许诺支付本应由中间人自己支付给官中处的一半费用。此时，中间人拒绝了将此案登记注册。这使得整个事件更加明确：中间人一定有猫腻。社会工作者认为，由于他们格外谨慎，他们避免了将来可能发生的问题，也避免损失这笔钱的可能。

家人来要钱：案主的父亲和妻子来到社会服务部，他们想要20元钱支付家庭费用。案主的父亲暂时停止工作，因为北平协和医学院要求所有临时工体检合格才能继续工作。294元支票退回给了布拉德菲尔德先生。另外，开了一张20元的支票给吉太太。

1928 年 7 月 30 日

案主的父亲和妻子来到社会服务部。当着公公的面，社会工作者给了吉太太20元钱。

1928 年 8 月 22 日

吉太太来到社会服务部。她说，婆婆让她来要20元，以满足家庭支出。公公还是没有工作。偶尔公公也出去做些烹饪工作。他没有用他上次拿的钱做什么买卖，但是现在钱已经用完了。

有关用保险金租赁房子的事，她说，公公又问了两家，但是因为费用太高，他们付不起。然而，吉太太的印象是，公公婆婆，尤其是婆婆，不想以一种固定的方式投资。所以，他们没有真正认真对待这件事。

她还告诉社会工作者，她偶尔听到老两口之间说话，婆婆不希望她（吉太太）和家人住在一起。婆婆想把钱取出来，然后他们分了钱，把遗孀赶出去。她请社会工作者保密，不要问他们。她请社会工作者为她找份工作，这样她就可以有钱花了。社会工作者告诉她，她现在不适合工作，劝她再等等，生了孩子再说。

行动介入：社会工作者向她（吉太太）解释，把钱一点点取出来是不明智的。如果所有的钱这样取出来了，那她将来会无所依靠。让她告诉公公明天来社会服务部，给我们解释一下家庭计划。

拜访北平协和医学院家具店的吴先生：此次拜访的目的是想核实公公在家具店工作的情况，吴恰好不在办公室。

1928 年 8 月 23 日

吉太太来到社会服务部。她说公公今天上午去工作了，所以不能过来。让她告诉老人明天过来。

1928 年 8 月 24 日

案主的父亲和妻子来到社会服务部。社会工作者问及有关使用保险金投资的问题，他说还没有找到合适的房子租赁，也没有找到其他投资的方式。在过去的几个月里，他做过饭，挣了 5 元钱。社会工作者问他，这个月怎么花了那 25 元钱（20 元来自保险金，5 元是他挣的）。他说了好多社会工作者听不懂的话。社会工作者请他清楚地解释一下，他突然很生气，说他不会把他们家所有的家务事都给社会工作者解释。然后，他指着儿媳妇说："她还没死！她可以向你解释所有的事情。"然后，他非常气愤地说，他不在乎如何处理保险金，但是他想要警察局 100 元的押金。社会工作者向他解释说，那钱在葬礼上已经用完了。在葬礼上我们给他的钱是从保险金中借的。老人说："钱都是她的，所以你们和她说这个事情好了。我再也

498 / 北平协和医院社会工作档案选编（1921~1950）·下

不在乎了。"随后，生气地走了出去。因为社会工作者当时什么也做不了，就让吉太太回家了。

1928 年 8 月 25 日

吉太太又来到社会服务部。她替公公道歉，并要钱。但是社会工作者说，除非她们拿出上月花费账单，不会再给他们钱了。

1928 年 8 月 27 日

在社会服务部，吉太太交来一份令人很不满意的账单。因为不识字，所以她不知道家庭开支，因而也不能向社会工作者解释。社会工作者认为这太麻烦了，且弄清楚这个账单一点价值也没有。无论如何，他们都想再要 20 元，所以给审计员发了一封建议信。让吉太太明天来取钱。

下午，拜访中央警察局。经过一些商谈，取出了过世司机的押金 100 元。

1928 年 8 月 28 日

通过浦爱德女士，将 100 元返还到保险金中。吉太太来到社会服务部，从保险金中给了她 20 元。

社会工作者再次向她解释，这样用保险金是不明智的。所以，她请求社会工作者给她写个书面的声明，说这笔钱不会以这样方式给他们。这样，她公公就会相信这件事。因而，写了一份给公公的声明，由吉太太保管。

下午，给吴先生打电话以核实案主的父亲在家具店的工作。吴先生说，如果愿意，他（案主的父亲）可以继续在那里工作，每天 0.3 元。如果他有了较好的工作，他随时可以离开。暂时不要求苦力体检合格。吴先生许诺，给老人传话，让他明天来工作。

1928 年 9 月 6 日

在社会服务部，案主的父亲说，很幸运的是社会工作者王先生调查了他们想抵押租赁的房子。否则的话，他们会被骗了。

1928 年 9 月 29 日

给布拉德菲尔德先生发信。信中说不必给案主家那 20 元钱，等待通知。

1928 年 10 月 9 日

案主的父亲来到社会服务部。他说，他现在不工作了，太老了，腿疼。他请求每月从保险金中取钱以维持生活。社会工作者问他是否有每月预算。他说，每月租金 4 元，且他们必须每月支付会费 4 元，再支付一年。唯一的收入 6~7 元（父亲的收入），这远远不够。

社会服务计划：社会工作者认为，如果案主的妻子和父母想长期生活，得制订一个可以获得收益的计划。因为没有找到合适的房屋租赁，且政府已经搬到南京了，所以现在不需要租赁房屋，随即制订了一个新计划。

新计划：

1. 案主的父亲先可以买三辆人力车，每辆大约 90 元，旧的大约 30 元。

2. 案主一家应该搬家，到一个可以放人力车的地方。而且，必须有足够的空间，让家人住下，也有放人力车的地方。这样，他们可以得到租车费用。

3. 案主的父亲是厨师。或许，他可以贩卖大米，同时照顾人力车的生意。

4. 每月给一家 15 元，给两个月。

5. 或许案主的父亲可以时不时地工作。

预算：三辆新人力车 270 元，两个月家庭费用 30 元，搬家的费用 12 元，总计 312 元。目前保险金的状况：收入保险金 420 元。支出：葬礼 126 元，日常花费 20 元，日常花费 20 元，总计 166 元。保险金余 254 元。

支付上述费用后的账单：收入 354 元（包括从警局取的 100 元存款）。支出：三辆新人力车 270 元，两个月家庭费用 30 元，搬家的费用 12 元，总计 312 元。尚余 42 元。

建议：每月给他们 15 元用于生活，给两个月。支付 282 元，用于购买人力车和搬家。

1928 年 10 月 11 日

案主的父亲来到社会服务部。他说，他没有钱了。所以社会工作者借给他 3 元。如果他想要保险金的话，他应该将此钱还给社会工作者。

新的生活费用预算：租金 4 元，会费 4 元，水 0.3 元，税 0.3 元，煤油 0.4 元，茶叶 0.3 元，蔬菜 1.5 元，燃料 0.3 元，大米 6 元，零用钱 2 元，煤 1.5 元，总计 20.6 元。

1928 年 10 月 20 日

给案主的妻子 15 元用于家庭开支。

备注：购买人力车的人是北平协和医学院家具部的吴先生。他是案主的亲戚。社会工作者对此进行了调查。

1928 年 10 月 23 日

社会工作者去崇外三条胡同某车行去看人力车，发现那里的人力车确实是新的。社会工作者打电话给家具店的吴先生，让他通知案主的家人来取钱。

1928 年 10 月 30 日

社会工作者让案主的父亲和妻子签字，之后支取 282 元。

出租人力车的计划：社会工作者与家具店的吴先生商量，社会服务部准备写下案主家庭的历史和为案主家生活制订的计划。让北平协和医学院的职员（想租人力车的人）了解：想用案主人力车的人可以用新车，也可以帮助案主家人生活，人力车不会丢了。

询问何人计划租人力车：吴先生说，北平协和医学院采购部的约翰（John）先生计划租人力车。社会工作者让北平协和医学院的护士郭（Kuo）女士租辆人力车，但郭女士的人力车夫自己买了一辆，所以她不想租案主家的车了。社会服务部的人力车夫杨（Yung）的儿子计划租辆人力车。

三辆人力车等待上牌照。

现在三辆人力车在家具店，等上了牌照交了税后出租。

应该为人力车购买了牌照和车灯。

已经上了牌照。但是每个灯 8 元，所以需要 24 元。

社会服务计划：社会服务部将给案主的家人 15 元用于 11 月份生活费，并取出剩下的钱来购买所有必需品，以帮助家人生活。

1928 年 11 月 3 日

给案主的妻子 3 元钱，用于家庭费用。

1928 年 11 月 6 日

家具部的吴先生说，人力车已经准备好了，但没有钱付税、买灯具。因此，要把保险金中余下的钱取出来购买需要的东西和用于家庭开支。因为只有一辆人力车出租了。

1928 年 11 月 7 日

社会服务部给布拉德菲尔德先生发信，要求支取剩余的保险金。

1928 年 11 月 8 日

社会服务部给吴先生 30 元，用于购买人力车的灯具等。

1928 年 11 月 27 日

案主的母亲来社会服务部，说他们没钱买食品了。所以，社会服务部给了案主的妻子 12 元，她当时在妇科，还没有到分娩的时间。

1929 年 4 月 11 日

社会工作者去北平协和学医院的家具部见案主的父亲。父亲说，案主的妻子在家里，生了个男孩。他们的人力车已经出租了。家庭状况很好。

1931 年 6 月 5 日

到案主父亲的新地址家访。地址：东城南小街方巾巷××号。见到案主父亲。从他那里得知以下信息：

家庭成员：父亲，68 岁，人力车夫，每天 100 铜板，包括吃饭和人力车租金每天 30 铜板；母亲，于 1930 年 9 月 8 日去世；妻子，于 1930 年 7 月 14 日去世；儿子，于 1930 年 8 月 5 日夭折；养女，回到自己的生母家中。地址：西交民巷辇儿胡同，典当铺的西邻。（不知道名字）

备注：有关案主的妻子和儿子的信息似乎不太真实，因为当社会工作者问起他们的时候，父亲的神态有些不高兴。

住房：一间破房子，租金每月 0.20 元。

目前日常收入：拉人力车每天挣 100 铜板，不足以维持父亲自己的生活。（租人力车一天 30 铜板）

三辆人力车：（原来的）三辆人力车在 1929 年卖了，每辆 70 元，总价是 210 元。

吴先生在案主母亲葬礼上的礼钱：20.4 元。

支出：

1. 案主母亲的葬礼：棺材 20 元，（做超度的）僧人 5 元，仪式 6 元，风水先生 2 元，纸车 1 元，杂项 3 元，总计 37 元。

2. 案主妻子的葬礼：葬礼上父亲只花了 3 元，其他费用由妻子的娘家支付。(没有给娘家的地址)

3. 案主儿子的葬礼：棺材 5 元，杂项 3 元，总计 8 元。

案主的堂叔：68 岁，住在齐外西中街××号，泥瓦匠，每月挣 20～30 元，养着 17 人的大家庭。

养女目前的地址：西交民巷辇儿胡同（没有给出门牌号）。

上午 11：30，社会工作者去了案主堂叔家的地址：齐外中西街××号，见到了堂叔，得知以下信息：

案主的妻子：妻子再婚，嫁给了一个大轿车司机。不知道司机的名字、地址和时间。

案主的儿子：案主的儿子被刘（Liu）先生收养。刘先生是某铜店的经理。商店地址：前外大茂厂内东祥商店（Ta Mao Chang Nei Tung Hsiang Shop）（门牌号不详）。

家庭地址：崇外上塘道胡同（Shang Tang Tao Hutung）李家菜园×号。

12 点，社会工作者去了崇外刘先生的家里，见到了婴儿和婴儿的养母。婴儿的养母和婴儿看来都很强壮。目前，孩子没有任何社会问题。

详细账目：三辆人力车收入 210 元，吴先生为妻子的葬礼上的礼钱 20.4 元，总计 230.4 元。支出：母亲的葬礼 37 元。余款 193.4 元。

193.4 元是案主父亲从 1928 年至 1931 年的日常费用，到目前为止手中一无所有。

案例 92

首 页

住院号：19×××

病房：H—1　　　　科室：皮肤科　　　　婚姻状况：已婚

姓名：王（Wang）某某　　年龄：41 岁　　　性别：男

北京地址：打磨厂兴顺店　　　家庭地址：黑龙江省巴彦县文治街

职业：军官　　　　原籍：黑龙江　　　国籍：中国

亲属：王太太　　　　亲属地址：同上

入院时间：1928 年 3 月 17 日　　　出院时间：1928 年 4 月 28 日

病例概要

诊断结果：

1. 中枢神经系统性梅毒

2. 消瘦

3. 双眼原发性视觉衰退

4. 手掌皮肤上显现梅毒（?）

住院时主要症状：

16 年前阴茎开始疼痛；从 1926 年 8 月开始，视力水平显著下降；5 年前梅毒病菌开始扩散；双眼原发性视觉衰退，反射反应微弱，双眼瞳孔不能感受到光；感觉器官干扰素条理良好；血液及脊柱流质体化验呈现阳性；3 年前手掌上棕色斑创开始发痒；斑疹伤寒

症（需静脉注射），括约肌（生理）痉挛；视力及手掌上的伤有所好转

并发症：无

出院后需服药物：碘化钾

进一步治疗建议：转到梅毒门诊部

复查日期：每周一次，根据随访记录中特殊症状所给出的建议

预后：差

出院结果：好转

社会服务记录

住院号：19×××

姓名：王某某

年龄：41 岁　性别：男　婚姻状况：已婚　原籍：黑龙江

接案记录：1928 年 4 月 26 日

家庭地址：黑龙江巴彦县城内文治街电报局后院

家庭成员：妻子，34 岁；哥哥王某某，51 岁，在老家务农。

职业：案主曾于 1924 年在黑龙江当兵，但由于有病，他已经退役 3 年了。

经济状况：案主在家有田地。

住房：家庭住两间房，租金一年 20 元。

现状：案主从黑龙江来北平协和医学院治病。

医生的治疗计划：胡（Hu）医生想让案主住在招待所，并且来梅毒科接受治疗。

问题：在北京没地方住。

1928 年 4 月 28 日

安排案主住进招待所。

1928 年×月×日（日期不详）

社会工作者与案主讨论离开招待所的问题。案主说他家在黑龙江，并且他现在手头已经没有钱了。他来北平时，奉系军队当时在北平，所以他有朋友在这里。现在他的朋友已经回奉天，并且他没有他们的地址。他说，如果社会服务部可以给他 20 元，那么他就可以到长春，然后回家。

1928 年 5 月 26 日

社会工作者仍在和案主商量离开招待所的事。案主说，他已经联系他的朋友们了。如果社会服务部可以允许他再住两周，他保证到时一定离开招待所。社会工作者认为，案主所说属实，因此社会工作者让案主再在旅店住两周，并且让案主来医院打针。

1928 年 6 月 21 日

由于没有床位了，社会工作者想让案主离开招待所去崇外打磨厂兴顺店住。案主说他没钱吃饭了，因此社会工作者给了他 10元钱。

1928 年 9 月 17 日

社会工作人员又与案主讨论离开招待所的问题。案主说他来北平时奉系军队在这儿，因此在这里有朋友帮助他。自从奉系军队离开到关外去后，他在北平已经没有朋友了，他家里由于穷困不能给他送来钱，唯一的办法就是求助于社会服务部。案主说，他已经写信给他的朋友，但他还有收到任何回信，而且案主不知道他朋友们的详细地址。

社会服务计划：要给案主一些去营口的旅费（大约 7 元到 8元）。到了营口，他可以自己回家，因为他是关外本地人。

1928 年 10 月 16 日

案主现在没法回家，他向社会服务部求助。社会工作者询问招待所的张（Chang）先生是否知道案主的情况。张先生说，案主来的时候就一直在旅店，也许案主将寝具留在了这儿。

社会服务计划：

1. 到旅店看看，是否有可以卖钱的东西。
2. 去社会处看看案主是否可以得到免费车票。

3. 社会处将帮助案主解决去营口的车费问题。案主如果乘坐汽船去营口，他可能会直接到家。目前还没有通往他老家的火车，而且乘船花钱少。

1928 年 10 月 18 日

到崇外打磨厂兴顺店调查。旅店老板说，案主有一些东西留在他的旅店了，但他不知道这些东西是案主的还是案主朋友的。他说，案主来北平时奉军在北平，因此案主在北平有朋友。自从奉军离开北平，就没有朋友再来旅馆看他了。

1928 年 10 月 19 日

社会工作者和案主商量，他的东西卖不了多少钱，并且他真是没有办法可以得到钱了。社会工作者想让案主卖了他的东西，社会服务部将帮助案主解决路费问题，这样案主就可以到达东三省。社会工作者和浦爱德女士商量，浦爱德女士说，案主可以继续暂住在旅店，因为医生说案主仍需要接受治疗。但案主必须在其接受治疗期间为自己出院离开招待所后做打算。

案例93

首　页

病案号：25×××

病房：H—1　　　　科室：皮肤科　　　　婚姻状况：已婚

姓名：张（Chang）某　　年龄：54 岁　　　性别：男

北平地址：宣外南横街盆儿胡同××号　　家庭地址：同上

职业：厨师　　　　原籍：河北　　　　国籍：中国

亲属：张太太

亲属地址：同上

入院时间：1929 年 9 月 17 日　　　出院时间：1929 年 10 月 2 日

病例概要

诊断结果：梅毒

出院结果：好转

社会服务记录

病案号：25×××

姓名：张某

年龄：54 岁　性别：男　婚姻状况：已婚　原籍：河北

接案记录：1929 年 9 月 17 日

住址：宣外南横街盆儿胡同××号

家庭地址：河北房山县（那里没有亲戚)①

职业：油炸食物原料的销售商，偶尔也烹饪。

家庭成员：妻子张王氏（Chang Wang Shih），47 岁，住在目前
北平地址；儿子张某某，18 岁，奉天当兵，失踪；儿子张某某，被
吴（Wu）家收养；女儿，24 岁，已出嫁；女儿，14 岁，已订婚，
住在公公家。

现状：案主前来梅毒科就诊，检查结果表明此病案值得研究。
医院强烈建议他入院治疗。但是案主很犹豫，因为他很穷，所以为
他安排了社会工作者。

行动介入：社会工作者将案主的病例交给汤姆（Tom）女士，
问她是否可以给予价格上的优惠，因为这有助于社会服务。

在路上，社会工作者问案主自己可以负担多少。案主说他可以
负担 2 元。汤姆女士决定让他只付 2 元。

因为他在没有通知家人的情况下住院了，所以社会工作者应案
主要求给他妻子写了封信，并告诉她案主已住院治疗，她可以在星

---

① 案主家庭现住址与老家地址混淆了，此处应为老家地址。

期二、星期四、星期六的下午 2：00～3：00 来看案主。

1929 年 9 月 19 日

在住院部见了案主的妻子：案主的妻子在下午的时候来看他。离开病房后，她来到住院部，请求让她丈夫当天下午出院。周（Chou）女士见了她，但是无法让她改变主意。于是，叫社会工作者来住院部见案主的妻子。社会工作者见到案主的妻子，想了解她为什么想让案主回家。她找了各种理由，如案主必须回家在中秋节之前还债务，案主应该回家养家糊口等。

听到这些，社会工作者转向她，告诉她中秋节已经过了，现在也不用担心还债，可以等到案主痊愈的时候再还。而且，因为病了，案主就不能去工作了，他回家也帮不了家里任何忙，并且会给她带来负担，所以她最好等待。

尽管给了各种各样的解释，案主的妻子仍然坚持那天下午让案主出院。社会工作者想这背后一定有什么难言之隐。所以社会工作者离开了住院部，来到病房看案主，问他是否也愿意回家，为什么。他说愿意回家。一开始他像妻子一样撒谎，但是他很快就掩饰不了自己。他说他很害怕腿会被截肢。他拿 X 光片的时候有这个想法的，没有人告诉他会被截肢，是他自己想象的。所以社会工作者就给胡医生打电话问他关于案主出院的意见。胡医生来病房亲自看案主，告诉他医生绝对不会给他截肢的。让他相信胡医生，并且医生建议他多住几天，案主同意了。

案主同意胡医生的建议，继续住在医院。之后，社会工作者回到住院部去找他妻子并告诉她让她自己回去，说案主愿意继续待在医院。她又回到病房，见了胡医生和案主，亲自看了看，然后自己回家了。

印象：案主的妻子对医院和医生缺少信心，可能是因为无知。

出院记录：1929 年 10 月 2 日，案主从目前的地方出院到北平地址。医院要求他第二天早上再来。1929 年 10 月 3 日，案主的妻子见了胡医生。

1929 年 12 月 11 日

信件发给案主，请他来门诊。

1930 年 1 月 15 日

信件发给案主，督促他来做进一步治疗。

1930 年 3 月 18 日

家访：社会工作者见到案主的妻子，案主出门了。

眼　　科

案例94

首　页

病案号：20×××

病房：H—1　　　　科室：眼科　　　　婚姻状况：已婚

姓名：李（Li）某某　　年龄：21 岁　　　性别：男

北京地址：西城李阁老胡同法科大学　　家庭地址：陕西榆林南门内

职业：学生　　　　　原籍：陕西　　　　国籍：中国

亲属：李太太　　　　亲属地址：同上

入院时间：1928 年 6 月 8 日　　　　出院时间：1928 年 6 月 13 日

病例概要

诊断结果：右眼近视；左眼混合，散光

手术：无

入院时主要症状：双眼视力：右眼 6/30，左眼 6/20

出院时主要症状：

　　双眼视力提高：右眼—2.5—3.00×15 = 6/9 + 2；左眼 + 3.25—

2.75×165＝6/4.5—3

并发症：无

进一步治疗建议：建议于 1928 年 6 月 16 日复查，重新检查眼睛

出院诊断结果：痊愈

社会服务记录

病案号：20×××

姓名：李某某①

年龄：26 岁　性别：男　婚姻状况：未婚

接案记录：1935 年 5 月 3 日

北平地址：莫理循大街②中央宾馆

家庭地址：陕西榆林县普济寺上祥路××号

职业：曾是学生

家庭成员：父亲李某某，58 岁，商人，同蒙古人经营皮毛和其他商品；母亲李张氏（Li Chang Shih），56 岁，家庭主妇；哥哥李某某，32 岁，父亲的助理；侄子李某某，11 岁，小学生；嫂子李牛氏（Li Niu Shih），25 岁，家庭主妇；姐姐殷李氏（Yin Li Shih），37 岁，家庭主妇；姐夫殷（Yin）某某，在日本帝大学习；妹妹严李氏（Jan Li Shih），22 岁，家庭主妇；妹夫严（Jan）某某，24 岁，在陕西的一家银行工作。

老家资产：10 间房屋供家人居住，有一些土地，但案主不知道有多少亩。

简历：案主 7 岁开始上学，17 岁高中毕业。半年后去（国立）北平大学。到北平半年后他才开始准备入学考试。在前两年的大学课程上，他一直成绩很好。但是，由于疾病，他不得不在大三那年

---

① 本页案主名字与首页中不同，原因不详。有些信息与首页不符。

② 北京王府井大街在 1915 年至 1949 年间，一直挂着"莫理循大街"（Morrison Street）的铭牌。

休学。然后他待在北平休息。他曾帮朋友在一所高中当过几个月的老师，但是也是由于身体虚弱而终止。然后，他于1934年4月回到家中休养。在家人的照料下，待在一个安静的地方。但是，病情不见好转，所以在一个月前他回到北平治疗。

个性和行为：小的时候，他非常安静，大部分时间都喜欢一个人待着。喜欢去公园散步，或玩一些很安静的游戏，不大喜欢说话。在家中，他和其他孩子接受的待遇是一样的。父亲对孩子们非常严格，所以案主在父亲面前非常胆小。由于他害怕父亲，所以只跟母亲说一些事。小的时候，案主性格很不好。他非常敏感，并且容易发怒，一点小事就可能引起他生气。但是，他将所有事情藏在心里。自从他生病以来，他的性格变得比以前更糟，没有一点耐心，并且更容易发怒。

现在病情：他身体很虚弱。在高中的时候，他就经常感冒。毕业后，他经常夜间遗精，并且失眠。这种情况大概从15岁开始出现，开始的时间间隔为26天一次，后来间隔变得越来越短。在他大学期间，这种间隔逐渐缩短到7天或5天一次，有时2天一次。然后他出现眼部不适和许多其他的不适。他夜里只能睡几个小时。

现状：他的身体太虚弱不能工作，因为他会经常感到累。他也不能读书太多，否则他的眼睛会疼，眼前会模糊不清。因此，即使他想转移他的注意力到一些工作上面，不一直关注他自己的健康情况，也似乎是不可能的。

家庭经济状况：父亲和哥哥是皮毛商人。他们一年可赚800到1000元。他们不用付租金，他们的生活水准也不高。因此，依靠目前的收入一家人过得很好。

1935年5月8日

案主承认在住院前他有一次试图自杀。他服用安眠药，失去了意识；当他醒来的时候，他发现自己躺在北平协和医学院的病房里，他说自己被别人救了。

他自杀的原因很简单，他感到沮丧，因为他的身体状况太差了。尽管他治疗了很久，但是没有什么好转。他失去了对生活的兴趣才走到这一步。3年前有了自杀的念头，但从未试过。

现在他说他没有懊悔的感觉。如果他的身体状况慢慢好转，他可能不会再有自杀的念头了。但是他仍然对未来的生活表示怀疑。

社会工作者费了好大力气问他自杀是否有其他原因。他承认自己的整个家对他都不好。具体怎么对他，怎么彼此不友好，他不肯说。他拒绝谈论细节。

家族史：母亲也非常虚弱。她有头痛并且经常刺痛。姨妈大概在50岁的时候死于精神疾病，骂别人，胡言乱语。案主说他不知道其中具体的细节。

1935年5月23日

很显然，案主现在的身体状况还太弱，不能回家。除此之外，他已经和家里关系破裂了。因为生病，他既不能工作也不能学习，因此，他被家庭成员歧视。由于此事，他曾离家出走并企图自杀，随后在他无意识时，被送到了北平协和医学院接受治疗。现在他将要出院，但他不想立刻回家（陕西），因为他并没有完全恢复。另一方面，他没有钱。我们担心，如果目前的问题没有解决，他会再次企图自杀。

计划：社会工作者会找个地方，能让案主近期居住，并让他能去医院接受治疗，从而给他一些生活的希望。

已经提供的服务：咨询了负责招待所男部的梁（Liang）女士。幸运的是，今天下午有个患者将要离开，所以我们可以把案主临时送到招待所。

已经给案主详细解释了近期的情况。案主同意去招待所，尽管那里很脏，并且对他来说也不是最好的。他十分配合。

1935 年 5 月 24 日

案主离开病房，他想去曾经自杀过的中央宾馆拿回他的东西。

已经提供的服务：社会工作者给中央宾馆打电话，请他们把案主的东西送过来，但是他们不愿意这么做。他们让案主自己去取。因此，从社会服务部借了一辆人力车，送案主去中央宾馆取东西，然后再去招待所。

1935 年 5 月 29 日

案主来到社会服务部抱怨说，他在招待所睡不好，因为其他患者太吵。他们晚上睡得太晚，所以案主经常被打扰。他也想做一些手工活来消磨时光。

已经提供的服务：社会工作者去找蒂姆（Kim）太太，让她给案主安排一些工作。因为身体虚弱，案主现在还不能一整天工作。所以蒂姆太太同意每天让他工作 2 小时。

1935 年 5 月 31 日

我们请教了莱曼（Lyman）医生，他建议送案主回老家。我们将要给他家写一封信，告知全部事实，并告诉他们案主将要回家。莱曼医生愿意给他提供一些差旅费。

和案主商量了这件事。刚开始，他同意回家。但是后来他说他不能承受那艰苦的旅途，因为需要 13 天。他得骑 11 天的骡子。因为身体虚弱，他认为他不能忍受那艰苦的旅途。另外，他认为回家不是明智之举。他想在这里找份工作。

他承诺在访谈结束后他会再考虑一下这个事情，并且下周一告诉社会工作者。

1935 年 6 月 3 日

案主又来了，说他已决定留在这里。为了健康，他要留在职业治疗所工作一段时间。之后，他将试着找其他的工作。

社会工作者已经从社会服务部的余（Yu）女士那里要了 15 元准备用作案主的差旅费。既然案主决定不回家，钱又还给了余女士。

1935 年 6 月 19 日

案主在闹事（根据招待所的报告得知，案主在招待所与另一个患者打架）。通过对整个事件的密切调查后，社会工作者发现那不仅是案主的错，另一个患者和招待所的主管王（Wang）某也有责任。根据对宋（Sung）先生（另一位患者）心理的测试，也就是与案主打架的那个患者，他非常需要精神安抚。根据招待所工作委员会的最终决定，案主和另一位患者必须离开招待所，以避免将来更大的麻烦，要保持招待所的安宁。但是目前，社会工作者不能找到一个安全合适的地方让案主居住。所以，社会工作者要求招待所的主管王某密切关注他们；另一方面，社会工作者试图另找地方安置案主。

1935 年 6 月 21 日

咨询了社会服务部的余女士。鉴于目前没有地方安置案主，没有工作提供给案主，我们只能暂时把案主安排在公寓里。

元兴公寓在无量大人胡同。社会工作者已和公寓联系好了。最便宜的房间是每月 4.5 元，加上 1.5 元的水费。如果案主去那里住，只要 4.5 元的住宿费，加上 7.5 元用于支付食物和水费已经够了。由于让案主住其他地方既不方便，也不划算，所以我们决定让案主在那住，一个月 12 元就够了。

余女士将社会工作者上次还给她的 15 元又还给了社会工作者，

让社会工作者先用这钱照顾案主。案主说他现在没有毛巾和肥皂，另外，他的衬衫也该洗了。所以他跟余女士要了一些钱现在用。已经给了他 1 元用来买各种杂七杂八的东西。案主还是每天去职业治疗所工作，因为公寓离医院很近。

1935 年 6 月 22 日

布灵顿（Bullington）女士是职业治疗所的主管。向她询问是否能给案主一些钱作为薪水。布灵顿女士说，如果一个月后案主证明他是个好工人，她可以把案主当作助手，每月薪水 10 元。但是她目前还不确定。

案主只有一条毛毯，显然这是不够的。所以社会工作者让王（Wang）先生先借给案主一床被子和一条床单。社会工作者过后将给案主找床被子。

1935 年 6 月 23 日

咨询了余女士。她说她可以让黄（Huang）太太给我们一些毛毯。她打电话给黄太太，但是答复说我们还要再等几天。

1935 年 6 月 25 日

1935 年 6 月 17 日的时候，用航空件给案主的家寄了一封信，以寻找解决办法。因为我们上次寄的信件丢了。

1935 年 7 月 12 日

案主给白（Pai）先生写信，询问他是否能继续待在公寓。

社会工作者与余女士商量，余女士建议送案主去招待所。社会工作者和案主交谈，他似乎愿意回来。

从蒂姆太太处得来的消息：社会工作者从蒂姆太太处了解到，布灵顿女士不会按照之前说的那样付给案主那么多，因为案主很难相处，他喜欢让别人为他服务。他们最多能为案主这一个月的工作提供 1 元的报酬。

1935 年 7 月 17 日

社会工作者告诉案主，他在离开公寓后最好住在招待所。案主明确表示，他不会回招待所，因为招待所的负责人跟他相处的不是很好，如果他回去他会感到尴尬。

1935 年 7 月 18 日

情况汇报给了浦爱德女士。她说由于还在等案主家里的答复，这几天可以帮案主支付公寓半个月的费用。但必须为他制订一些计划，因为对他而言，职业治疗所只是一个临时的地方。

1935 年 7 月 19 日

案主告诉社会工作者，他征得白先生的同意，已经从楼下搬到了楼上，因为楼下太吵了，所以他的住宿费涨到了一个月 12.5 元。他也想买一件衬衫，因为目前他只有一件。今天已经给了案主 7 元，6.25 元是住宿费，剩下的是买衬衫的钱。

1935 年 8 月 6 日

社会工作者来见布灵顿女士，她说案主的行为、习惯等有了许多改善。案主现在有了微笑，大方地走路，而不是像以前那样溜进房间里。然而，现在没有安排案主到布灵顿女士办公室当助理。案主在职业治疗所的薪水肯定不足以维持他的日常生活。

与浦爱德女士商量，她的建议如下：

1. 与案主更加深入地商量。

2. 如果需要，将为案主制订医疗计划。

和案主的会面：案主否认他在北平有朋友和亲属。案主已经离开国立北平大学 3 年了。他声称他的同学都已经毕业回了家，所以他找不到任何人。案主在陕西老家待了一年后于今年 2 月回到北平。

案主回家的经历：他去年回家的时候，家里人对他不好，因为他回家只是为了看病和寻求依靠。尽管在家期间家人对他不热情，但是家人也没有要求他离开家。然而，案主决意离开，所以他偷偷从老家跑出来，用他自己的积蓄作为旅行费。从老家到凤翔，先要骑 10 多天的驴，之后坐汽车，然后才能乘坐火车到北平。

案主现在的情况：除了每天在职业治疗所工作 3 小时外，案主其他的时间在小旅馆中读报纸。他每天上午 8 点起床，来职业治疗所工作 2 小时。午饭前回家休息。下午，案主只工作 1 个小时，之后，他回去休息或阅读。除此之外，他没有其他的娱乐活动。他否认自己在闲暇时间思考，因为他坚称他在一天工作 3 小时之后太累了，不想做任何事情。

工作经历：案主说，在他中止国立北平大学学习后的第一年，他代替一个朋友在上海的中学教书。案主不记得学校的名字，但是说他在那里教过半年，例如经济学、社会学等科目。案主曾经是国立北平大学社会学专业的学生。当他大三的时候，由于经济困难而离开学校。除了这半年的教学经验，案主没有做过其他工作。半年后案主离开教学工作是因为他只是暂时代替他朋友教学。

旅馆费用：为了半个月的旅馆费用的事情，案主来找社会工作者。社会工作者给了他 6.3 元。案主正要转往招待所男部。

与布灵顿女士的会面：见到了布灵顿女士。社会工作者询问关于白先生提到的案主工作的事情。布灵顿女士说，目前没有这种类型的工作来安排案主。然而，案主的行为习惯有相当大的改进。以前，案主经常悄悄溜进职业治疗所，现在案主大方地走进房间，并且对人微笑。这表明他性格明显改善。以前他在职业治疗所不跟任何社会工作者说话，但是现在他有时说一两个词。

工作时间安排：据布灵顿女士所说，案主没有每天工作满 3 小时。他想来就来，想走就走，什么也不说。

莱曼医生强烈建议鼓励案主去工作。社会工作者建议从周一即 1935 年 8 月 12 日开始，让案主每天工作 4 小时，从下周开始每周增加 1 小时。第三周和第四周再各增加 1 小时，直到案主在职业治疗所的服务时间和其他患者一样多。

整个 8 月份，案主赚了 1 元，钱在白先生手里保存着。

布灵顿女士建议在接下来的两周让案主在职业治疗所做一些染色的工作。

1935 年 8 月 18 日

社会工作者从招待所男部的王某处发现案主根本没有去招待所男部，尽管通知他在 1935 年 8 月 6 日的时候搬回到招待所男部。

社会工作者见到了案主，询问他为什么没有去招待所。他说他确实回到过招待所住了两天，然后他又回到小旅馆。

事实上案主拿着招待所的通知，自己保存着，继续住在小旅馆里。

1935 年 8 月 27 日

访问了小旅馆。社会工作者向旅馆的经理解释，不管案主在旅馆的费用是多少，社会服务部不会支付这笔费用。了解到，从 1935 年 8 月 6 日到现在，案主有不少于 10 元的费用。从 1935 年 8 月 21 日开始，旅馆没有给案主提供食物，因为他没有把以前的欠款付清。从 1935 年 8 月 21 日开始案主自己买饭。

当社会工作者了解到这些的时候感到非常惊讶，因为据社会工作者所知，案主自己没有钱。根据旅馆经理所说，没有任何人来旅馆看过案主，他总是一个人，但是大部分时间案主不在旅馆。他搬到楼下因为他说这样行动方便。

下午，案主来到社会服务部见社会工作者，询问社会服务部是否同意帮扶他直到他家里给寄钱为止，是否有可能帮助他完成一年大学学业。社会工作者告知案主明天下午再来。

1935 年 8 月 28 日

我们征询莱曼太太的意见，她建议白先生今天下午和社会工作者一起看案主。将案主过去和现在的情况告诉了莱曼太太。她同意再给案主一次机会。案主应回到招待所，同时到职业治疗所报到。如果他不接受这个建议并且住在旅馆里，社会服务部将不会为他做任何事情。

与案主见面：将要求案主回到招待所的计划告诉了案主，但是案主拒绝了。案主要求社会服务部继续帮助他维持基本生活，直至收到他家来信，因为他在 1935 年 8 月 15 日给家写过信要求经济支持。案主说，他没有按要求在 1935 年 8 月 10 日的时候把 6.3 元付给旅馆，而是据为己有，现在用来买食物。显然，案主并不担心旅馆的费用，他似乎认为无论如何社会服务部都会给他付这个费用。案主离开了社会服务部，全然拒绝了我们的建议。

计划：白先生将要去旅馆并且向经理解释情况。如果看到任何有关案主改变想法想回招待所的迹象，请他们向社会服务部报告。案主将被接到招待所。社会服务部将要支付费用。

1935 年 9 月 4 日

白先生没有去旅馆因为在这之前已达成共识：旅馆应该知道案主负责自己的费用。

大家同意，如果案主真的想回家，社会服务部将会帮助他。

案主在公寓的行为：社会工作者从公寓的经理了解到，大概 1

个月以前，案主与饭店的服务生打架，因为他拒绝付饭钱。结果，他的手指受了点小伤。他利用这次机会控告服务员。他们都去了警察局。通常，案主会不顾及其他人的感受，直接从楼上往下倒水。他欠元兴公寓大约20元。

另一次，大概3周前，社会工作者给公寓的经理打电话，发现案主依旧住在那里，并且没有付房费。他经常出去并且在外面吃饭。吃饭的钱从哪来，经理不得而知。

1935 年 11 月 7 日

两周前，社会工作者给一个朋友写信以详细了解案主的家庭、案主和他家庭的矛盾以及他过去的情况，尤其是他过去的行为。今天收到回信了，但是很不完整，信的内容是：

我去了病人的家，见到他的祖母。她告诉我，病人很老实（不活跃），且不愿意再说其他事情。我从她那也了解到，病人的父亲和弟弟在蒙古做生意。病人有妻子和两个孩子，一儿一女。之后我见了病人的妻子。病人的妻子告诉我说，她的丈夫现在北平政法大学学习。他是一个病鬼。他这次离家没有让家人知道。只是说，如果他不能在外面找到好的职位，他会回家。离开时他们哭泣过。问到关于家庭矛盾时，她回答说病人是过分的。当他回家时，他不跟父母说话。父母让他接触皮革生意，妻子也这样劝他。父亲为病人找到一份当中学老师的工作，但是他拒绝了。所以家人讨厌他。然后我去看了病人的叔叔，他告诉我，病人在家时家里没人跟他说话。他的父亲是个守财奴，手里有不少钱。

1935 年 11 月 14 日

案主来找社会工作者要回家的旅费。随着天气变凉，他目前没有谋生的方法。他最近收到父亲的来信要求他回家。他打算回家，并且后悔他之前对家庭所做的事。他目前的计划是先待在家，养好身体，然后试着找到工作。如果我们能给他回家的费用，他说他将自己偿付公寓的费用。

案主目前的状况：他一个月以前已经搬到榆林会馆（地区俱乐部的房子），在直外前青厂（Chien Ching Chang）。在这贫困的几个月中，他靠典当衣服为生。他现在没有衣服可以典当了。他说已经有很多天，他每天只吃一顿饭了。

他近期的外表：依旧穿着他仅有的外套，衬衫很脏。

案例95

首　页

病案号：20×××

病房：H—3　　　　　　科室：眼科　　　婚姻状况：单身

姓名：盛（Sheng）某　　　年龄：9 岁　　　性别：女

北平地址：北锣鼓巷法通寺××号　　　　家庭地址：湖南长沙

职业：儿童　　　　　　原籍：湖南　　　国籍：中国

亲属：盛某某　　　　　何种关系：父亲

亲属地址：同上

入院时间：1928 年 6 月 25 日　　　　出院时间：1928 年 7 月 5 日

病例概要

诊断结果：沙眼

手术：无

入院时主要症状：

　　视力：右眼 6/9—2，左眼 6/9—2

出院时主要症状：

　　视力：右眼 6/9，左眼 6/9

治疗期间并发症：无

出院结果：痊愈

社会服务记录

病案号：20×××

姓名：盛某

年龄：9 岁　性别：女　婚姻状况：单身　原籍：湖南

接案记录：1928 年 6 月 25 日

地址：北锣鼓巷法通寺××号

家庭成员：父亲盛某某，40 岁，曾是大学老师，但目前去南方找工作了；母亲盛太太，40 岁，是医院一个老病号，病案号：16×××；妹妹盛某某，4 岁，病案号：17×××；妹妹盛某，3 岁，病案号：14×××；盛家婴儿，6 个月，病案号：18×××；两个哥哥分别是 14 岁和 11 岁。

住房：这家人自己住一个院，无房租，因为是朋友的家产。

经济状况：这个家庭原本有些积蓄，但由于案主的父亲无工作已六个多月，现在积蓄所剩无几。

1928 年 6 月 26 日

在探视时间见到了案主的母亲。她与社会工作者会面。

现状：案主的父亲已经去南方几个月了，但是现在仍未找到工作。因为政治局势动荡，他最近没有确切的地址。因此，这家的积蓄基本没有了，他们的生存状况也在日复一日更加糟糕。

母亲的诉求：案主的母亲问社会工作者，医院是否可以免去案主的费用，因为她实在支付不起医药费了，而住院部要求她支付 15 元的押金。她因为另一个孩子（盛家婴儿，病案号：18×××）也在医院治疗了大概两个月，她已经欠医院 14.5 元的治疗费。她已经尽力向亲戚和朋友借钱，但是没有借到钱。如果这个孩子不能接受免费治疗，那就意味着她这段时期会更困难。社会工作者承诺将会考虑。

行动介入：读了病案号为18×××的盛家婴儿的病历，了解到在她还没出院时（1928年5月1日），盛太太请求为她的孩子减免医疗费用。但是考虑过后，社会工作者并没有把这个案例提交给住院部，因为社会工作者认为那家人还有些积蓄，他们只是暂时缺钱。因此，盛太太不得不承诺稍后还清那笔债务。

计划：和汤姆（Tom）女士商量为案主免费治疗，要求其母亲尽快补足以前的欠款。

案例 96

首 页

病案号：25×××

病房：G—3　　　　　科室：眼科　　　　　婚姻状况：已婚

姓名：赵（Chao）太太　年龄：27 岁　　　　性别：女

北平地址：粮食店万顺店　　　　家庭地址：河北抚宁县侯家庄

职业：家庭主妇　　　　原籍：河北　　　　国籍：中国

亲属或朋友：赵某某

地址：同上

入院时间：1929 年 9 月 11 日　　　　出院时间：1929 年 9 月 17 日

病例概要

诊断结果：间质性角膜炎

出院结果：好转，未遵医嘱擅自出院

社会服务记录

病案号：25×××

姓名：赵太太

年龄：27 岁　性别：女　婚姻状况：已婚　原籍：河北

接案记录：1929 年 9 月 11 日

住址：天津二马路二顺里×号

家庭地址：河北抚宁县侯家庄

家庭成员：丈夫赵某某，33 岁，张家口皮毛商人；公公，68岁，在老家。

经济来源：有三百亩地。

病史：两个月前，案主眼睛出现问题，但从未在天津治疗过。由于她的眼睛越来越差，丈夫陪同她来到北平地址，并在本院门诊接受治疗。建议住院。

目前状况：案主急切想和丈夫回家，当时丈夫在北平地址等她。她担心丈夫会把她留在北平，不再回来找她。所以最好和他一块回去。

行动介入：建议案主的丈夫在旅馆里等案主。

1929 年 9 月 17 日

社会工作者获知，案主将要出院。在病房见到案主。她告诉社会工作者，她丈夫来找她，跟她说他自己先走，等她出院的时候再来接她。

根据案主所述，丈夫的计划：案主说，她的丈夫想卖掉老家的地，因为他对她不忠诚，且花钱大手大脚。她担心丈夫会利用她住院这段时间卖掉土地，因为丈夫在几年前就想卖地，当时她没有同意。

公公：案主说自己的公公已经年迈，且丈夫从来不听他的建议。

案主的计划：案主坚持要求出院，她已无心接受治疗。

问题：

1. 忽视治疗。

2. 个性倔强。

3. 挥霍无度的丈夫。

行动介入：

1. 解释治疗的重要性。

2. 劝案主在天津医院继续接受治疗。

出院记录：1929 年 9 月 17 日，案主不遵从医嘱，自行出院回天津。

骨　科

案例 97

首　页

病案号：22×××

病房：G—1　　　　科室：骨科　　　　婚姻状况：未婚

姓名：李（Li）某某　　年龄：17 岁　　　性别：男

北京地址：虎坊桥清泉巷×号　　　　家庭地址：直隶深县河栏井

职业：学徒　　　　原籍：直隶　　　国籍：中国

亲属：孔（Kong）某某

亲属地址：同上

入院时间：1928 年 5 月 24 日　　　　出院时间：1928 年 12 月 4 日

病例概要

诊断结果：骨折复位

预后：好

出院结果：健康，好转

社会服务记录

病案号：22×××

姓名：李某某

年龄：17 岁　性别：男　婚姻状况：未婚　原籍：河北

接案记录：

工作地址：前门外虎坊桥清泉巷一号东森木厂

电话号码：S. O. 3957

家庭地址：河北深县河栏井

邮箱地址：河北深县杨台镇转河栏井

家庭成员：父亲李（Li）某某，68 岁，木匠；母亲，57 岁；哥哥李某某，27 岁；哥哥李某某，37 岁，农民。

职业：案主是木匠店的学徒。

经理：孔先生，案主工作地址的负责人。

经济状况：家里有 40 亩地。

住房：10 间。

工作经历：案主当木匠学徒工大概一年。

案主陈述：案主说因为他是学徒工，所以他没有钱支付医院费。

行动介入：社会工作者打电话给案主的经理，问他是否可以为案主支付医药费。经理说他可以为案主支付 5 元的医院费。因此，社会工作者带着案主到住院部，见了汤姆（Tom）女士并告诉他案主只能付医院 5 元。

记录：案主住进了 G—1 病房。

案主的计划：案主打算在出院后回工作的地方。

问题：贫困。

出院记录：1928 年 12 月 4 日案主出院回到北平的住处。

社会服务随访表

病案号：22××××

姓名：李某某

北平地址：虎坊桥清泉巷×号

家庭地址：河北深县河栏井

1929 年 1 月 20 日

案主回医院复查。结案。

案例 98

首 页

病房：G—1　　　　科室：骨科　　　婚姻状况：已婚

姓名：王（Wang）某　　年龄：21 岁　　性别：男

北平地址：宣外南横街黑窑厂××号　　家庭地址：河北武强李楼村

职业：苦力　　　　　原籍：河北　　　国籍：中国

亲属：王某

亲属地址：同上

入院时间：1929 年 9 月 18 日　　　　出院时间：1929 年 11 月 14 日

病例概要

诊断结果：膝盖处枪伤

预后：好

出院结果：好转，未治愈

社会服务记录

病案号：25×××

姓名：王某

年龄：21 岁　性别：男　婚姻状况：已婚　原籍：河北

接案记录：1929 年 9 月 18 日

地址：宣外南横街黑窑厂

家庭地址：河北武强李楼村

家庭成员：父亲王某某，47 岁，务农；母亲，50 岁；妻子，21
岁；两个儿子。

亲属：王某，案主是他的侄孙，小贩，案主就住在他的家里。

经济状况：务农，没有确切的收入，仅靠种地生活。

出院记录：1929 年 11 月 4 日案主回家。

社会服务随访表

病案号：25×××

姓名：王某

年龄：21 岁　性别：男　婚姻状况：已婚　原籍：河北

北平地址：宣外南横街黑窑厂

家庭住址：河北武强李楼村

邮件地址：通州南安平镇李楼村

1929 年 12 月 27 日

信件送到案主的北平地址，通知案主 1929 年 12 月 26① 日来。

1930 年 1 月 17 日

家访：见到案主的叔叔。他说，（案主）离开医院后就回老家了。给了地址：通州南安平镇李楼村。

1930 年 1 月 23 日

信件和调查表送往邮件地址。

1930 年 1 月 31 日

收到调查表。

1930 年 12 月 27 日

信件和调查表送达案主邮件地址。

1931 年 1 月 8 日

收到调查表。结案。

---

① 此时间有误。

泌 尿 科

案例99

首 页

病案号：22×××

病房：E—1　　　　　科室：泌尿科　　　　　婚姻状况：已婚

姓名：格罗维奇（Gerovitch）先生　年龄：44 岁　性别：男

北平地址：快场胡同××号　　　　家庭地址：汉口庞培尔餐馆

职业：音乐家　　　原籍：　　　　　国籍：俄国

亲戚或朋友：小格罗维奇（Gerovitch）先生

地址：同上

入院时间：1928 年 12 月 1 日　　　　出院时间：1929 年 1 月 18 日

病例概要
诊断结果：

1. 尿道感染

2. 前列腺炎

3. 蛔虫病

540 / 北平协和医院社会工作档案选编（1921~1950）·下

4. 慢性男性尿道口尖锐湿疣

手术：

　　开刀后愈合伤口，检查尿道并安尿管隔离

　　病例的详细内容见出院记录 17 页

复查时间：1929 年 2 月 4 日

出院结果：痊愈（1），好转（4），未治愈（2，3）

社会服务记录

病案号：22×××

姓名：格罗维奇

年龄：45 岁　性别：男　婚姻状况：已婚　原籍：俄国

接案记录：1929 年 2 月 9 日

北平住址：莫里循大街×××号

家庭地址：汉口庞培尔餐馆，曾是德国的租借地

家庭成员：妻子，32 岁；三个姐妹，均已婚，住在西伯利亚；两个兄弟，住在西伯利亚。

职业：音乐家（小提琴手）。

收入：目前无收入。

经济状况：靠储蓄生活。

住房：住一套公寓，有四间房，每月租金 120 元。

受教育情况：上过 5 年学，受过 10 年音乐训练。

经历：案主出生在俄国。案主 5 岁时，他的父母搬到了西伯利亚。1917 年，案主来到了哈尔滨。

现状：最近 5 个月，案主感觉不是很好；他来到北平治疗。1928 年 12 月 1 日，他入院在 E—1 等待手术，他在此等了 1 个月 20 天。

目前他在 G—1，等待做另一个手术。

案主的计划：当他再次康复后，他得暂时休息一段时间后，再做痔疮手术。

备注：1929 年 4 月 16 日案主住进了 E—1 准备手术。

出院记录：

1929 年 3 月 13 日案主从 G—1 出院，并被要求下个月来医院。

1929 年 4 月 16 日再次住院。

1929 年 4 月 27 日案主出院去了北平地址。

来自格罗维奇的一封信：

北平协和医学院：

收到贵院的来信和有关我术后的健康问题调查表，了解我在北平协和医学院术后的（我做了三次手术）身体健康状况，我感觉很好。现在的工作和术前一样，工作量也一样大，但是目前有两件事困扰着我。

1. 自从我离开北平我再没用过导尿管；4 个月过去了，我开始感觉排尿困难。我去看了医生，接受了治疗；治疗后排尿更顺畅了。

我想知道为什么相同的问题反复出现呢？如果未来不治疗，会不会像手术前一样停止排尿呢？治疗：尿道扩张。

在术前用 29 号导尿管，而现在医生只能用 16 号的钢质导尿管。

2. 我感觉术后的性虚弱，我想知道这种状况能否好转。

希望回复我的两个问题。

非常真诚的格罗维奇

1929 年 9 月 14 日

汉口庞培尔餐馆

神经外科

案例100

首　页

病案号：19×××

病房：H—1　　　　　科室：神经外科　　　婚姻状况：已婚

姓名：雒（Lao）某某　　年龄：36 岁　　　　性别：男

北京地址：东直门草场××号　　　家庭地址：直隶宁晋县雒家庄

职业：教师　　　出生地：宁晋　　　原籍：直隶　　国籍：中国

亲属或朋友：白（Pai）某某

住址：同上

入院时间：1928 年 3 月 19 日　　　　　出院时间：1928 年 4 月 7 日

病例概要

诊断结果：左三叉神经疼痛

手术：

　　颅骨切开探查手术，分割三叉神经的第三分，关于产生绞痛感东西的复杂性拔出术

出院时伤口情况：没有疼痛感

随访日期：1928 年 6 月 4 日

复查时间：5 年

预后：一般

出院诊断结果：好转

社会服务记录

病案号：19×××

姓名：雒某某

年龄：36 岁　性别：男　婚姻状况：已婚　原籍：直隶

接案记录：1928 年 3 月 23 日

北京地址：东直门草场××号（朋友郭（Kuo）某某家）

家庭地址：热河粮译北沟×××号

老家地址：直隶宁晋县城北雒家庄

职业：在热河师范学校和第一高级学校任教，每月约挣 70 元。

老家家庭成员：父亲雒某某，51 岁，县委会主管，每月有 60 元薪水；母亲，53 岁；弟弟雒某某，32 岁，掌管家庭经济；弟弟雒某某，25 岁，就职于天津河北大街一家濒临破产的公司（案主不知道他的收入状况）；妻子，38 岁，已经生病多年，在她结婚后两年曾大出血。

热河家庭成员：姜，33 岁；儿子，12 岁，在家附近公立小学上学。

出院记录：1928 年 4 月 7 日出院到北京住处。

经济来源：家庭拥有一栋房子和一大片地。

经济状况：家庭经济状况非常好，案主目前仅供养在热河的小家庭，他的第一任妻子目前依靠她的公公生活。

现状：两星期前，案主来北平，为了到医院治疗。他在所任教学校请了一个月的假。在北平，他住在一个朋友家。朋友郭某某，住址即为前面提到的北平地址。

家庭问题：由于案主第一任妻子身体有病并且没有生育，案主就再次结婚。四年前第二任妻子（妾）也患大出血。

社会工作者告诉案主，他最好带他妻子来医院治疗。案主说，自己自从有了第二任妻子，就不再关心第一任妻子了。但他很愿意在他出院后让他第二任妻子来医院。

计划：随访。

社会服务随访表

病案号：19×××

姓名：雒某某

北平地址：东直门草厂××号

家庭地址：热河粮译北沟×××号

1928 年 7 月 13 日

信件发往案主，要求其过来（1928 年 7 月 20 日）。

1928 年 12 月 15 日

信件及调查表发往东直门地址。

1928 年 12 月 10 日

信件被邮局退回，称无法找到案主。

1928 年 12 月 18 日

信件再次邮至案主热河地址，另附调查表。

1929 年 1 月 4 日

收到案主邮来的信件和调查表。

附录一　北平协和医院社会服务记录原件(局部)

PEKING UNION MEDICAL COLLEGE HOSPITAL

HOSPITAL NO.

WARD H - 1　　　　Service Derm.　　　　Single Married Wi

Name Lu　　(Wade) (family name first)　　[Chinese]　　Age 37 Sex M

Peking Address 1 Tung Ku Lou Hutung, Chung Hai (Wade)　　[Chinese]

Home Address Same (Wade)　　[Chinese]

Occupation Helper　　Birth place (province) Chihli　　Nationality Chinese

Relative Mrs. Lu (Wade)　　[Chinese]　　How Related

Address of Relative Same (Wade)　　[Chinese]

Admitted February 20, 1928　　Discharged Feb 25-28

SUMMARY OF CASE

Diagnoses (Final and Complete)

1. Scabies
2. Pyodermatitis

Operation

None.

Condition of Wound on Discharge

Major Symptoms and Signs on Admission　　　Major Symptoms and Signs on Disc

Itching vesicular and papular lesions of trunk, extremities and hands. Duration-3 mos. The whole family is infested. Epitrochlear + inguinal glands enlarged, small v in webs of fingers, small papule + excoriations and a fe pustules over entire body. Acarus scabiei was found in the O.P.D. 2 mos before admission but not found this tim Rapid improvement upon sulph. rubs. Itching absent

Complication during course

None.　　　Blood showed 10% eosinophiles

Medication to be supplied on discharge 20% sulphur oint.

Recommendations for further treatment

Follow-up date 2 wks.　　How long should case be followed?

Recommendations regarding special features to note at follow-up Exam of blood + stool.

Prognosis Good.

Lu ~~Jen~~ ~~Hsing~~   H. 19~~____~~

10-13-36 Pt seen in cardiac clinic. To return
on 10-20-36

10-26-36 Pt in, To return on 10-27-36. Advised to retu

10-27-36 Pt in To return on 11-3-36. Advised to u

11-3-36 Pt in home for 1 week

11-4-36. Readmission notes.

Pt. was readmitted to ward for treatment on 11-3-3
Witness: Pt's son. Lu ~~____~~ ~~____~~ ~~____~~

Present P.P. address Tung Cheng Ken, No. 45. near Ta S

Hsiang Hly Nan Jen 東 城 梭 ____ ____ ____ 近 大 牌 房

Family at P.P. address.

     Wife Lu chien Shih   48 yrs.

     Son Lu Lien Yi   23 yrs. Coolie in P.U

Electricity Department of Wages $16 a month witho
Dau. in-Law Chin Shih

     Dau. Lu Hsin chien   ____ 17 yrs, 20 yrs Engaged to be
married son.

     Son Lu Lien Hai 海 13 yrs. Student in P
School

S.h. Address. Chang nei, P'ao Izu Ho Ha
Hsioh, P'ao Jzu Ho.

學 内 泡 子 河 小 学, 泡 子 河

     Dau. Lu Tzung Jing ____ ____ 11 yrs Student
Same school as brother.

Housing at P.P. address.

Three chiens in a mixed courtyard.
Rent $4.30 including tax.
Rose S. Le

11-11-36 Pt discharged from hospital

4-12-37 Letter to C.H.S. to send pt in on 5-1-37

5-1-37 Since there will be too many pts to attend c
clinic on 5-1-37. Pt is asked to come later (thru c

5-6-37 Pt in cardiac clinic. To return every 2 mon

附录二　北平协医社会事业部个案底分析[①]

吴　铎

I　绪论

近代的医术确乎是很发达的了，可是到了 19 世纪，忽然发生一个大问题，便是单靠医药的治疗果足以达到完美的治疗目的么？换句话说，医院于医生和看护士底服务而外，是否还需要第三者从医药以外，寻求别的新方法，帮助着医治病人？大约在 30 年以前，许多医院感觉到医生和看护士在许多情形之下对于治疗成为无能，因为有许多病人底病因不仅是属于生理的，他们底生活环境常常为促成疾病的主因，医生和看护若仅将眼光注射在病底本身上，加以诊断和治疗，而于病人底生活环境不去设法改正，那么病因仍在，治疗自难奏功。例如贫苦的劳动者因受经济的压迫，不得不投入一个不卫生的工厂拼命地工作，终至于病。这样的病人，若不在经济上或职业上得到解救，而仅由医生施以"头疼治头，脚疼治脚"的治疗，恐怕这病人总要使医生失望罢，即使生活环境不为病因，但不

①　本文所依据的资料是经过北平协和医学院院长顾临先生（Mr. R. S. Greene）底慨允而获得的，在抄录时，更得协医社会事业部主任 Miss Ida Pruitt 多方赞助，特在此致谢。资料底抄录、整理和计算都出于前社会调查所助理研究员高君哲女士之手，有几个统计表亦完全由高女士编制，尤当在此声明，未敢掠美。——原作者注

好的环境终为治疗底障碍。譬如有许多病人必须先行停止工作，改良食物，静心休养，然后他们底病才有治愈的希望。然而，很不幸地，倘若这些病人是很穷苦的，一日不作，一日不食，若使他们停工，便不啻断了他们衣食饭碗，他们还能改良食物，静心休养么？此外，关于许多需要比较长期的医疗和休养的病，例如肺痨、心脏病、糖尿症、梅毒、淋症、脑筋病、精神病等，因为社会的或经济的原因，医生底叮咛嘱咐，往往不能实行。在这种情形之下，医生和看护便有起死回生的本领，也只得束手无策。他们虽也深知社会的和经济的情形对于人底身心两方都有极密切的相互关系，倘在医疗疾病的时候，只顾一方面，而不问其余，必不能达到完美的治疗目的。然而在他们忙于治理分内的医疗任务时，还要使他们抽空子去探访病人底经济的、职业的、家庭的、心理的等等情形，来做诊断和医疗底帮助，事实上简直办不到。因为这些原因，所以大家明白了：一个医院倘若希望医生和看护的施行的医疗可以充分实施，并能收获满意的效果，那么，必须于医生和看护之外，另外雇用一种人专门调查病人底经济的和社会的情形，辅助他们明了病人底因，并采择适当有效的医疗办法。这种人底专门职务，便名为"病院社会服务"（Hospital Social Service）。

病院社会服务只是近代的产儿，他底历史不过 30 余年而已，诚然，在 30 余年以前，已有许多热心的妇女和仁慈的教士们，自动地到医院里去帮助看护或安慰病人，使病人得到精神上的或物质上的救济；这种职务确乎与病院社会服务性质相似。然而他们如此服务，完全出于自动，并非受雇，因而服务的时间便很不规律；而且也没有固定的目标和熟练的技艺。病院社会服务成为一种固定的职业，应用个案方法作社会诊断与治疗的工具，直到 30 余年前才是如是。

1895 年，英国伦敦皇家施医院（The Royal Free Hospital）因为劳治（Mr. C. S. Loch）底提倡，首先任用女放赈员（lady almoner）便是病院社会服务底嚆矢。1905 年，凯博医生（Richard C. Cabot）在美国创办病院社会服务。从此病院社会服务便由这两个源泉向四处分布，直到现在，已有许多国模仿实行，不过都没有英美两国发达，而尤以美国为不可及。

中国之有病院社会服务，当以北平协和医学院（前协和医学校）为始。该院于 1921 年在所属病院内设立社会事业部，创办病院社会服务，以迄于今，共有 9 年的成绩了。社会事业部底职务，正如欧美各国同类机关底一样，是从病人底经济的或社会的方面搜出病底原因来，加以考察与诊断，施以社会的治疗，以与医生和看护士所施的医药治疗相为辅助。在设立之初，止于是试办性质，但是后来甚有成效，而且直到现在，在东亚——不仅在中国而已——仍执同性质机关底牛耳。社会调查所为欲明了社会事业部工作底内容，并为介绍这种新兴事业于吾国，特于去年求得该部底允许，派员将该部 1921 年至 1927 年的病人个案记录披览，抄录，加以整理与分析，将结果敷叙成为本文。

II　研究的目的与方法

我们所以做这番研究工作，固然为要介绍这种新兴的社会事业给国人，此外还抱着一个较为野心的目的，虽然后来并未能将这目的充分地达到。我们本想从这些记录里搜集社会的事实，再从这些事实推导出一些社会状况与疾病间的一般的相互关系来。不幸费了甚多的精力，对于这个目的并未能达到。第一，因为这座广大的北平市虽有很多的病人，但是投到医院求治的不过其中一部分，而投到协和医学院病院的更是一部分中之一小总分；即在此一小部分中，社会事业部亦仅就三等病院病人，及其他住院与不住院病人之有社会问题者施以个案工作，并非包罗全体病人。所以该部所加惠的病人只是全市病人中极几微的一部分而已，如今要就此几微的病人身上，搜寻出概括一般的原则来，自然不易。第二，因为该部所用方法是个案方法（case work），着重在调查每个病人底特殊的情形，以便对症下药；所以关于病人的记录也只注意记载各人特殊的生活状态，而抛开共同的生活状态；如今要从这里面寻求一般的原理，不消说，自又多一重困难。有了以上两层主要障碍，所以我们底奢望终于不能满足。虽然如此，我们分内的目的总算达到了，我们将社会事业部最初六年中的个案算了一个总账，关于病人底重要事项，都加以统计的分析；经过此番工作之后，至少可以确知这些病人底社会的及经济的状态，以及社会事业部如何根据这些状态而帮助医生和看护来治疗。如此将这创生不及 40 年的新事业介绍给我国社会，引起他们对于这事业的兴趣和注意，多少也可补偿一番研究整理之劳。

以上为我们研究的目的，在未接叙研究的方法之前，我们应将社会事业部底工作程序和方法先行简括地叙述一遍。社会事业部所用方法为个案方法，前面已经提过。在服务人员与病人初次会晤时，先将他底姓名、年龄、职业、收入、家庭状况等等重要事项一一询明，并填记在一张印就的表格上。这张表格便成为各个病人底基础记录，常放在他底全部记录的表面，成为其第一页，所以通常称为面页（face sheet）。有许多问题当然不是一张面页所能详尽的，于是社会事业部便于必要时访问病人或是他底家族戚友，慢慢地探询他底社会的和经济的等等情形，看看究有什么困难妨碍他底健康，然后施以医药以外的切当救济。这步工作有时很简单，甚至用不着服什么务，有时却也费时耗力，需要经年累月不断的努力。在进行这步工作时，每次遇有工作上的新发展，必须将它记载下来，标明日期，附在各人底面页之后。这类记载当然随着服务时间底久暂而长短不同，但是无论长短若何，对于病人受社会事业部服务的经过，总构成一篇有首有尾的编年史。这样的编年史通常直截地称为历史记录（history sheet）；与面页连缀在一起，便是整个的个案记录。本编主要的资料来源便是从这样的个案记录中得来的。

　　上面已将社会事业部对于病人服务的方法和程序极简括地叙述了，现在且将我们底研究方法追述一下。我们先将该部 1921～1927 年的个案记录约略地审查一遍，择取了全数个案底三分之二，将他们按着英文病名底字头，编成索引卡片，以便研究时易于寻找。此外编印一种分析表，将每一个选中的个案记录中的主要事项抉择出来，分别填入这张表内，表中除个案记录号数，病人底姓名、年龄、疾病的诊断几项外，其余主要项目约可分为三栏：①病人底社会的及经济的情形，②社会问题，③服务经过。关于病人底职业、家庭人口数、家庭收入、财产、住屋等事项应该填入第一栏。如有什么社会问题，例如家计寒苦，必待周济，病人底儿女无人照料等，便填入第二栏，社会服务底经过，结果，起讫的时间等应填入第三栏。这种分析表对于此次研究为最重要之工具，因为个案记录中的历史记录只是编年体的记载，不曾将事实底经过加以分析，或将主要的事实抉剔出来，分别叙述，所以引用起来。困难甚多。等到将每个个案记录中的重要事项抽理出来，抄录在分析表底各栏中，那么，每个病人底社会的情形怎样，经济的情形怎样，有些什么社会问题，如何解决这些问题等等，通统有条不紊地叙述在一张纸上，一目了然，极其清晰。凡是后来做各种统计表时，都是直接取材于这些分析表，至于原来的个案记录，只留作参考之用，降居于次要的地位。

这种分析表编录之后，便可从事于研究工作底最后一步——统计的分析。我们所能用统计方法来分析的，当然只限于有数字表现的事实；例如病人中男性若干，女性若干，孩童若干；社会事业部服务的时间是一个月，三个月还是半年，一年，等等。这些分析底结果详叙于次节。

Ⅲ　记录底分析

我们这次所研究的个案包含着 1921 年，即社会事业部成立的那年，以至 1927 年 3 月所有的个案。这些个案本有 3158 之多，但我们只采用了 2330，即全数底三分之二有奇。分析底项目分为：A. 病人底一般状况，B. 疾病的诊断，C. 社会的诊断，D. 社会的治疗。今将各项分析分叙如下：

A. 病人底一般状况

病人底一般状况分为以下的几个节目依次讨论：

1. 病人底性别和年龄。病人底性别和年龄底分配载在第一表。2330 病人中，除去记载不明的 12 人外，其余 2318 人性底分配为男性 1542 人，女性 776 人，男性多于女性约达一倍。男性所以多过女性，从记录底本身上找不出什么特殊的原因来。但就习见的情形看来，男子中信任西医的比女子较多。而且男子行动较便，因而到院就医的机会也必较多；这也许是两层可能的原因。

第一表　病人底年龄与性别

年　　龄	人　数			人　数		
	男	女	共计	男	女	共计
5 岁以下	58	51	109	3.8	6.6	4.7
5 ~ 9	73	28	101	4.7	3.6	4.4
10 ~ 14	106	57	163	6.9	7.3	7.0
15 ~ 19	193	104	297	12.5	13.4	12.8
20 ~ 24	298	112	410	19.3	14.4	17.7
25 ~ 29	239	106	345	15.5	13.7	14.9
30 ~ 34	189	79	268	12.3	10.2	11.6
35 ~ 39	131	86	217	8.5	11.1	9.4
40 ~ 44	103	68	171	6.7	8.8	7.4
45 ~ 49	66	34	100	4.3	4.4	4.3
50 岁以上	86	51	137	5.6	6.6	5.9
总　　计	1542	776	2318	100.0	100.0	100.0

年龄底分配从 5 岁以下起，以迄 50 岁以上，中间各组间的组距为 5 岁。男女两性中年龄分配情形很相仿佛，皆以 20 ~ 24 岁一组为人数最多，其上和其下各组依次递减，若将男女合计，15 ~ 19 岁一组占 12.8%，20 ~ 24 岁一组占 17.7%，25 ~ 29 岁为一组占 14.9%，30 ~ 34 岁一组占 11.6%，35 ~ 39 岁一组占 9.4%。这些组底总和为 66.4%。足见病人的年龄集中于 15 岁及 39 岁之间，即通常所谓少壮之年。

2. 病人底性生活。关于病人底性生活，2330 病人中有 159 人记载不明，其余 2171 人底性生活可用第二表和第三表表明。两表俱将性生活分为未婚、已婚与鳏寡三项，从第二表并可看出性生活与年龄的关系来。

第二表　病人底年龄性别与性生活

年龄	人　数						百　分　比					
	未　婚		已　婚		鳏　寡		未　婚		已　婚		鳏　寡	
	男	女	男	女	男	女	男	女	男	女	男	女
15 岁以下	236	137					28.7	44.6				
15~19	178	92	17	11	1		21.7	30.0	3.0	3.0	2.5	
20~24	179	56	95	59	6	3	21.8	18.2	16.8	15.9	15.0	4.5
25~29	104	14	118	78	4	9	12.7	4.6	20.8	21.1	10.0	13.6
30~34	56	2	114	65	4	10	6.8	0.7	20.1	17.6	10.0	15.2
35~39	28	2	90	73	4	10	3.4	0.7	15.9	19.7	7.5	15.2
40~44	22	3	48	45	4	4	2.7	1.0	8.5	12.2	10.0	6.1
45~49	11		34	19	3	5	1.3		6.0	5.1	7.5	7.6
50~54	2	1	22	9	6	8	0.2	0.3	3.9	2.4	15.0	12.1
55~59	2		9	6	2	6	0.2		1.6	1.6	5.0	9.1
60 岁以上	3		20	5	7	11	0.4		3.5	1.4	17.5	16.7
总　计	821	307	567	370	40	66	100.0	100.0	100.0	100.0	100.0	100.0

　　第二表所载年龄底分组，除 15 岁以下和 60 岁以上两组外，其余各组间组距统为 5 岁。已婚一项中，男女俱以 25~29 岁一组人数为最多；男性占全体已婚男子之 20.8%，女性占全体已婚女子之 21.1%。次多的一组在男性为 30~34 岁一组，在女性为 35~39 岁一组，前者底百分比为 20.1%，后者底为 19.7%。总之，由 20 岁至 39 岁，中间共有 4 组，实为已婚者人数集中的所在；在此 4 组中，无论男女底百分比都在 15% 以上，且最多竟达 21.1%。40 岁以上各组中，已婚人数逐渐减少，最高百分比不过 12.2%。

　　未婚者中，以 15 岁以下一组人数为最多，计占未婚男子之 28.7% 及未婚女子之 44.6%。除去这些未成年的男女外，其余各组中人数最多者在女性 15~19 岁一组，占全体未婚女子之 30.0%，在男性为 20~

24 岁一组,占未婚男子之 21.8%。次多的一组在男性为 15 ~ 19 岁一组,在女性为 20 ~ 24 岁一组;前者底百分比为 21.7%,后者底为 18.2%。25 ~ 29 岁一组的男女未婚人数较前两组突然减低,而且自此以下,随着年龄的增加,未婚人数差不多依次递减,而以女性为尤甚。

鳏寡一项中,无论男女,俱以 60 岁以上一组为人数最多,男性占全体鳏夫之 17.5%,女性占全体寡妇之 16.7%。其余各组因数字不集中,不能更下若何的断语了。

从第二表可以看出男女病人底性生活及其与年龄的关系。但该表包含着 672 个 20 岁以下的男女。依照习惯和法律(民法亲属编第二章第二节规定男未满 18 岁,女未满 16 岁,不得结婚),这些男女底大多数都未届结婚年龄,而且事实上 672 人中,未婚者计有 643 人之多,所以若要准确地考察已届婚龄的病人底性生活,应当将这些含有多数未届婚龄的 20 岁以下的男女除去不计。如今且将第二表中未婚、已婚、鳏寡三项底总人数抽出来,而减去各项中 20 岁以下的人数,并计算其百分数,以排成第三表。

第三表　20 岁以上病人底性别与性生活

	人　数			人　数		
	男	女	共计	男	女	共计
未　婚	407	78	485	40.9	15.5	32.4
已　婚	550	359	909	55.2	71.4	60.6
鳏　寡	39	66	105	3.9	13.1	7.0
总　计	996	503	1 499	100.0	100.0	100.0

从第三表,可以晓得 20 岁以上的病人中,无论男女俱以已婚者人数为最多,男子中有 55.2%,女子中有 71.4%,都是已婚的,女子底百分比尤高于男子;未婚者中,男子有 40.9%,女子只有

15.5%；鳏寡的百分数尤低，女子中有 13.1%，男子则仅有 3.9%。由此看来，病人们底性生活确乎是比较完满的了。

3. 病人底业务。关于病人底业务，及各业中男，女，孩童底分配情形，可由第四表说明。

第四表　病人底年龄、性别与业别

业　　别	男	女	孩　童	总　计	
				人　数	百分数
1. 自由职业	43	19		62	2.7
2. 公务员	98	5		103	4.4
3. 交通运输业	59		1	60	2.6
4. 工人及艺徒	244	43	5	292	12.5
5. 商贩	93	2		95	4.1
6. 农人	137	4	1	142	6.1
7. 军人	321			321	13.8
8. 学生	165	74	63	302	13.0
9. 主妇		336		336	14.4
10. 婢仆	60	76	5	141	6.1
11. 娼妓		13		13	0.6
12. 乞丐	16	3	5	24	1.0
13. 未达职业年龄			254	254	10.9
14. 无职业	55	63		118	5.1
15. 不明	45	22		67	2.9
总　　计	1 336	660	334	2 330	100.0

第四表中人数最多的首推主妇一项，人数为 336，占全体病人 14.4%，或占全体女子之半有奇。其次便是军人，人数为 321，占全体病人 13.8%，或约占全体男子的四分之一。再次为学生，人数为 302，占全体病人之 13.0%。次于学生的为工人及艺徒，人数为 292，占全体病人 12.5%。以上末二项中，男性俱超过女性与孩童之

和，而以工人及艺徒一项为尤甚。未达职业年龄者有 254 人，占 10.9%。无疑的，他们都是些孩童，除此而外，其余各业及无职业与不明等项底百分数俱不高，最多无超过 6.1% 者。若依人数多寡排列起来，其次序为农人、婢仆、无职业、公务员、商贩、自由职业、交通运输业、乞丐、娼妓。

4. 病人底家庭人口数及每月收入。关于病人底家庭人口数及每月收入底多寡，2330 个案中只有 638 个案记载完全，其详如第五表所载。

<h3 style="text-align:center">第五表　病人底家庭人口与每月收入</h3>

每家人数	20 元以下	20~49 元	50 元以上	总　计
1~3	89	28	15	132
4~6	209	95	69	373
7 人以上	54	37	42	133
总　计	352	160	126	638

依照第五表，病人底家庭人口数以 4~6 人一组为最多，计有 373 家，即占总数之 58.6%；1~3 人一组和 7 人以上一组多寡相若，一为 132 家，一为 133 家，各占总数之 20.7%，至于病人家庭底每月收入，以 20 元以下一组为最多，计有 352 家，即占总数之 55%；20~49 元一组较低，计有 160 家，占总数之 25%；50 元以上者为最少，计有 126 家，即占总数之 20%。由此可见病人底家庭人口数虽多数适中，但每月收入则偏于低微。

以上是将每家口数和其每月收入分开讨论，若从两者交互的关系上观察，可知人数最少而收入最丰的家庭——即人数为 1~3 人，而收入在 50 元以上——只有 15 家，仅占总数之 2.5%。反之，口数最多而收入最少的——即人口在 7 人以上，而每月收入在 20 元以下的——则有 54 家，占总数之 8.6%，较之口数相同而收入列入较丰的两组中的家数俱形较多。如今且将这两个极端的丢开不论，而看看中间的，口数在 4~6 人而收入在 20 元以下的为数特多，计有 209 家，约占总数三分之一。以现在的生活费而论，以 20 元或 20 元以下的每月收入，维持 4~6 人底生活，实在是很穷苦的。次多的为口数 4~6 人而收入为 20~49 元的计有 95 家，再次便是口数 1~3 而收入在 20 元以下的有 89 家。前者口数收入俱是适中的数，后者收入虽少，而人数亦较低，这两种家庭底生活状况应较上述的 209 家较优，可是家数皆不及其半。

5. 病人底住房情形。2330 病人中，其住屋情形可由记录查知而加以分析的只有 735 人。依照第六表，735 病人底家庭中，住房 1~3 间一组为数最多，计有 481 家，占全体 65.4%；其余两组——即住 4~6 间和住 7 间以上的——家数相若，前者计有 124 家，占 16.7%；后者计有 130 家，占 17.7%。足见大多数病人底家庭是居于一间至三间的窄小的住屋。

第六表　家庭人口与住房间数

每家人数	1~3 间	4~6 间	7 间以上	总　　计
1 人	10	1	1	12
2	36	1		37
3	91	12	2	105
4	78	18	14	110
5	111	18	18	147
6	78	30	31	139
7	41	26	30	97
8	22	9	12	43
9	8	5	8	21
10 人以上	6	4	14	24
总计	481	124	130	735

　　住屋在 7 间以上的家庭以每家 6 人及每家 7 人两组占最多数，属于前者有 31 家，属于后者有 30 家。平均计算，这些家庭中，每人至少可占一间，即使绳以包莱博士（Dr. Bowley）在《生活状况与贫穷》一书中所用严格标准——即以一人以上同住一室者为拥挤——他们也还在舒适的状况之下，不至达到拥挤程度。住屋 4~6 间者中仍以每家 6 人及每家 7 人两组最多，一为 30 家，一为 26 家。他们虽都沉坠在包莱博士底标准以下，但拥挤的程度至多不过七人同住四间，即每间为不及两人所占住。若以陶孟和先生所著《北平生活之分析》一书中每间平均住宿 3.04 个成年人来比较，似乎还此胜于彼。住屋在 1~3 间者以每家 5 人一组为最多，计有 111 家。这一组中各家底情形，若仔细去分析，便觉其互相出入甚大。若以本组住房最多数计算，即 5 人住房三间，则每间容 1.6 人，若以住 2 间计算，则每间容 2.5 人，若以住一间计算，则每间住 5 人。这三种情况显然互异甚淡，尤以首尾两者间的苦乐差异为更大。虽因材料底限制，不能推知这 111 家是如何分配于这三种情况，但这一组中必有一部住屋情形很坏，这是无疑的，至于 5 人以上的各组——即 6、7、8、9、10 人以上等组，共有 155 家，他们底情形自当每况愈下。概括起来说：735 家中虽有一大部分未受过分的住屋拥挤的压迫，但有一部分却是不免。

　　以上各节已将病人底一般状况——年龄、性别、业别、收入、住屋——叙述了一遍。根据以上所述，可知病人们多半都有职业，而于性生活方面也相当的美满；但是收入甚微，住屋也有很多是不免拥挤的。由此可见社会事业部 6 年中所接触的病人大多数是受着经济的压迫，偏于穷苦方面的了。

B. 疾病的诊断

1. 病症与性别。2330 病人中，除去 12 人记载不明外，其余
2318 人底病症，应属医院中何科诊治，及其与性别的关系，统可由
第七表表明。

第七表　病人底性别与病症科别

	病人人数			百 分 比		
	男	女	男女合计	男	女	男女合计
内 科	988	515	1 503	64.1	66.4	64.8
感官科	342	48	390	22.2	6.2	16.9
骨科及意外伤	175	74	249	11.3	9.5	10.7
产 科		86	86		11.1	3.7
脑筋科	21	22	43	1.4	2.8	1.9
妇科及泌尿生殖器科	6	22	28	0.4	2.8	1.2
杂 病	10	9	19	0.6	1.2	0.8
总 计	1 542	776	2 318	100.0	100.0	100.0

依照第七表，这些病人，若男女合计，便以患内科病者为最多，
占全体病人之 64.8%；感官科次之，占 16.9%；骨科及意外伤又次
之，占 10.7%；产科，脑筋病科，妇科与泌尿生殖器科又各依次递
减，若男女分计，患内科病者占男子之 64.1%，及女子之 66.4%。
这两个比例不差上下。患感官科的有男子之 22.2%，及女子之
6.2%；女子中患感官科的比例何以较男子低微甚多，从记录上找不
出原因来，但这与一般情形确不相合。患骨科及意外伤的占男子之
11.3%，及女子之 9.5%；女性底百分比较男子为低，这与常理相
合，因为女子所操职业及通常所做工作总比男子较为便而安全。脑
筋病科及泌尿生殖器科中，女性底百分比却较男性为高；这是因为
女性富于情感，脑筋易受激刺，并因生理上特殊的情形。最末，产

科为女子独占，这更是天经地义，毋庸置疑了。

2．病症与业务。从病人底记录也可看出一些病症与业务的关系。

第八表　病人底病症与业别

业　别	疬病	花柳	痞病	其他传染病	心与循环器官	营养与代谢	骨科及意外伤	沙眼	其他眼病	脑筋科	杂病	总计
自由职业	21	4	2	3	2	1	2	1	2	1	23	62
公务员	35	22		7	5		13	4	3	1	13	103
交通运输业	9	9		4			21	2	2	3	10	60
工人及艺徒	83	32	2	14	10	3	56	16	12	2	62	292
商　贩	18	14	1	8	4		17	7	5		21	95
农　人	26	13	11	10			29	8	3	2	40	142
军　人	38	29	5	30	6	4	145	12	12	3	37	321
学　生	155	4	23	17	4	4	25	9	7	11	43	302
主　妇	105	28		12	10	2	22	10	13	9	125	336
婢　仆	32	25	2	8	2	4	17	7	4	2	38	141
娼　妓	1	11									1	13
乞　丐	2	2		6	1		5	3		1	4	24
未达职业年龄	66	6	29	26	1	25	16	1	10	6	70	254
无职业	42	4	3	2		1	15	6	8	2	35	118
不　明	9	4	2	8	4	3	7	3	6	2	19	67
总　计	642	207	80	155	49	47	390	89	87	43	541	2330
百　分　比												
自由职业	33.9	6.5	3.2	4.8	3.2	1.6	3.2	1.6	3.2	1.6	37.1	100.0
公务员	34.0	21.4		6.8	4.9		12.6	3.9	2.9	1.0	12.6	100.0
交通运输业	15.0	15.0		6.7			35.0	3.3	3.3	5.0	16.7	100.0
工人及艺徒	28.4	11.0	0.7	4.8	3.4	1.0	19.2	5.5	4.1	0.7	21.2	100.0
商　贩	18.9	14.7	1.1	8.4	4.2		17.9	7.4	5.3		22.1	100.0
农　人	18.3	9.2	7.7	7.0			20.4	5.6	2.1	1.4	28.2	100.0
军　人	11.8	9.0	1.6	9.3	1.9	1.2	45.2	3.7	3.7	0.9	11.5	100.0
学　生	51.3	1.3	7.6	5.6	1.3	1.3	8.3	3.0	2.3	3.6	14.2	100.0
主　妇	31.2	8.3		3.6	3.0	0.6	6.5	3.0	3.9	2.7	37.2	100.0
婢　仆	22.7	17.7	1.4	5.7	1.4	2.8	12.1	5.0	2.8	1.4	27.0	100.0
娼　妓	7.7	84.6									7.7	100.0
乞　丐	8.3	8.3		25.0	4.2		20.8	12.5		4.2	16.7	100.0
未达职业年龄	26.0	2.4	11.4	10.2	0.4	9.8	6.3	0.4	3.9	1.6	27.6	100.0

业　　别	痨病	花柳	痞病	其他传染病	心与循环器官	营养与代谢	骨科及意外伤	沙眼	其他眼病	脑筋科	杂病	总计
无职业	35.6	3.4	2.5	1.7		0.8	12.7	5.1	6.8	1.7	29.7	100.0
不　明	13.4	6.0	3.0	11.9	6.0	4.5	10.4	4.5	9.0	3.0	28.4	100.0
总　计	27.5	8.9	3.4	6.7	2.1	2.0	16.7	3.8	3.7	1.8	23.2	100.0

　　如第八表所载，病人所患病症，除杂病一项外，以痨病底患者为最多，占全体病人之 27.5%；骨科与意外伤次之，占 16.7%；花柳又次之，占 8.9%。这三项人数底总和占全体病人之 53.1%，其余 46.9% 则为痞病，其他传染病、眼病、心脏病、营养及代谢病、脑筋病以及不胜枚举的杂病所分配，足见这三项病之重要了。如今且将这三项分析一下。第八表下半将各业中的病人按着病的分类列出他们底百分比来。从这里，我们可以看出痨病底患者占着学生底 51.3%，无职业底 35.6%，公务员底 34.0%，自由职业底 33.9%，主妇底 31.2%，工人及艺徒底 28.4%，孩童底 26.0%，婢仆底 22.7%。其余患痨病的各业中人皆不足各该业病人总数之 20.0%。学生多属于未成年及青年的男女，体质脆弱，其中又有很多缺乏户外运动，若再勤于学问，实在最易为痨病所侵袭。次于学生的是无职业的病人，但他们是因患痨病而致失业呢？或是本来即无职业呢？因为资料所限，不能如此分析了。公务员，自由职业和主妇都属于户内工作者，缺乏运动，罕得日光与空气的享受，所以患痨病的百分比都很高。次于这几项职业的便是工人及艺徒。试以他们底百分比和农人底 18.3% 比较一下，可知前者高于后者甚多，工业之不适于卫生实在远过农业。

　　患骨科与意外伤的有军人之 45.2%，比例最高。这些军人们，大多数是因内战而受有子弹伤的。其次便是交通运输业底 35.0%，足证此业所含危险性甚大。再次便是乞丐底 20.8％，农人底 20.4％，工人及艺徒底 19.2％，商贩底 17.9％。照此看来，乞丐的比例似乎太高了些，容易引起误会，以乞丐为危险较多的职业——至少较农工商等业为较危险——其实据著者想，乞丐们如未遇到意外伤损，而仅患着平常疾病的时候，因为经济所限，就不能和职业较高的人得到同样的就医机会，因此记录所载病症就以意外伤为多，而普通疾病反较少。这岂足证明乞丐底生活为危险？

患花柳病的以娼妓为最多，占同职业病人之 84.6％，不过病人中只有 13 名娼妓，这样小的数目，在统计上不足以使我们下什么允确的推论，虽然从常识上可以推知娼妓底职业确乎最易染患花柳病。次于娼妓的，便有公务员之 21.4％，婢仆之 17.7％，交通运输业之 15.0％，商贩之 14.7％，工人和艺徒之 11.0％。其余为农人、军人、主妇、自由职业等等都不足 10％。

C. 社会的诊断

所谓社会的诊断，是与疾病的诊断相对而言的。疾病的原因不仅属于生理方面，所以若要达到完满的治疗目的，必须将生理以外的原因与现状，加以搜寻及研究方可。这种搜寻研究与判断的功夫，便谓之为社会的诊断，构成病院社会服务员底主要的任务。这些话在绪论里已经说过，现在不必再去赘述，只将此次调查所得关于社会诊断的事实敷叙在以次各段中。

协医社会事业部，正如西洋各国底病院社会事业部一样，是要在病人底身上竭力地搜寻出他底社会问题，而加以考察与判断，以便施以适当的社会治疗。在此次所研究的 2330 个案中，有 1784 个案所含问题比较显明而重要，所以关于社会问题底分析，便只就这 1784 个案而作。

第九表　社会问题

问　　题	个 案 数	百 分 比
1. 关于病症及治疗的		
医疗的问题	83	4.7
无病床	65	3.6
长期病	200	11.2
残疾	60	3.4
2. 关于智慧及品格的		
脑筋病及脑力低弱	20	1.1
不健全的习惯	19	1.1
不健全的品格	53	3.0
教育缺乏	12	0.7
3. 关于经济及职业的		
经济困难	365	20.5
失业	82	4.6
低薪	22	1.2
职业失宜	19	1.1
4. 关于社会及政治的		
私生子	37	2.1
孤儿及弃儿	47	2.6
鳏寡及婚姻不满	25	1.4
家人分散及不和	21	1.2
社会地位低贱	19	1.1
旅客	469	26.3
政治失调及内战影响	129	7.2
5. 杂项	37	2.1
总　　计	1784	100.0

　　他们所含问题便如第九表所列，共有 20 项，这些问题中，以旅客一项为最多，占全数 26.3%。所谓旅客，并非专指外省或远地来北平者而言，其中有很多是从北平四乡和邻县来的。他们底戚友大

都不住在城里，而且他们底经济情形都很窘迫，所以来到北平虽不很难，但是既到之后，衣、食、住、行，再加上看病、吃药，凭空便发生了许多不得开交的难题，而须社会事业部底扶助。旅客中加上这支生力军，所以在社会问题中占了第一位。次多的问题便是经济困难，占全数 20.5%。这项问题最是简单易解，一言以蔽之，"穷"而已矣；再次，长期病，占 11.2%，如肺痨、梅毒、淋病等都包括在内。这类病需要长期的治疗，本身固是问题，尤足引起本身以外的社会问题；再次的问题便是因受政治失调及内战影响而使病人陷于困苦的一项，计占 7.2%。其余各项问题都不足 5%，这里不再去详述了。

以上所述的问题确乎是五花八门，方式不一，可是若将他们底主要性质加以考察，便可晓得他们构成的因素不外四种：第一种是社会的，第二种是经济的，第三种是医疗的，第四种是心理的。例如私生子或家庭不和便属第一种，经济困难属于第二种，长期病或因病院拥挤，得不到病床，便属第三种，脑力薄弱或智识缺乏便属第四种。这样的分类法本极简明，不必多加解说。但所有的问题或单纯地含有这些性质之一，或同时含有两种以上；前者固极简单，后者牵连骈合的关系，却有些错综复杂，不得不用第十表来表明。

第十表　社会问题底性质

问题性质	个　案　数	百　分　数
A　社会的	452	25.3
B　经济的	258	14.5
C　医疗的	273	15.3
D　心理的	21	1.2
AB　社会与经济的	336	18.8
AC　社会与医疗的	119	6.7

问题性质	个 案 数	百 分 数
AD　社会与心理的	12	0.7
BC　经济与医疗的	165	9.2
BD　经济与心理的	22	1.2
CD　医疗与心理的	15	0.8
ABC　社会经济与医疗的	65	3.6
ABD　社会经济与心理的	18	1.0
ACD　社会医疗与心理的		
BCD　经济医疗与心理的	20	1.1
ABCD　社会经济医疗与心理的	8	0.4
总　　　计	1784	100.0

依照第十表，纯社会的问题占 25.3%，居第一位。其次，社会与经济的问题占 18.8%。纯医疗的与纯经济的不差上下，前者占 15.3%，后者占 14.5%。其余各组底百分比很低，最高者亦不足 10%。由此看来，病人底问题大多数是含有社会的和经济的因素。

现在如将这些问题分为两组：一组为含有社会的^或与经济的因素，而不含有医药的^或与心理的因素；其他一组则与此相反。那么前一组便包括纯社会的问题，占全体 25.3%，纯经济的问题占 14.5%，社会与经济的问题占 18.8%，共为 58.6%；后一组便包括纯医疗的问题占 15.3%，纯心理的问题占 1.2%，医疗与心理的问题占 0.8%，共占 17.3%。换言之，即所有的问题，除去具有中和性质的占去全体 26.1%外，含有社会的^或与经济的因素的占 58.6%，含有医疗的^或与心理的因素的则占 15.3%。这样的分析，更足证明病人底问题大半属于社会和经济方面，而属于医疗和心理的只占少数而已。

第十一表 最常发生之社会问题

A. 社会的	
1. 旅客	280
2. 政治失调及内战之影响	63
3. 私生子	31
4. 孤儿及弃儿	30
5. 职业失宜	11
6. 鳏寡及婚姻不满	11
B. 经济的	
1. 经济困难	182
2. 失业	35
3. 政治失调及内战之影响	12
4. 低薪	11
C. 医疗的	
1. 长期病与残疾	148
2. 特殊诊断与治疗	61
3. 无空病床位	37
AB. 社会与经济的	
1. 旅客	137
2. 经济困难	79
3. 政治及内战之响	45
4. 失业	32
AC. 社会与医疗的	
1. 长期病与残疾	33
2. 旅客	32
3. 社会地位卑下	12
AB. 经济与医疗的	
1. 经济困难	69
2. 长期病及残疾	54
ABC. 医疗社会与经济的	
1. 经济困难	17
2. 长期病	13
3. 旅客	12

病人底社会问题既已依着性质而分类了，但是各类中最常发生的问题究竟是些什么呢？为要解答这个问题，而又要简单扼要地解答，于是将第十表所列各类问题之比较重要者抽选出来的，而将各类中时常发生的问题系列其下，结果，便成了第十一表。在这里，所谓时常发生便是发生在 10 次以上的；因为各类中尽有很多琐细而不重要的问题，其发生的次数，多不过四五次，少不过一二次，若将他们全数列入表中，这表便太支离琐碎，反将重要问题隐晦不彰，所以不得不将他们除去。好在第十一表只是第十表的辅助品，也可说是扩大镜底下的第十表。扩大镜所显明的往往不是全体而仅是重要的部分，所以第十一表仅将第十表中重要的种类加以扼要的注释。

D. 社会治疗

以上各节已将病人底一般状况，疾病的诊断及社会的诊断叙述了；如今且看社会事业部对于这些病人如何地加以社会的治疗。社会的治疗可分为两大部分，第一部分是有关医药的社会治疗，第二部分是纯粹的社会治疗。严格地说，所有社会治疗都不能不与医药有关，不过第一部分与医药的关系比较密切，而且大多数是要在病院以内才能执行的。这些事在从前都是医生和看护底附带任务，在他们忙于正务之余，往往不能圆满地执行，而今却成了病院社会服务人员底一部分的专责了。至于第二部分的治疗却与医药的关系远得多了。简直可以说：这些职务非惟不必在病院以内执行，而且也不必由病院社会服务人员去作。普通的社会服务机关也一样地可以去作的。事实上，在社会服务机关发达的地方，此中有大部分是不由病院社会服务人员办理，而由其他社会服务者去代替。不过在中国，当然完全都要病院社会服务人员去负责办理了。

第十二表 社会治疗

社会治疗	次数	百分比
A. 关于医药的社会治疗	1984	30.9
1. 书信探病	457	7.1
2. 解释病症	401	6.2
3. 卫生指导	360	5.6
4. 办理入院手续	171	2.7
5. 督察受治疗的病人	168	2.6
6. 指导院内手续	120	1.9
7. 转送其他医院	54	0.8
8. 使病人得医疗用具	40	0.6
9. 料理医学研究的材料	33	0.5
10. 料理出院	26	0.4
11. 供给医生以特殊诊断的材料	15	0.2
12. 其他	139	2.2
B. 纯粹的社会治疗	4439	69.1
1. 访问病人	1958	30.5
2. 收入疗养院	605	9.4
3. 办理医药免费	287	4.5
4. 供给疗养生活费	286	4.5
5. 关于改进生活之劝告与指导	251	3.9
6. 使得其他社会服务机关的帮助	184	2.9
7. 访问病人的戚友	180	2.8
8. 供给病人衣服	126	2.0
9. 遣送回家	127	2.0
10. 介绍职业	96	1.5
11. 调节家庭	91	1.4
12. 改正品格	62	1.0
13. 代病人照顾儿童	65	1.0
14. 为病人作信	48	0.7
15. 助理已死病人底丧葬	34	0.5
16. 其他	31	0.5
总　　计	6423	100.0

　　第十二表将两大部分中各种治疗底次数及其百分比并行胪列。因为每个病人所需要的治疗或不限于一种，每种中或亦不限于一次，所以本表中次数的总和是6423，大于病人总数2330。照本表看来，有关医药的社会治疗占全数30.9%，纯粹的社会治疗占69.1%。在分析病人底社会问题时，便已知道问题是偏属于社会和经济的，那么，此处纯粹的社会治疗多过有关医药的，当然无足怪异了。

　　在有关医药的社会治疗中，以书信探病为最多，共计457次，占7.1%。协医社会事业部备有印就的书信格式，凡于病人诊治未终了之先，因无恒心或其他原因而不继续就诊时，便寄信去询问他底病状，请他继续来医治。这种办法当然也有无效的时候，但是于接信后而继续来院求治的也很多。其次便是解释病症，共计401次，占6.2%。病人自己或病人底家族因为缺乏医学常识，对于轻微的病，往往抱着无益的忧愁和恐惧，而于重要的病反有忽略的时候，至对于必需的手术，更是疑惧不前，毫无明断。这种情形最为普遍而至足妨碍医疗。所以将病症底原委和利害解释给病人或他底家族是很重要的一件事。再次是卫生指导，共计360次，占5.6%，不卫生的环境往往是致病之由，至少也是医疗底障碍，因此指导卫生也占着重要的位置。再次于此的便是办理入院手续和督察受治疗的病人，前者计有171次，占2.7%，后者计有168次，占2.6%，代病人办理入院手续固然因为病人对于手续不能熟悉，但是多少总带点劝诱入院的意思，所以代办入院手续若和代办出院手续（26次）相较，便成为7：1之比，相差甚远。至于督察病人受治疗，这也很重要。因为有许多病人对于饮食起居以及疗养方法等，往往不遵从医生底指导，这于医疗妨碍甚大，而医生和看护对之却向无办法，自从病院有了社会服务人员，便可由他们督察病人，务使其遵从医生底嘱咐，这于医生固可分忧，而于病人尤为造福。除去以上所举的几项外，其余因为次数较少，都不满全数之 2.5%，所以不去赘述，留待读者自己去参酌比较。

纯粹的社会治疗之中，以访问病人一项为最多，计有 1958 次，占全数治疗 30.5%。严格地说，访问病人和第 7 项访问病人底戚友都不能算做治疗，但是由这些访问可以查知病人底环境与所患疾病有如何的因果关系，因而可以断定应用如何的治疗方法去救济，如此说来，访问虽不是正式治疗底一部，至少也是不可抹杀的预备步骤。除去访问而外，其余各项底百分比无有超过 10% 的，在数字上看不出什么显然的比较。其中略较重要的便是第 2 至第 5 各项。第 2 项收入疗养院计有 605 次，占 9.4%。所谓疗养院（hostel）便是协和医学校自己所办的一种简单的住所，所收费用较之病院低减许多，可以收容贫苦的病人，或是四乡来的病人，不致使他们投入污秽湫隘的小店。其次，便是办理医药免费和供给医疗生活费两项，前者计有 287 次，后者有 286 次，都占 4.5%。前者与后者不同之点便是前者只免收医药费用，而后者于此外更供给其他的生活必需的用费。再其次便是关于改进生活之劝告与指导，计有 251 次，占 3.9%。有许多疾病实在受生活环境底恶影响，这种恶影响有为病人所不知的，也有虽知而无法摆脱的，于是社会服务人员底劝告与指导便有时成为必要，虽然不见得完全有效。除此数项外，其余不去一一叙述了。

关于病人受社会治疗的时间，2330 人中，除去 19 人记载不详外，其余 2311 人——男性 1537 人，女性 774 人——受治疗的时间都可由第十三表来表明。

第十三表所列时间从 1 星期以下起，最久有达到 6 年的。表中各组间的组距，在 1 个月以下者为 1 星期，1 个月至 5 个月者为半月，5 个月至 1 年者为 1 个月，1 年至 2 年者为 2 个月，2 年至 6 年者为 1 年。

在男女两项以下，都分为两纵行，一行是各组底人数，一行是各组底累积百分数。例如男性项下，两个月一组中人数为 92 病人，同时由累积百分数也可晓得男性病人中有 50.6% 所受社会治疗是在两个月以下的。

表中各纵行又为三个短的横线所画开，表现出三段时期：在第一横线上的时期中，受治疗的人累积到总人数底四分之一，在第二横线以上的时期中，累积到总人数底一半，在第三横线上的时期中，累积到总人数底四分之三。由这些横线，我们可以一目了然，知道：（1）男女两性各有四分之一的人数受 3 星期以下的治疗；（2）男性有一半受 2 个月以下，女性有一半受 3 个月以下的治疗；（3）男性有四分之三受 6 个月以下，女性则有四分之三受 8 个月以下的治疗。从这几点，我们可以归纳起来说：女性底大多数所受治疗的期限较男性为长久。但是若将两性最久的时期相比，女性又不如男性长久，因为女性中受治疗最久的只达 4 年，而男性中竟有 3 人达 5 年，1 人达 6 年。

第十三表　社会治疗底时间

时间	男		女	
	各计	累积百分数	各计	累积百分数
1 星期以下	196	12.8	78	10.1
1 星期	95	18.9	42	15.5
2 星期	91	34.9	47	21.6
3 星期	84	30.3	34	26.0
1 月	111	37.5	33	30.2

续表

时间	男		女	
	各计	累积百分数	各计	累积百分数
$1\frac{1}{2}$月	108	44.6	74	39.8
2 月	92	50.6	36	44.4
$2\frac{1}{2}$月	74	55.4	39	49.5
3 月	58	59.1	37	54.3
$3\frac{1}{2}$月	52	62.5	23	57.2
4 月	36	64.9	23	60.2
$4\frac{1}{2}$月	40	67.5	17	62.4
5 月	86	73.1	36	67.1
6 月	71	77.7	24	70.2
7 月	37	80.1	37	74.9
8 月	34	82.3	18	77.3
9 月	27	84.1	20	79.8
10 月	27	85.8	19	82.3
11 月	26	87.5	16	84.4
1 年	41	90.2	30	88.2
1 年 2 月	17	91.3	15	90.2
1 年 4 月	28	93.1	17	92.4
1 年 6 月	21	94.5	10	93.7
1 年 8 月	11	95.2	4	94.4
1 年 10 月	21	96.6	13	95.9
2 年	15	97.5	4	96.4
3 年	28	99.3	25	99.6
4 年	6	99.7	3	100.0
5 年	3	99.9		
6 年	1	100.0		
总计	1537		774	

Ⅳ. 结论

以上已将我们此次调查底结果详细分析了。很愧惭地，因为材料所限，我们不能从这里看出什么疾病与社会间的一般关系来。我们最初的，较为野心的志愿是不能酬偿了；但从这些拉杂的事实中，至少对于协医社会事业部6年中所接触的病人底本身上，得到以下几个结论：

病人中男性人数多过女性人数约达1倍。

病人中以年龄在15～34岁者为多，占全体66.4%。

20岁以上的病人中以已婚者占多数，未婚者次之，鳏寡人数最少，足见病人底性生活尚称美满。

病人中有职业者占大多数，无职业者仅占全体之5.1%；但大多数收入甚微，不免受经济的压迫。

病人所患病症以痨病、意外伤、花柳三项为最多，这三项底患者共占全体病人之53.1%。

病人底社会问题偏属于经济及社会两方面，属于医药及心理者甚少。

社会事业部所施社会治疗中，纯粹的社会治疗次数较多，占总次数之69.1%，关于医药的社会治疗占30.9%。纯粹的社会治疗中，以访问病人一项次数最多，计有1958次。

社会治疗的时间从1星期以下起，最久有达到6年的；男女病人各有四分之一受3星期以下的社会治疗，男性有一半受2个月以下，女性有一半受3个月以下的治疗，所以病人受社会治疗的期间偏于短促的方面。

（北平社会调查所《社会科学杂志》第2卷第1期，1931年3月）

后　记

　　对于蓬勃发展的中国社会工作教育来说，教材和教学参考资料的短缺成为一个重要的制约因素，尤其是在大量引进西方社会工作教育资源的背景下，如何探寻一条适合中国社会现实的本土社会工作教育道路，引发了社会工作学界的极大兴趣。本书给读者呈现的是一段原先不太引人关注的医务社会工作档案资料，希望透过书中的100份原始档案，读者能够从中发现当时中国社会工作的理念、伦理、方法和技巧。

　　本书的完成，首先要感谢学界同人的厚爱和出版界的支持。如果没有教育部人文社会科学研究规划基金项目"本土社会工作研究"的立项，纵有再高的热情，这个研究也不可能取得现有的成果。在研究项目完成之后，承社会工作史研究专家彭秀良先生厚爱，将该书列入河北教育出版社与中国社会工作教育协会联合打造的《社会工作学术文库》第二辑，使这项研究成果得以尽快面世。他并约请台湾医务社会工作协会秘书长施睿谊先生为本书撰写前言，特向施睿谊先生致谢。其次要感谢项目组的全体成员，河北大学2011级全体社会学专业以及2012级全体社会学和社会工作专业的研究生在资料整理过程中做了大量的基础工作，正是在大家的不断启发和鼓励下，才有了研究的思路和完成研究的动力。最后，我要特别感谢中国协和医科大学原副校长陈同鉴教授、北京协和医院刘爱民主任，他们怀着对协和的热爱和对事业的忠诚，为项目组的研究工作提供了无私的帮助。我的好友、现任青海省农林科学院副院长的代辛先生为研究项目的启动所给予的支持，更是令我没齿难忘。河北教育出版社教育读物编辑室主任何春雅女士为本书的编辑加工付出了极大精力，并多次就专业术语的准确性与我进行沟通，对她的辛勤付出深致谢忱。

本书的出版遇到了许许多多的挑战，档案资料的誊抄、英文手写体的辨认、医学专业名词的翻译，以及出版时间的紧迫等等，几乎令我放弃这项工作。好在有大家的鼓励和支持，终于完成了所有的前期工作，才有了呈现在读者面前的这些文字。虽然付出了太多的辛苦，但由于历史知识和医学知识的欠缺、翻译水平的有限，资料整理过程中肯定会出现这样或那样的错误，谨求前辈赐教及广大读者批评指正。

张岭泉

2013 年 6 月 25 日于河北大学紫园